佐々木敏の

データ栄養学のすすめ

氾濫し混乱する
「食と健康」の情報を整理する

女子栄養大学出版部

食べ物が心を育み支えることを教えてくれた
母 敏子と
食べ物が命を育み支えることを教えてくれた
父 敏雄 に感謝を込めて

はじめに

2つの危惧

テレビでも書店でもインターネットでも「食と健康」の話題は大人気です。食べたもので私たちの体はできていますから、これは自然で好ましいことです。しかし、危惧が2つあります。

一つは、「食と健康の情報」を作り提供する側も、それを受けとり活用する側も、その扱い方や使い方についてほとんど学んでいないことです。または、既存の知識や技術をどのように組み合わせれば正しく扱い正しく使えるかを学んだ経験を持たないことです。その結果、適切ではない情報が世の中に流れてしまったり、誤った情報を信じてむしろ健康を害してしまったりする問題があちこちで起こっているように思われることです。

もう一つは、「食事と栄養の乖離」です。つまり、日々の食事（食習慣）から栄養が離れてしまい、「体によいものを手軽に」の方向に向かいすぎているように感じることです。その結果、食事の役割はおいしさや楽しさといった快楽（または文化や芸術）の追求が中心になり、体が必要とする栄養は食事と呼ぶべきもの以外からとろうとする流れです。

2つともなにかが変です。そこで、そのなにかの背景や構造、私たちがとるべき方向性について、栄養学、特に栄養疫学によって明らかにされた事実やそこに至るまでの歴史、その事実を使いきれていない現実、そして、まだ解かれていないなぞを材料にして考えてみました。これが本書の目的です。

表紙絵の意味

表紙は、画家ピーテル・ブリューゲルが1567年に描いた絵、「怠け者の天国」です出典❶。中央で寝ころがっている3人の男はなにもしなくても食べ物が自然に口に入ってきて、なにもする必要のない世界に住んでいます。ローストされた豚とゆで卵がナイフ付きで走りまわり、ワインは口の中に自然に落ちてきます。左奥に見える小屋の屋根はヴラーイ（丸いタルト）で葺《ふ》かれ、男は口をあけて焼きとりが飛び込んでくるのを待っています。

ブリューゲルは人生の後半を現在のベルギーの首都、ブリュッセルで過ごし、この絵もそこで描かれました。その近くにある大学町ルーベン（ルーヴェン）でぼくは4年間を過ごしました。ですから少しだけ同郷です。

「怠け者の天国」は、なんの努力もなく食べ物がどんどん口に入ってくる世界がいかに愚かなものであるかを風刺した絵です。当時、下ごしらえも調理もなしに食べられる食べ物はほとんどありませんでした。それどころか、この絵に描かれている料理のどの食材もふんだんにあったとは考えられません。空腹と飢えが日常で、満腹と飽食は貴族だけの特権だったはずです。庶民は食べること、生きることに必死でした。その時代に、人間が持つ3つの大罪、怠惰と美食と大食をこんなに楽しい絵で表現してくれました。

ところが、私たちはこの架空世界を現実のものにしようと目論んでいて、栄養学はそのために存在するのだと考えていないでしょうか？　ブリューゲルはこの寓意画でもって「そうであってはならない！」ことを450年も前に私たちに伝えようとしていたようにぼくには思えてなりません。これがこの表紙絵の意味です。この絵の一部分は各章の扉にも使いました。

データ栄養学と栄養疫学

「データ栄養学」はぼくの造語です。事実確認を怠ったまま社会に流される「食と健康の情報」があまりに多いと感じたことへのアンチテーゼとして思いつきました。科学は、数字であれ文字であれ、データに基づきます。科学的な方法でデータを収集し、整理・分析し、確認した事実のことを「科学的根拠（サイエンティフィック・エビデンス）」と呼びます。簡単に「エビデンス」と呼ぶことも多くなりました。科学的には「理論」や「仮説」、一般的には「想像」や「思い」に対する言葉だと考えるとわかりやすいかもしれません。

科学は、純粋に真理を探究する純粋科学と、社会応用を前提とする応用科学に大別できます。医学や栄養学は、人の健康を守ったり病気を治したりするのが目的の応用科学です。そのため、実験動物からではなく「人」から得られたデータに基づくエビデンスに限って「エビデンス」と呼ぶことが多いようです。さらに、1人だけだとその人の個性だったり偶然だったりに結果が左右されがちです。そこで、複数の人（集団）から集めたデータが必要になります。

疫学は、人の集団を対象として、健康に関連するデータを測定、収集し、整理・分析して、健康問題の実態を明らかにし、問題の所在やその原因、解決方法を探り、有効な改善策や解決策を提案するための科学です。健康分野におけるデータ科学であり、医療にエビデンスを提供する役割を担っています。そして、エビデンスを活用してより効率的で適切な医療を実践しようとする流れが「科学的根拠に基づく医療（エビデンス・ベイスド・メディスン、ＥＢＭ）」です。

栄養学は、人が摂取する栄養素や物質が体の中でどのように役に立ったり健康をそこねたりするかを量的に調べ、健康を保つとともに病気の予防や治療に用いることを目的とする科学です。疫学の手法を用いてこの目的に迫るのが栄養疫学です。つまり、栄養疫学は栄養分野におけるデータ科学であり、食と健康の分野にエビデンスを提供する役割を担っています。そして、エビデンスを活用して、より確実に健康的な食事を実践しようとする流れが「科学的根拠に基づく栄養学（エビデンス・ベイスド・ニュートリション、ＥＢＮ）」です。本書全体を貫くたいせつな考え方です。

これがデータ栄養学にこめた思いです。

構成と内容

本書は５つの章からなります。各章のプロローグで、世界各地に存在する（またはかつて存在した）栄養と健康の問題を自身の旅の体験を交えて紹介します。その後、章ごとのテーマに沿って話題を並べました。

第1章は導入部分です。多くの人が一度は耳にしたことがあるだろうと思われる話題を選び、「健康的な食事」の観点から、その背景や研究結果、残された課題を紹介します。

第2章のテーマは「ビタミン」です。壮絶なビタミン欠乏症の歴史を中心に据えます。しかし、ビタミン不足に苦しむ人は現在でも地球上にたくさんいます。その一方で、足りないと思い込んでいる人もまたたくさんいます。ビタミンにまつわる不安と誤解をまとめます。

第3章は「無機物（ミネラル）」です。ミネラルの中には生命の維持に欠かせない必須栄養素がある一方で、有毒なものもあります。必須栄養素なのにとりすぎると健康をそこなってしまうという複雑なミネラルもあります。ミネラルと健康とのかかわりを紹介します。

第4章のテーマは、たいせつなエネルギー（カロリー）源である「炭水化物・糖」です。生活習慣病の蔓延によって、炭水化物・糖を見る私たちの目は変わってきました。そこで、炭水化物・糖と糖尿病・肥満の関連について現時点におけるエビデンスをまとめます。

最終章である第5章は最も本書らしい章です。栄養素や健康課題を限定せず、「データ栄養学」としての読み方や考え方をまとめました。食と健康の情報を作り発信する側と情報を受けとり使う側それぞれがどのような点に注意すべきかについて考えます。

医学や栄養学の基礎知識がなくても楽しめるように心がけましたが、ある程度の専門用語は使わざるをえませんでした。そこで、その説明も含めて、本書に深くかかわる言葉を5つ選んでコラムにしました。また、本書では疫学と統計学の専門用語が各所に出てきます。それらを読み飛ばしても、本書が意図するところは充分にご理解いただけるでしょう。けれども、さらに深く楽しんでいただけるように、疫学・統計学用語集を巻末に添えました。どうぞご活用ください。

お願い

本書は『佐々木敏の栄養データはこう読む！』の姉妹書に当たります。前書が生活習慣病を中心としていたのに対して、本書ではもっと広い視野から食と健康の関連をとり上げました。

本書の執筆にあたって、読みやすさ、わかりやすさと科学的な正しさの両立を目指しました。科学性を重んじると読みやすさが犠牲になり、読みやすさを優先すると科学性がおろそかになりがちです。ぎりぎりのバランスに挑んだつもりです。図表も論文を参考にほとんど自分で作りました。そこにも思いとくふうが詰まっています。これらを味わっていただきながら、一話ずつゆっくりとお楽しみください。

本書全体をお読みくだされば、「食と健康」の知識が豊かになるだけでなく、あなた自身の食生活がさらに健康的なものになることを保証いたします。

出典

① 森洋子。ブリューゲルの世界。新潮社、２０１７年。

もくじ

第2章

ビタミン 不安と誤解の根拠を探る

第3章

無機物（ミネラル） 過剰反応と無関心の構造

第4章

炭水化物・糖
伝統と流行と科学のはざまで

第5章

「事実」は「思う」よりも重い

データ栄養学の時代

キーワードコラム

写真・イラスト地図：佐々木　敏

第1章

その舞台裏に真実を探る

健康的な食事？

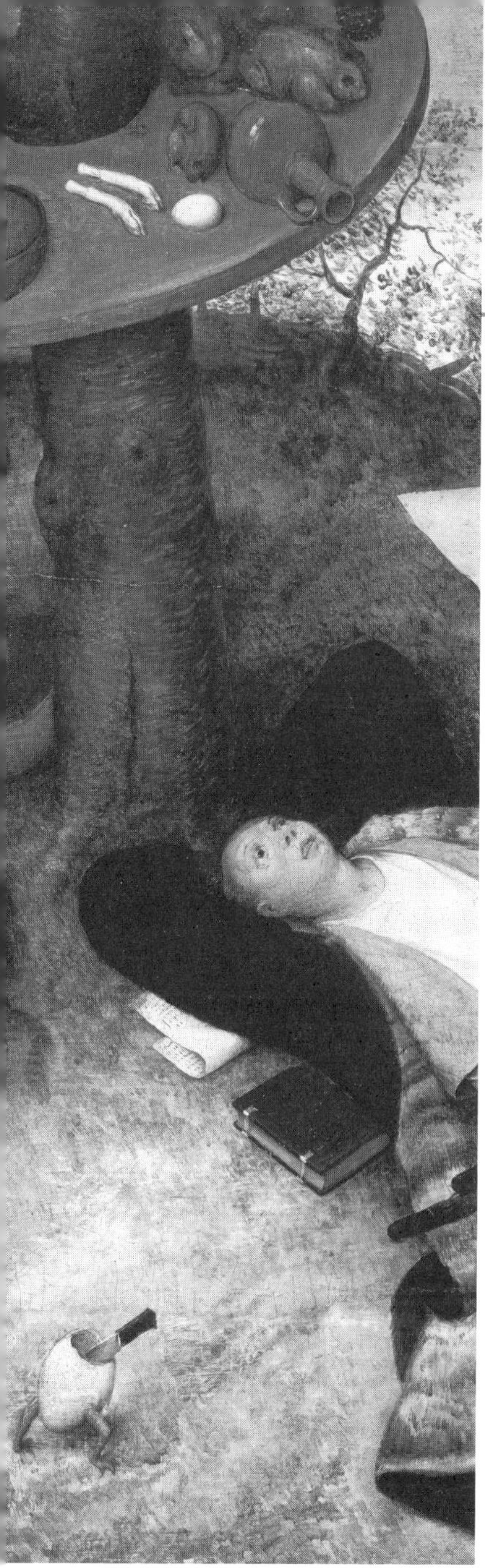

学者は寝転がったまま壺の中のワインが自然に口にしたたり落ちてくるのを待っている。殻が割られナイフが刺さったゆで卵が走っている。

モンゴル
赤い食べ物と白い食べ物

広い緑の草原を馬にまたがり悠々と駆けまわる……。
雄大な自然とともに暮らす遊牧民。
古くから伝わる独自の食文化には
驚くような知恵が隠されています。
しかし今、彼らの食卓には
大きな変化が訪れているのです。
時代とともに揺れ動く
モンゴル遊牧民の食事情に迫ります

羊臭《ひつじしゅう》の洗礼

遊牧民の社会構造を研究している調査隊につき添い、２か月近くにわたってゴビの遊牧民の暮らしぶりを追ったことがある。１９９０年の夏の話だ。

当時は日本からの直行便はまだなく、ソ連製の小さなプロペラ機で、北京から首都・ウランバートルに入った。機内食は厚さ２㎝くらいの塩漬け肉が３枚とウオツカだった。ほかにもあったかもしれないが、この２つだけを強烈に覚えている。塩漬け肉は８割近くが脂だった。脂のかたまりはしぶとく、なかなかとけない。ウオツカといっしょに飲みくだした。

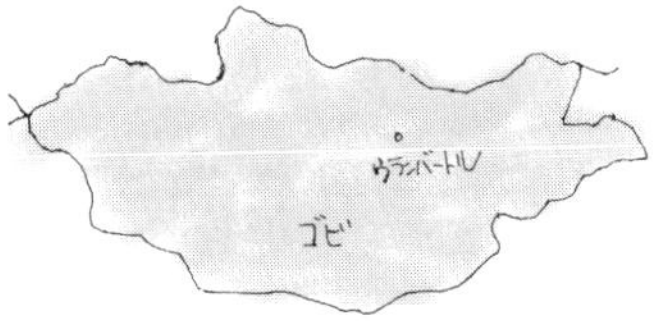

まだソビエト連邦の時代だったから、モンゴル（正しくはモンゴル人民共和国。現在はモンゴル国）は、ソビエト型社会主義を忠実に守る国だった。

ぼくたちがウランバートルで泊まったのは、威風堂々とした純ロシア式ホテル。食事は天井がやたら高くてだだっ広い食堂でとった。メーンの皿は、羊、牛、羊のくり返し。3日もたつと、おしっこから羊のにおいがした。

町に出て試しに庶民の食堂を物色してみると、薄暗くて中はよく見えなかったが、ここでもまた強烈な羊のにおいが鼻を突いた。

「遊牧」といっても「遊び」ではない

数日後、ウランバートルから西南西およそ500kmにあるバヤンホンゴル県に向かった。町を出て50kmも走るとあたり一面の草原となった。その中でわずかにわだちのついているところが道、といった程度の区別でしかなくなった。この状態のまま、3日がかりで調査地に到着した。

「ゴビ」とはモンゴルの言葉で「水が少ない地」を意味する。日本語でもかつては「砂漠」ではなく「沙漠」と書いた。実際には、緑のじゅうたんのような北部の草原地帯から、石ころだらけの荒野にチラホラと草が生える程度の南部の砂漠地帯までを含む。

モンゴルで家畜といえば、牛、馬、羊、やぎ、らくだを指す。ゴビの遊牧民はこれらを数種混ぜて放牧している。生産物をうまく組み合わせて利用できるし、種によって異なる草の好みにも対応できる。そのうえ、草地の保護にもなるからだ。彼らは4つの営地を持っており、いくつかの家族を単位として、季節ごとに計画的に移動する。このように、ゴビの遊牧は、長い歴史を経て緻密に構築された高度な牧畜技術に基づいている。「遊牧」といっても、自由気ままに「遊び」のように動いているわけではない。

赤い食べ物と白い食べ物

ゴビは北緯43度付近、札幌とほぼ同じ緯度に位置する。標高は海抜1000m以上で、冬季には零下40度まで下がることもあるという。

極寒の冬を乗りきるためには大量のエネルギーが必要だ。日本人以上に「肉＝元気のもと」という意識が強く、特に「脂こそ力」という考え方がとても強い。つごうのよいことに、モンゴルの羊はしっぽに脂がたまるし、らくだのこぶの中にも脂が詰まっている。料理には、これら動物脂が使われる。

体力のない家畜はきびしい冬を越せない。そのため、秋の終わりに処分され、冬の間の食料となる。戸外はすでに零下の世界だから、保存は容易だ。モンゴルの人々は、その色から、肉類のことを「赤い食べ物」と表現する。

春から夏を経て秋までのモンゴルでは、ふんだんにとれる乳から作った乳製品が栄養源となる。チーズとクリーム、そして、有名な馬乳酒だ。彼らは乳製品をまとめて、その色から「白い食べ物」と呼んでいる。チーズには、やわらかいものから小石のようにかたいものまで、さまざまな種類がある。馬乳酒は馬の乳を発酵させたもので、アルコールを2％程度含む。成人男性だと1日に

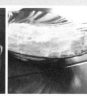

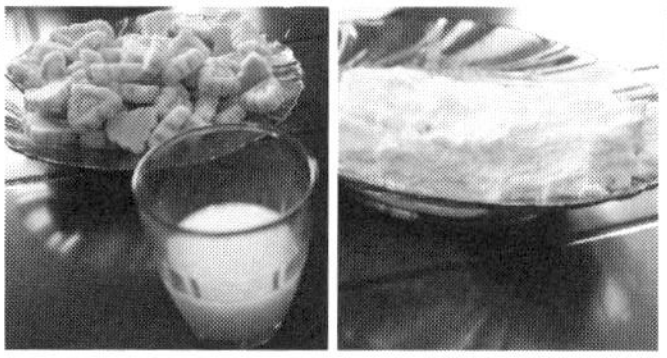

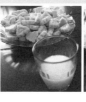

モンゴルのチーズ（アーロール）と馬乳酒。右側はウルム。2017年8月17日　モンゴル ダルハン市にて。

3ℓ以上飲む人もいるらしい。

6月から7月にかけて、1人の遊牧民男性の食事を調べた調査によると、全エネルギーの半分が乳製品からだった（図 出典①）。ウランバートル住民との違いは明らかだ 出典②。しかも、その多くが馬乳酒だったという。この時季はそれほど肉を食べない。家畜を殺すのは、お祝いなど特別なときに限られる。

「家畜を殺して食べるのは、農家でいえば田んぼを切り売りするのと同じことなのですよ」

ゴビ遊牧民を研究している研究者の言葉に、ハッとさせられた覚えがある。

白い食べ物と赤い食べ物の栄養価

馬乳酒は牛乳よりも脂質が少なく水分が多い。そのため、さらっとしていて飲みやすい（表 出典①③）。ビタミンCが牛乳より多いのも特徴だ。通常、乳のビタミンCはわずかだから、これは発酵の過程でできたものである。1ℓと少しで、これくらい摂取してほしいという量（推奨量）の100㎎がとれる。これなら、少なくともビタミンCについては、野菜や果物がなくてもあまり問題なさそうだ。

また、ゴビのチーズは、脱脂してから作られるため、総じて脂質が少ない。そのために長く保存しても比較的油焼けが少なく、味が劣化しにくいと思われる。ちなみに、脂肪分は、「ウルム」という名のクリームとして食べられる。夏のごちそうだ。

栄養価の話をするならば、赤い食べ物に入る肝臓も忘れてはいけない。家畜を殺したときだけに食べられる。彼らは血液さえも捨てず、細かく切った肝臓と小麦粉を血液で練って腸に詰めてゆでて食べる。いわゆるブラッド・ソーセージだ。肝臓と血液は、ビタミンとミネラルの宝庫である。秋のごちそうだ。

このように、ゴビ遊牧民は、家畜とその乳という限られた食材をじつに巧みに利用している。

社会の変化と食習慣の変化

1991年の冬、ソビエト連邦が崩壊した。これにより、モンゴルも自由化の波にのみ込まれる。人の移動はそれまでより自由になり、都会からゴビに戻った者も多かった。反対に、夢を求め、ほとんど身一つでウランバートルに向かった者もいた。

また、1999年から2年連続で深刻な雪害がモンゴル全土を襲い、総家畜頭数の2割にあたる660万頭が死んだという。家畜を失い、職を求めてウランバートルへ移った遊牧民も多くいた。そして、こうした変化とともに彼らの食事は乳製品よりも肉に偏っていった（**図**）。なぜか——。

羊は、羊飼いに追われて自分の足でウランバートルの市場まで移動する。しかし、チーズや馬乳酒は人が運ばなくてはならない。これは、道路や流通システムの整備が遅れていたモンゴルでは困難だった。また、冷凍できる肉のほうが保存も楽だから、ウランバートルでは必然的に肉は豊富で安く、乳製品は品薄で高くなるのだ。

気になるのは、モンゴルでは本来、乳製品には「ケ」（ふだんの生活、日常）、肉には「ハレ」（儀礼や祭りなどの非日常）の役割が与えられているように思われることである。「ハレ」の食材

図　遊牧民とウランバートル住民のエネルギー摂取源の違い　出典❶❷

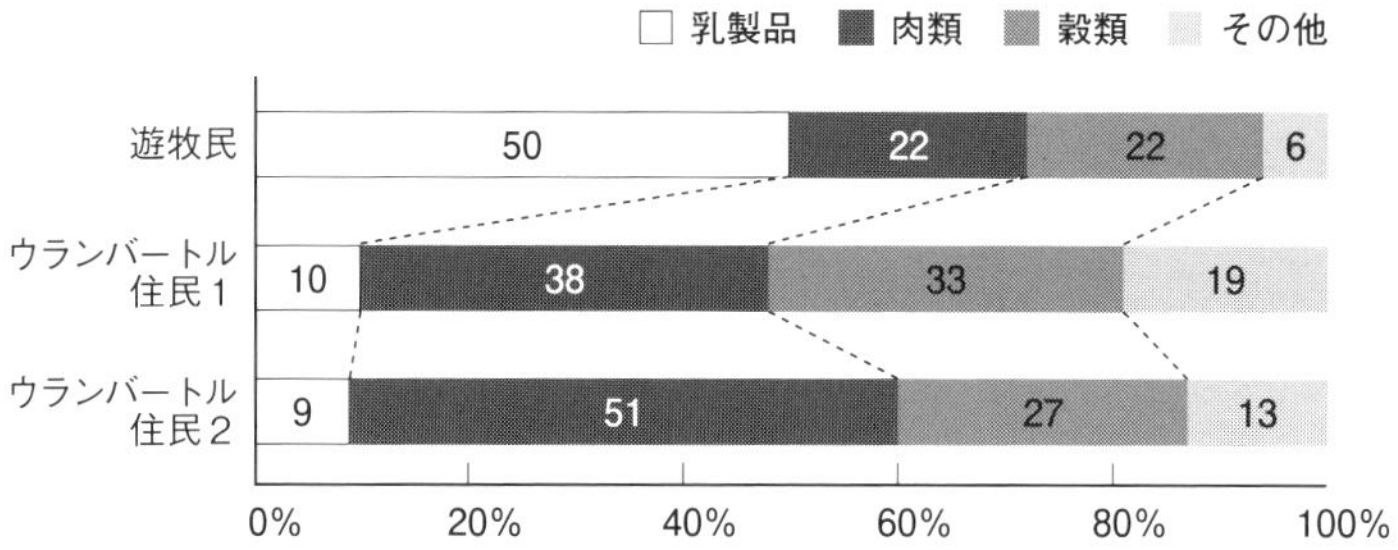

遊牧民は、成人男性１人、11日間の平均。
ウランバートル住民１は、市内のアパートに住む成人男女142人の平均。
ウランバートル住民２は、遊牧地域からウランバートルに移住し、市内のゲル（移動式天幕住居）に住む成人男女114人の平均。
肉類には脂を含む。

表　日本とモンゴルにおけるおもな乳製品の栄養価の違い　出典❶❸

（食品100gあたり）

国	食品名	水分（g）	たんぱく質（g）	脂質（g）	ビタミンC（mg）
日本	牛乳	87	3	4	1
モンゴル	馬乳酒	95	2	2	8
日本	プロセスチーズ	45	23	26	0
モンゴル	チーズ（ビャスラック）	50	30	19	−
モンゴル	チーズ（アーロール）	38	28	22	−
モンゴル	チーズ（エーズギー）	10	61	4	−

日本の食品は、「日本食品標準成分表2015年版（七訂）」による。

が過度に日常に入り込むとさまざまな問題が生じることは容易に想像される。

変化する食環境と健康問題

ヒトに必要な栄養素は、エネルギー（カロリー）源となるエネルギー産生栄養素（いわゆる三大栄養素）と、エネルギー（カロリー）を持っていない微量栄養素の2つに大きく分けられる。前者は「赤い食べ物」で充分に確保できるが、後者は「白い食べ物」に頼ってきたと見るのが正しいだろう。しかし、この十数年間で政治体制も社会構造も一変した。両者の微妙なバランスは、ゴビでは自然に保たれていたが、ウランバートルではそうはいかない。

馬乳酒を毎日3ℓも飲むのは無理だし、殺したての肝臓も新鮮な血液もそうそうは手に入らない。だからといって、代わりに肉があればよいというわけでもない。栄養学的に異なるからだ。その一方で、大量の馬乳酒でビタミンCを確保しなくてもマーケットで野菜やじゃが芋が手に入るようになった。食事調査からは、彼らが野菜や果物、じゃが芋を食べ始めている様子もうかがえる。しかし、ゴビでは必要のなかった食材が本当に必要なのか、どれくらい必要なのか、その答えはまだ、だれも知らない。

町の周辺部には低所得者層が多く住んでおり、子どもたちの間で、ビタミンDの欠乏によって起こるくる病など、ゴビではまれにしか見られなかった病気が多発しているという報告もある出典4。都市住民となった遊牧民の健康の行方が懸念される。

ゴビでの調査中、草原で羊をごちそうになる機会があった。羊のにおいを感じないどころか、今まで食べたどの肉よりもうま味があった。ゴビの恵みとはこういうことなのだと身をもって感じた。もしかすると、ウランバートルで暮らす元遊牧民も、広い草原を懐かしく思いながら、同じことを考えているのかもしれない。大きく変化しつつある社会の中で、モンゴル人はいま未来を模索している。そして、モンゴル人にとっての健康的な食事もまた、時代とともに変化している。

モンゴル再訪

２０１７年夏、再びモンゴルを訪ねた。今回は成田からの直行便で、たくさんの観光客といっしょにウランバートルに着いた。ウランバートルの町は驚くほど大きな都会になっていた。高層ホテルが林立し、道路は西側のクルマであふれている。歩道に斜めに突き刺さる大きな土管の形をした地下道の入り口は、波打った赤と白に塗り分けられ、コーラの缶を模した立体広告と化していた。大きな男が２ℓ入りのペットボトルをわしづかみにして清涼飲料をラッパ飲みしながらこちらに向かって歩いてくる。大人だけでなく子どもも体格がいい、というよりも肥満している。残念ながら今回は町の中心部だけで、ゲル地帯までは行けなかったので、ゲルに住む人々の様子はわからなかった。

国際保健の分野にダブルバードン（double burden：二重負荷）という言葉がある。栄養素の欠乏症や感染症といった開発途上国に多い病気と、高血圧や肥満といった元々は先進国に多かった病気が、一つの集団に同時に起こる現象を指す言葉だ。エンプティカロリー（empty calorie：空っぽのカロリー）という言葉もある。エネルギー（カロリー）だけあって、健康の維持に必要な栄養素をほとんど含まない食べ物や飲み物のことだ。
断言はできないが、モンゴルは自由化の波に乗って活気づくと同時に、カラフルなボトルや箱に入ったエンプティカロリーの飲み物やお菓子が店先に並び、ダブルバードンの波に飲み込まれてしまったのかもしれない。そうならば栄養問題もはるかに複雑になってしまっているはずだ。「どこに行けば炭酸の入った砂糖水ではなく馬乳酒を飲めるのだろう」。ウランバートルの町を歩きながら、ふとそう思った。

出典

① 石井智美，他．馬乳酒の飲用がモンゴル遊牧民の栄養に与える影響．日本栄養・食糧学会誌 2002; 55: 281-5.

② Komatsu F, et al. Comparison of electrocardiogram findings and lifestyles between urbanized people and ger-living people in Ulaanbaatar, Mongolia. Atherosclerosis 2004; 175: 101-8.

③ 石井智美，他．家畜に依存するモンゴル遊牧民の食事の雪害による変化．日本栄養・食糧学会誌 2004; 57: 173-78.

④ 今岡良子，他．モンゴルのストリートチルドレン．朱鷺書房．2007: 138-58.

1

野菜
「1日に350g」の根拠はどこにあるのか？

問い

野菜にはたくさんの好ましい
栄養素が含まれています。
しかし、調理や加工の過程で
減ってしまうものも少なくありません。
どの栄養素がどの調理・加工の過程で
おもに減ってしまうのか、
「栄養素の名称」と「調理・加工過程」の
「•」を線で結んでください。

＊それぞれ１つに対応します。

〈栄養素の名称〉		〈調理・加工過程〉
ビタミンC •		• 加熱する
食物繊維 •		• 煮汁・ゆで汁を捨てる
カリウム •		• 皮をむく

＊答えは本文中にあります。

「1日に野菜を350g以上」はかなり浸透してきたように感じます。これは健康増進のために厚生労働省が提唱しているものです。でも、なぜ「350g」なのか、なぜ300gでも400gでもないのか、不思議に思ったことはありませんか?

そこで、厚生労働省のホームページを検索し、「健康日本21（栄養・食生活）」のページ出典❶を読んでみたところ、「カリウム、食物繊維、抗酸化ビタミン（筆者注：ビタミンCなど）には野菜摂取の寄与が高く、これらの栄養素の適量摂取には野菜350〜400gの摂取が必要と推定される」という説明が見つかりました。「なるほど」とは思いますが、野菜でなくてほかの食品群を組み合わせても達成できるはずです※。ほかの食品群の摂取量は変えずに、野菜だけを増やすという条件設定が少し不思議です。そこで、野菜350gの根拠をさまざまな研究から探ってみることにします。

野菜＋果物と総死亡率の関係

野菜は何グラム食べるべきかを考える前に、不思議なことがあります。食べ物の健康効果を考えるとき、欧米諸国ではフルーツ＆ベジタブルといって、野菜と果物をいっしょにしています。

そこで、野菜と果物の合計摂取量と寿命との関連についてまず見ておきます。寿命を測るための指標として、疫学研究では総死亡率を用います。**図1**は、野菜と果物を食べる回数と総死亡率との関連をまとめたものです出典❷。すべて欧米諸国で行なわれた研究です。確かに、野菜と果物の摂

※　たとえばカリウムについては、『佐々木敏の栄養データはこう読む！』をごらんください。

野菜と果物の合計摂取量は寿命に影響を与えるでしょうか。

図1　野菜と果物の合計摂取量と総死亡率との関連

出典❷

１日に野菜と果物を食べる合計回数を尋ね、その後およそ５年から26年間にわたる総死亡率との関連を調べた合計７つのコホート研究の結果のまとめ。

この研究では１サービングを野菜は77ｇ、果物は80ｇとしている。

95%信頼区間は、母平均が95%の確率でこの範囲にあることを示している。

研究数	7
追跡年数	4.6〜26
対象者数	553,698
死亡数	42,219

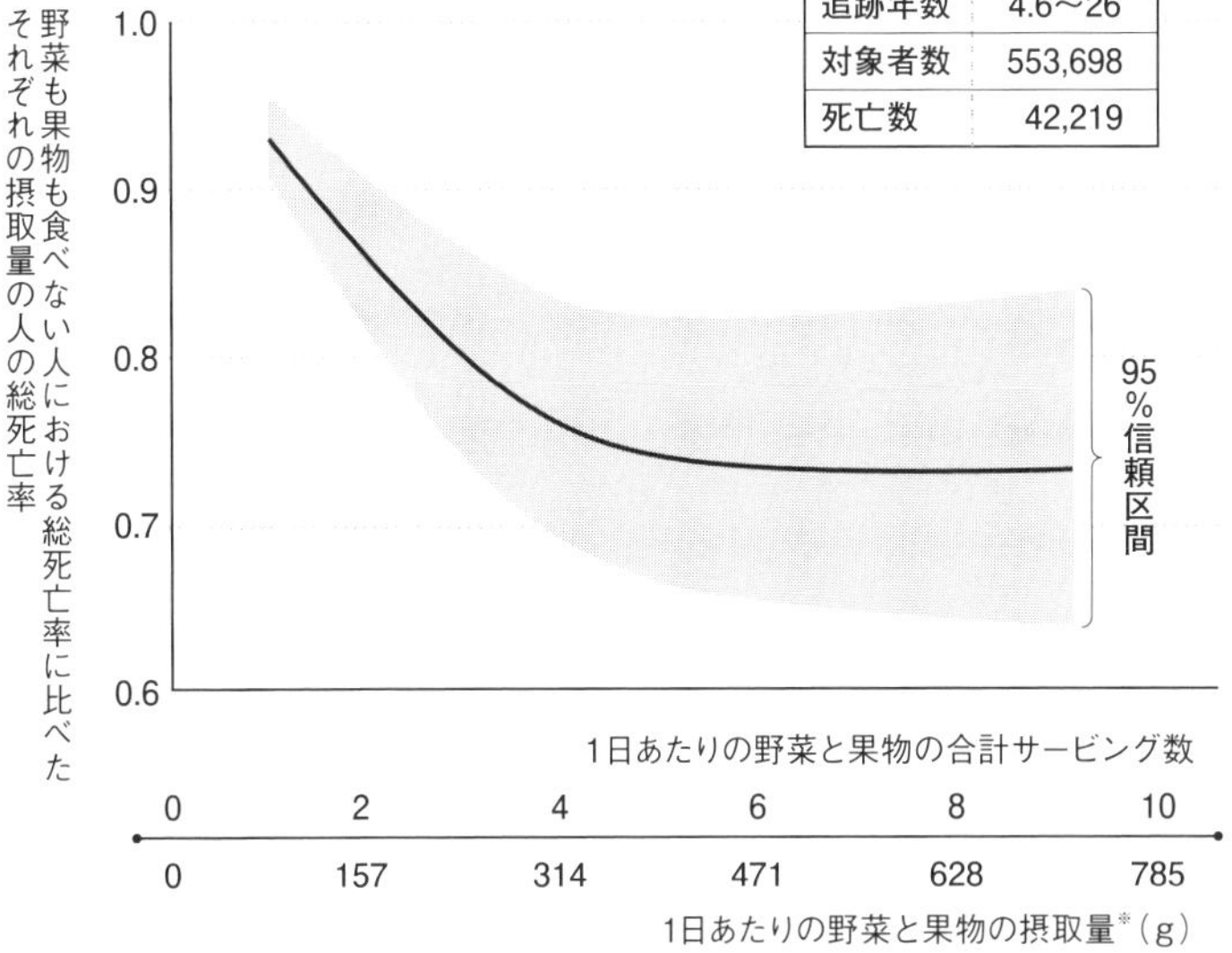

※1サービングを78.5gとした場合。

野菜と果物の摂取量が増えるほど総死亡率は下がっています。しかし、１日あたり５サービングくらいで下げ止まりになっています。５サービングはおよそ385ｇから400ｇに相当します。

取量が増えるほど総死亡率は下がっています。でも、どんどん下がるわけではなく、1日あたり5サービングくらいで下げ止まりになっています。

このような研究結果を受けて、欧米諸国では、野菜と果物を合わせて「1日に5サービング（5 servings a day）」というメッセージがよく使われます。5サービングはおよそ385～400gに相当します。2016年の国民健康・栄養調査によると、日本人（20歳以上）の野菜（きのこ藻類は含まない）と果物の1日あたり摂取量は平均でそれぞれ277gと102gで、合計すると379gでした。平均値としては、日本人はすでに「いい線」いっていることがわかります。

野菜だけだと総死亡率は？

次に、本題の野菜と寿命との関連です。ここでも寿命の代わりに総死亡率を用います。**図2**は、野菜の摂取量と総死亡率との関連を検討した4つのコホート研究の結果を1つの図に重ね書きしたものです 出典③④⑤⑥。全体としては、野菜を多めに食べていた人のほうが総死亡率は低くなる傾向が認められますが、結果はかなりばらついていて、何グラム食べようといった数値を決めるのはむずかしそうです。ちなみに、日本の研究では野菜摂取量と総死亡率との間に意味のある関連は認められていません 出典⑤。結論をくだすのはまだ早すぎるかもしれませんが、どうやら、それほど350gにこだわる必要はなさそうです。

野菜摂取で総死亡率が低下するのは、心筋梗塞や脳卒中などの循環器疾患による死亡率の低下によるもので、がんの死亡率を下げるわけではなさそうだという結果が複数の研究から得られてい

野菜の摂取量と寿命との関連はどうでしょうか。

図2 野菜の摂取量と総死亡率との関連

出典③④⑤⑥

１日に野菜を食べる合計回数や習慣的な摂取量を尋ね、その後数年から十数年間にわたる総死亡率との関連を検討した４つのコホート研究の結果を重ね書きしたもの。

すべての研究で、性別（中国の研究以外）・年齢・喫煙習慣・運動習慣などの影響は統計学的に除いてある。

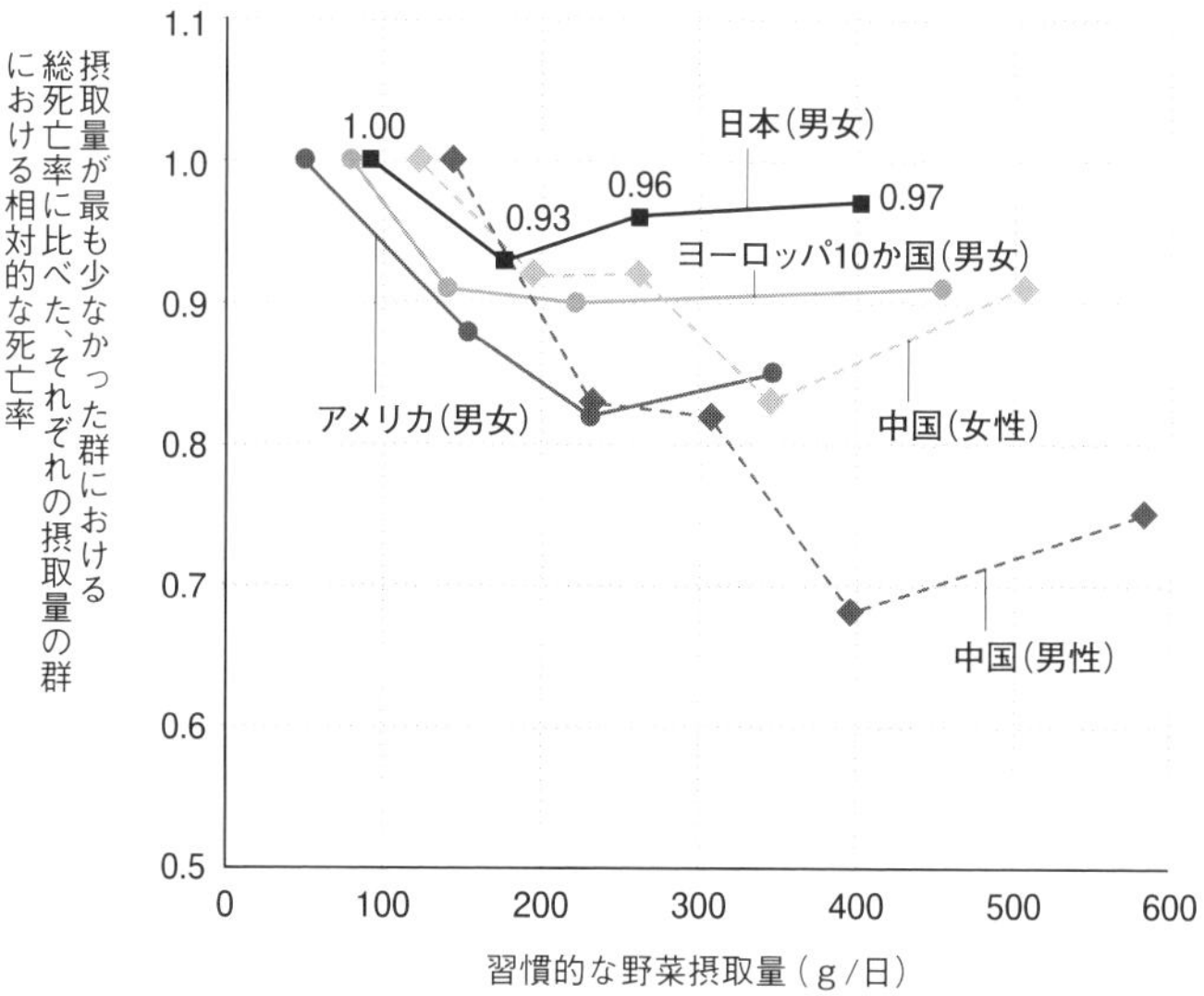

国	ヨーロッパ10か国	アメリカ	中国	中国	日本
追跡年数	12.8	19	10.2	4.6	13
性別	男女	男女	女性	男性	男女
年齢（歳）	25～70	25～74	40～70	40～74	40～79
対象者数	321,269	9,608	73,360	61,436	59,485
死亡数	25,682	2,530	3,442	1,951	7,606
出典	④	③	⑥	⑥	⑤

全体としては、野菜を多めに食べていた人のほうが総死亡率は低くなる傾向が認められます。しかし、結果はかなりばらついていて、この結果からだけでは、何グラム食べるとよいという数値を決めるのはむずかしそうです。

ます出典5。とはいえ、どんな病気にだってかかりたくないですから、野菜を食べようというメッセージに変わりはありません。

なぜ野菜だけがすすめられるのか？

世界のコンセンサスは、野菜と果物を合わせて1日におよそ400gです。それでは、なぜ日本では野菜が強調されるのでしょうか？　日本人の野菜摂取量はそんなに少ないのでしょうか？

図3は西ヨーロッパ8か国における野菜と果物の摂取量（平均値）です出典7。すべての国で果物と野菜がほぼ同じくらいか、果物のほうをたくさん食べていました。日本語では「野菜と果物」と野菜が先なのに、なぜ英語では「フルーツ&ベジタブル」とフルーツが先なのか、その理由がわかった気がしました。意外かもしれませんが、この中で最もたくさん野菜を食べている民族は日本人でした。そして、果物の摂取量が最も少ないのもまた日本人でした。

単純に考えれば、摂取量が少ないほうを優先して増やすべきです。日本人は果物で、西ヨーロッパの人たちは野菜です。しかし、日本人にとっては歴史的にも文化的にも果物よりも野菜のほうに親和性が高く、それより現実として野菜のほうが安価です。さらに日本では、野菜は三度の食事で、果物はおもに間食でといった習慣があります。三度の食事を重んじる日本人にとっては、このあたりからも、「もっと食べたい」といえば（果物ではなく）野菜が頭に浮かぶのかもしれません。

世界のコンセンサスは野菜と果物の合計量です。このことをふまえたうえで、日本人における野菜への親和性の高さ、それに、同じ重さで比べたときの価格の安さ……このようなことを考え合わ

日本人は野菜の摂取量が少ないのでしょうか。

図3 野菜・果物の平均摂取量（1日あたりg）　出典⑦

1990年代後半に食事思い出し法を用いて西ヨーロッパ8か国で行なわれた食事調査の結果。

図中の●は調査集団の数。国名の下のカッコ内の数値は野菜と果物の合計摂取量。

35〜74歳の男女。注意：野菜・果物には野菜・果物ジュースは含まない。


日本は、「平成28年国民健康・栄養調査報告」による。１日間食事記録法。

20歳以上の男女。注意：野菜・果物にはそれぞれのジュースを含む。

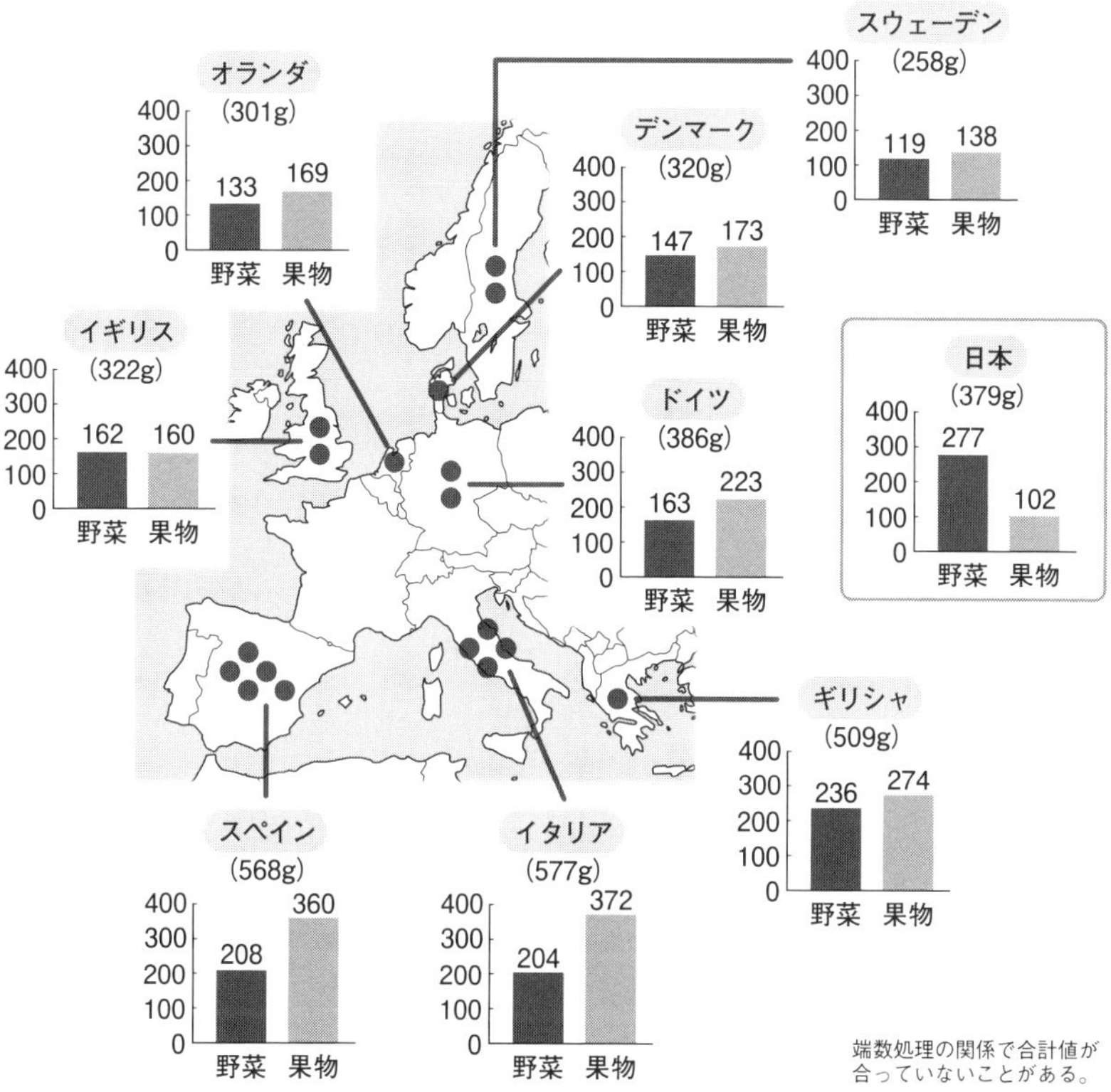

端数処理の関係で合計値が合っていないことがある。

ヨーロッパの人たちと比べると、日本人は野菜の摂取量が多く、逆に、果物の摂取量が少ないことがわかります。

せ、野菜から手をつけるほうが現実的だと判断されたのではないかと考えました。

「個人への方策」と「集団への方策」

図2に戻ります。野菜をすでに充分食べている人がそれ以上に野菜を食べたとしても、さらに寿命が延びるというわけではなさそうです。ターゲットは、足りていない人たちです。問題をかかえている人たちだけに絞って改善を促す方法を「個人への方策」と呼びます。リスクが高い人たちへの方策という意味で、「ハイリスク・アプローチ」とも呼ばれます。ところが、です。現時点では、野菜摂取量を個人ごとに調べる手段（食事アセスメント）は、健診など疾病予防の場に導入されていません。したがって、この方策は使えません。

一方、すでに野菜を充分に食べている人がそれ以上食べたとしても、困ったことはおそらくなにも起こらないでしょう。さらには、寿命や総死亡率には目立った効果は与えないかもしれませんが、特定の病気を予防するためにはもっとたくさんの野菜摂取がおすすめかもしれません。

そこで考えられたのが、みんなでもっと食べようという方策、「集団への方策」です。「ポピュレーション・アプローチ」とも呼ばれます。ある集団で得られた野菜摂取量のばらつき（分布）を使って、それぞれの方策が摂取量をどのように変える可能性があるかを模式的に示した図を例として見ておきます（**図4**）。

ポピュレーション・アプローチには適用条件があります。費用が安くて、だれにでもできて、その方策を実行したときに害を被る人がいないことです。野菜による健康増進がポピュレーション・

野菜の摂取量をどのように増やすとよいでしょうか。

図4 ポピュレーション・アプローチとハイリスク・アプローチは野菜の摂取量の分布をそれぞれどのように変えるか

個人への方策と集団への方策が、それぞれどのように摂取量を変えようとしているのかを示した模式図。ある集団（4426人）で得られた野菜摂取量の分布を利用した例。

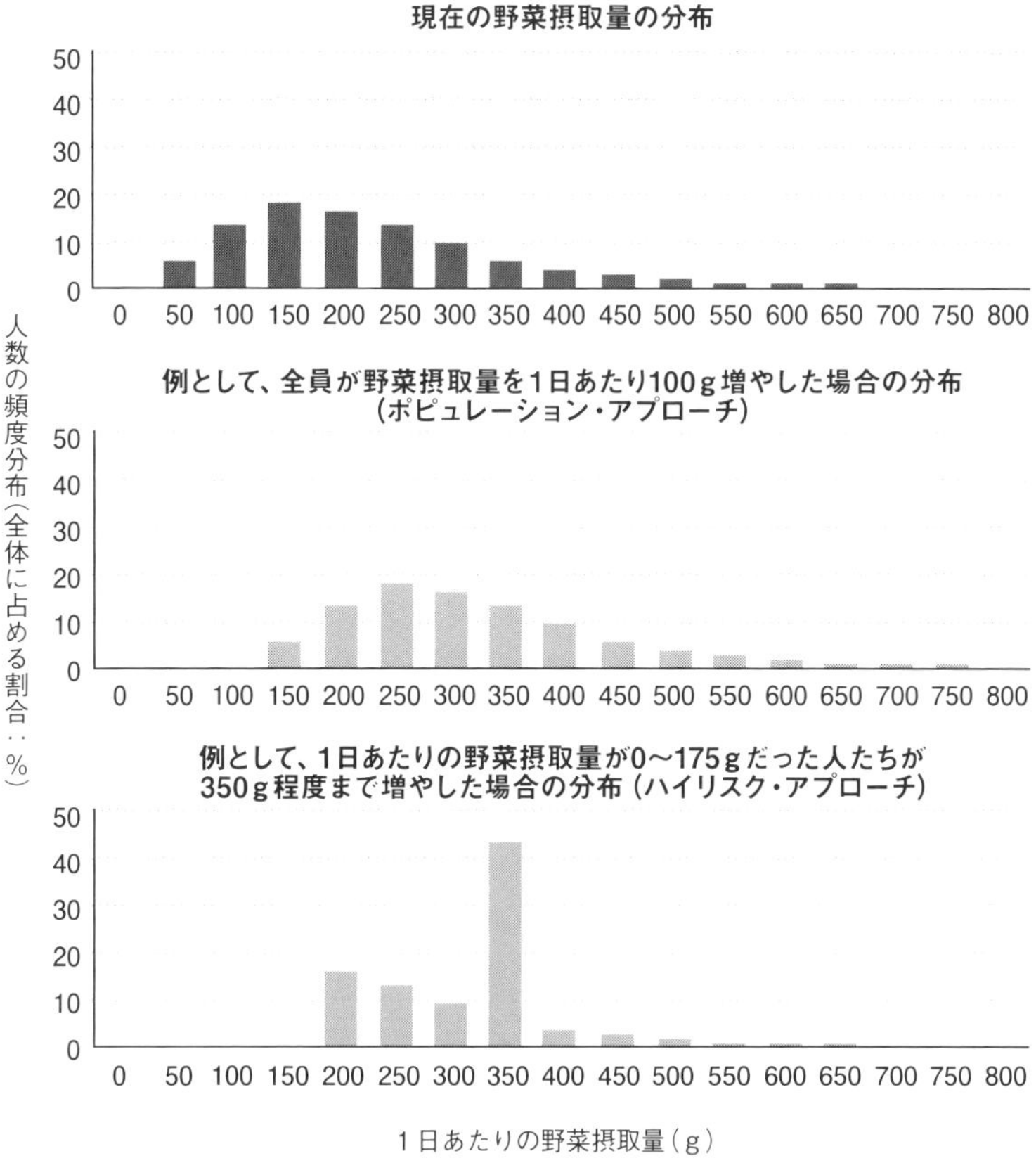

50g刻みで1つの群にまとめてある。

どちらの方策（アプローチ）が効果的かは、それぞれの方策における変化量の違いや、それぞれの変化量によって期待できる健康効果、さらに、それぞれの方策の実現可能性などによって異なるため、一概にはいえません。

アプローチに向いていそうなことがわかります。

「350g」はイメージキャラクター

ポピュレーション・アプローチでたいせつなのは「350g」という数値ではありません。むしろ、「みんなでもっと野菜を食べよう」の「みんな」のほうです。図4中のように、分布が少しでも（何グラムであっても）右にシフトすれば、集団全体としてはその分だけ死亡率が下がります。そのためにたいせつなのが、みんなに関心を持ってもらえて、印象に残ってなじみやすく、とり組みやすいと思えるイメージキャラクターの存在です。それが「350g」だと思います。

ところで、冒頭の質問はわかりましたか。加熱で減るのはビタミンC（分解による）、煮汁・ゆで汁を捨てると減るのはカリウム（溶出による）、そして、皮をむいたら減ってしまうのは食物繊維です。摂取量を増やすだけでなく、調理法もひとくふうしたいところです。

「集団への方策」の課題と対策

とはいえ、ポピュレーション・アプローチにはどうしても疑問がつきまといます。このメッセージを伝えたい人、つまり、野菜摂取量が少ない人は耳を傾けてくれず、すでに野菜を充分に食べている人たちのほうが反応するのではないかという疑問です。これでは、個人としても集団としてもほとんど利益はありません。残念ながらこのあたりはまだあまり調べられていないようです。

病気の発見にとどまらず、積極的な予防行動を促すために行なわれている健診にこそ、食事アセスメントを導入し、野菜摂取量を個別に調べるべきだと思います。そして、現在のポピュレーション・アプローチと併用すれば、相補的な効果が期待できるでしょう。

結論

「野菜350g」という数値よりも、「みんなでもっと野菜を食べよう」の「みんな」のほうがポイントです。

「350g」という数値そのものには、それほどこだわる必要はなさそうです。しかしそれは、350gに達しなくてもよいという意味でも、350gを超えて食べる必要はないという意味でもありません。みんなが少しずつでも野菜を食べる量を増やしましょうと理解するのが正しいようです。

出典

① 厚生労働省　健康日本21（栄養・食生活）。http://www1.mhlw.go.jp/topics/kenko21_11/b1.html#A15

② Wang X, et al. Fruit and vegetable consumption and mortality from all causes, cardiovascular disease, and cancer: systematic review and dose-response meta-analysis of prospective cohort studies. BMJ 2014; 349: g4490.

③ Bazzano LA, et al. Fruit and vegetable intake and risk of cardiovascular disease in US adults: the first National Health and Nutrition Examination Survey Epidemiologic Follow-up Study. Am J Clin Nutr 2002; 76: 93-9.

④ Leenders M, et al. Fruit and vegetable consumption and mortality: European prospective investigation into cancer and nutrition. Am J Epidemiol 2013; 178: 590-602.

⑤ Nagura J, et al. Fruit, vegetable and bean intake and mortality from cardiovascular disease among Japanese men and women: the JACC Study. Br J Nutr. 2009; 102: 285-92.

⑥ Zhang X, et al. Cruciferous vegetable consumption is associated with a reduced risk of total and cardiovascular disease mortality. Am J Clin Nutr 2011; 94: 240-6.

⑦ Agudo A, et al. Consumption of vegetables, fruit and other plant foods in the European Prospective Investigation into Cancer and Nutrition (EPIC) cohorts from 10 European countries. Public Health Nutr 2002; 5(6B): 1179-96.

2

卵
血中コレステロールにとっては要注意食品か?

問い

図は、日本と欧米3か国(アメリカ、イギリス、フランス)における卵の消費量の比較です。〔A〕から〔D〕のうち、どれが日本でしょうか。

図 卵の消費量の比較

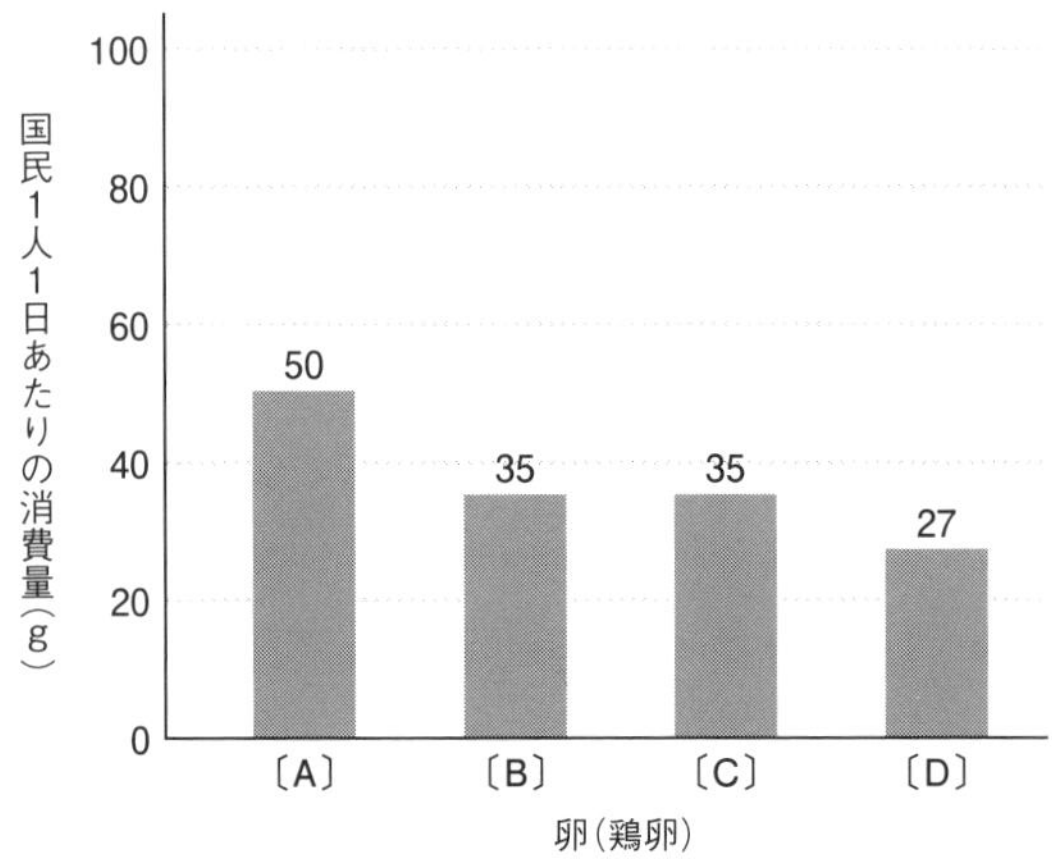

国連食糧農業機関(FAO)のデータによる 出典❶。
2007年から2011年の5年間における国民1人1日あたり消費量(5年間の平均値)。
エネルギー(kcal)で報告されていたため、卵のエネルギー含有量※を100gあたり151kcalとして、重量(g)に換算した。
※「日本食品標準成分表2015年版(七訂)」による。

＊答えは本文中にあります。

２０１５年4月、日本人の食事摂取の基本的なガイドラインである「日本人の食事摂取基準（２０１５年版）」は、それまで示していたコレステロールの目標量（生活習慣病予防のために摂取すべき範囲）を示すのをやめました。ほぼ同じころ、アメリカのガイドラインも同様の発表をして世間を驚かせました出典②。「コレステロールの摂取は1日あたり◯mgまでにしましょう」の◯mgの数値がなくなったのです。

卵でコレステロールは上がるか？

「コレステロールが高いので卵を控えている」という話をよく耳にします。この場合のコレステロールは、血液（血清または血漿）の中のコレステロールです。血液中のコレステロールと食品中のコレステロールは同じものではないというお話は本書の姉妹書『佐々木敏の栄養データはこう読む！』ですでにとり上げています。

食品に含まれるほうのコレステロールといえばやっぱり卵です。でもコレステロールは卵だけに含まれる物質ではなく、量の違いはあれ、ほぼすべての動物性食品に含まれています。魚や牛乳にも含まれます。一方、植物性食品にはほとんど含まれていません。なお、鶏の卵に限らず、うずらの卵もタラコもイクラもコレステロールが豊富ですが、習慣的な摂取量から判断して、ここでは鶏の卵に限って考えることにします。

血液中のコレステロール、中でもいわゆる悪玉コレステロールであるＬＤＬ（低密度リポたんぱく）コレステロールの上昇、つまり、高ＬＤＬコレステロール血症に関与するおもな栄養素が、飽和脂肪酸とコレステロールです。

では、卵を食べたら本当に血中コレステロールは上がるのでしょうか？

卵以外の食事は同じにして、卵を食べる量だけを増やしたときの血清ＬＤＬコレステロールの変化を調べた17の研究をまとめた報告があります（**図1** 出典③）。全体としては、卵をたくさん食べるほどＬＤＬコレステロールが上がると読めます。そして、研究結果のばらつきに注目すれば、1日あたり2個くらいまでならＬＤＬコレステロールへの影響は事実上ほとんどないとも読めます。

卵で心筋梗塞は増えるか？

健康な人の血中総コレステロール濃度を測っておき、その後の心筋梗塞の死亡率との関連を約90万人分ものデータで示したのが**図2**です 出典④。ここでは総コレステロールで見ていますが、その大部分がＬＤＬコレステロールですから、どちらを調べても結果はほぼ同じになると考えられます。血中総コレステロールが高くなるほど、心筋梗塞の死亡率が上がる様子がよくわかります。

縦軸にも注目してください。2の何乗倍になるかで示されています。つまり、2倍、4倍、8倍というように倍々ゲームで（数学的にいえば指数関数的に）死亡率が上がるのです。高コレステロール血症がいかに危ないかを示す結果です。また、心筋梗塞の死亡率そのものは高齢者ほど高いのですが、血中総コレステロールの影響は若い人のほうが強いこともわかります。

ということは、卵をたくさん食べれば心筋梗塞を起こしやすくなるはずです。

卵を食べたら本当に血中コレステロールは上がるでしょうか。

図1　卵の摂取量と血清LDLコレステロール値との関連

出典3

卵以外の食事は同じにして、卵を食べる量を増やしたときの
血清LDLコレステロールの変化を調べた17の研究のまとめ。
すべての研究で、卵の摂取量を変えない群（対照群）を設け、
卵の摂取量を増やす群（介入群）だけでなく、
対照群でも実験期間中の血清LDLコレステロールの変化を測り、
両群における実験期間中の血清LDLコレステロールの変化量の差を図に示した。
□が実験ごとの結果。結果から予想した、関連性を表わす直線も示した。

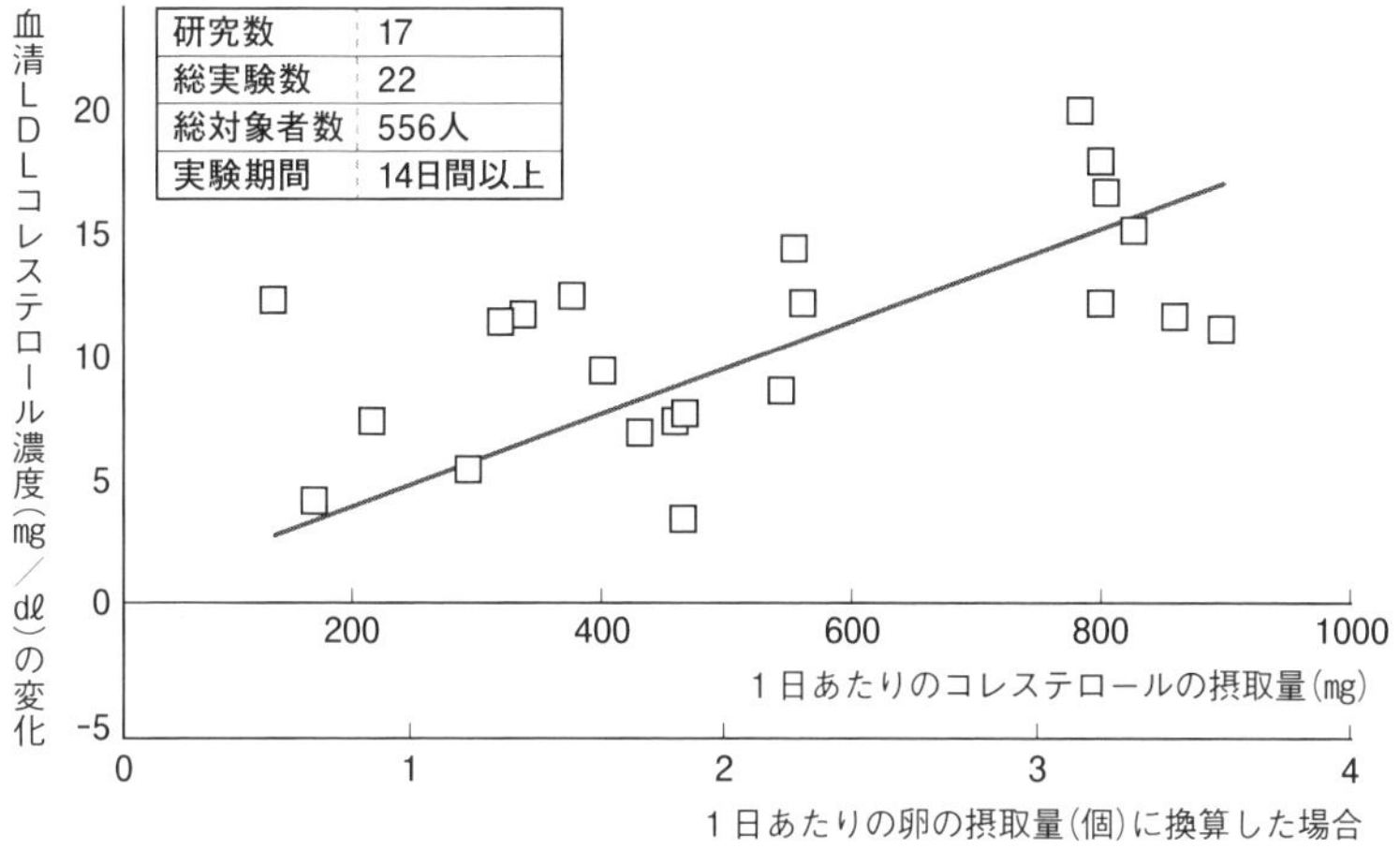

研究数	17
総実験数	22
総対象者数	556人
実験期間	14日間以上

卵の摂取量にほぼ比例して血清LDLコレステロールが上がることがわかります。しかし、研究結果のばらつきに注目すれば、1日あたり2個くらいまでなら血清LDLコレステロールへの影響は事実上ほとんどなさそうです。

コレステロールが高いと心筋梗塞を
発症しやすいでしょうか。

図2 血中総コレステロール値と心筋梗塞死亡率との関連 出典④

健康なときに測った血中総コレステロール値とその後の心筋梗塞の死亡率との関連をまとめたもの（メタ・アナリシス）。おもに西ヨーロッパ諸国とアメリカで行なわれた61のコホート研究（日本と中国での研究も含まれる）における、ベースライン調査時の血中総コレステロール値とその後の心筋梗塞死亡率との関連を年齢階級別にまとめた結果。

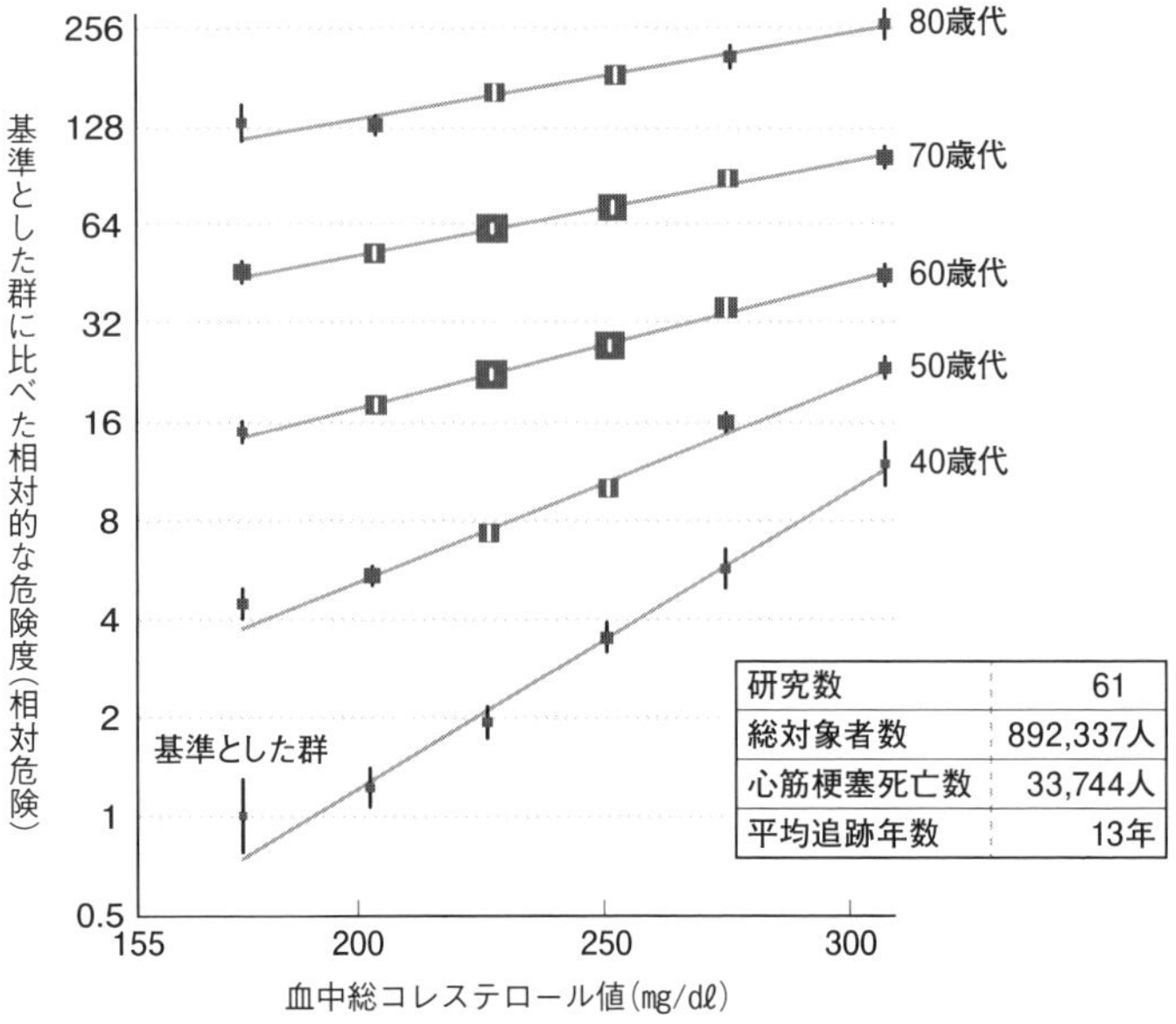

横軸はベースライン調査時の血中総コレステロール値。縦軸は基準とした群（40歳代で血中総コレステロール値が180mg/dℓくらいだった人たち）に比べた相対的な心筋梗塞の死亡率。2の何乗倍になるかで示されている点に注意。
■が結果。■が大きいほどその結果の信頼度が高いことを示す。
上下に伸びる線は95%信頼区間。結果から予想した、関連性を表わす直線も示した。

血中総コレステロール値が高くなるほど心筋梗塞の死亡率が上がります。また、心筋梗塞の死亡率そのものは高齢者のほうが高いですが、総コレステロールの影響が強いのは若い人のほうです。

この疑問について、習慣的な卵の摂取量を調べ、その後の心筋梗塞の発症率を調べた合計9つのコホート研究の結果をまとめたのが**図3**です出典⑤。アメリカで行なわれた研究が6つ、日本が3つで、図の中の点はそれぞれの研究で報告された値です。卵を食べる習慣のなかった人たちに比べた場合の、それぞれの卵摂取量の人たちから心筋梗塞が起こった相対的な発症率（相対危険）として結果が示されています。ざっと見てわかるように、卵の摂取量と心筋梗塞の発症率との間にほとんど関連はなさそうです。

なぜ研究結果は一致しないのか？

このように研究結果が異なると、世の中は混乱します。卵嫌い派は**図1**と**図2**のような結果を、卵好き派は**図3**のような結果を強調しがちだからです。では、なぜ研究結果は一致しないのでしょうか？

まず考えなくてはならないのが、高ＬＤＬコレステロール血症の原因はコレステロールの過剰摂取だけではなく、さらに、心筋梗塞の原因は高コレステロール血症だけではないということです。食事では飽和脂肪酸の過剰摂取を初めに考えなくてはいけませんし、喫煙や高血圧、肥満、運動不足も大きな影響を与えます。すると、コレステロールの摂取量が少し違っても、ほかの大きな原因の陰に隠れてしまう可能性があります。

もう一つ、見落としがちな違いがあります。**図1**と**図3**の横軸を比べてみてください。**図1**では1日あたり半個から3個半くらいまでに研究がほぼ均等にばらついています。一方、**図3**では研究

卵で心筋梗塞は増えるでしょうか。

図3 卵の摂取量と心筋梗塞発症率との関連

出典❺

習慣的な卵摂取量とその後の心筋梗塞の発症率との関連を調べた
合計９つのコホート研究のまとめ。
アメリカで行なわれた研究が６つ、日本で行なわれた研究が３つ。
図の中の点はそれぞれの研究で報告された値。
卵を食べる習慣のなかった人たちに比べた場合の
相対的な心筋梗塞の発症率（相対危険）。
それぞれの研究が複数の卵摂取量について報告しているので、
点の数は研究数よりも多い。

研究数	9
総対象者数	263,938人
心筋梗塞発症数	5,847人
平均追跡期間	11.7年

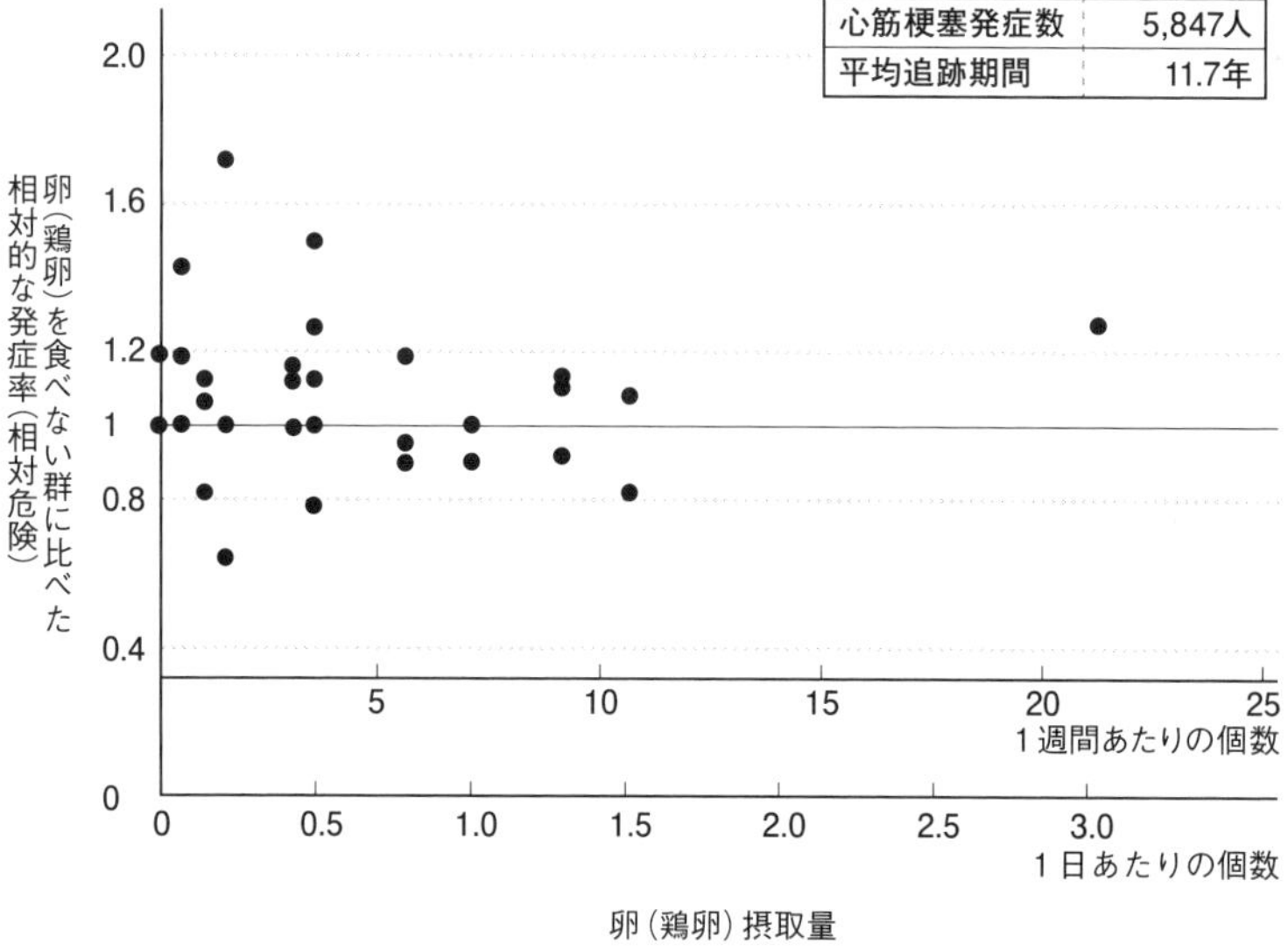

卵の摂取量と心筋梗塞の発症率との間にほとんど関連はなさそうです。でも、１日に１個半以上食べていた人たちを調べた研究はわずか１つしかなく、卵をたくさん食べた場合の発症率についてはほとんど研究が存在しないこともわかります。

の多くが1日に0・7個くらいまでで、一つの例外を除いて1日あたり1個半までしか調べていません。それ以上食べた場合の研究はほとんど存在しないのです。

私たちは研究に「答え」を求めます。そのために、結果の違いに目を奪われてしまい、研究条件の違いを見落としがちです。この例では、調べている摂取量が異なりますから、結果が異なるのは充分にありうることだと考えられます。

「因果の逆転」の恐れ

ところで、1990年ごろにわが国で行なわれた調査（横断研究）では卵の摂取頻度が多い人のほうが血清総コレステロール濃度は低かったと報告されています出典❻。高かったのではなく、低かったのです。これは**図1**から考えれば変ですが、次のように説明されています。

「卵を食べると血清コレステロールが上がる」という話はかなり前から有名です。そのために、血清コレステロールの高い人たちは卵を控える傾向があり、けれども、原因はほかにもあるために卵を控えるだけではそれほど大きくは下がらず、卵の摂取頻度と血清総コレステロール濃度の間に負の相関が観察されたのだという説明です。「因果の逆転」と呼ばれる現象です。この場合は、結果と考えている血清コレステロールが、原因と考えている卵摂取に影響を与えていたわけです。

もしも同じことが**図3**の研究の参加者でも起こっていたら、卵摂取量が少なかった人たちのほうが心筋梗塞の発症率は高くなるでしょう。すなわち、**図3**の結果は因果の逆転の関与を否定できないかもしれないというわけです。

1日に何個までならよいか?

結局のところ、卵は1日に何個までならよいのでしょうか?

1日あたり1個半くらいまでなら心配はなさそうですが、迷うのは、それ以上はいけないのか?です。「コレステロールを食べる→血清LDLコレステロールが上がる」というエビデンス(図1)に「血中総コレステロールが上がる→心筋梗塞のリスクが上がる」というエビデンス(図2)をつなげれば、卵はできるだけ控えるべきだという考えになります。でも、これは2つのエビデンスをつなげた推論です。したがって「確からしさ」は少し落ちます。一方、心筋梗塞との関連を直接に調べたエビデンス(図3)に限るならば、これ以上食べてよいとする理由も、いけないとする理由もありません。ところが、こちらには因果の逆転のおそれが残っています。

つまり、どのくらいの確からしさで心筋梗塞を予防したいかによって食べてもよい卵の数は異なるわけです。結局、1日に食べてもよい卵の数(上限)は、それぞれの人が自分自身の心筋梗塞のリスクを考慮したうえで、自分で決めるべきものだと思います。

日本人は世界有数の卵好き

さて、冒頭の問いに戻ります出典1。実際に食べた量ではなく消費された量ですが、参考にはなります。最もたくさんの卵を消費していた国〔A〕が日本です。この図以外の国と比べても、日本人は世界有数の卵好きのようです。ちなみに、〔B〕と〔C〕はアメリカとフランス、〔D〕はイギリスでした。

肉や魚、牛乳が苦手な人はいますが、卵嫌いの人にはほとんど出会った覚えがありません。なぜ卵ばかりが敬遠されるのか？　それは日本人が無類の卵好きだからこそ、と合点がいきました。

結論

どのくらいの確からしさで心筋梗塞を予防したいかによります。

コレステロールをたくさん食べれば血中ＬＤＬコレステロールは上がります。ところが、習慣的な卵の摂取量と心筋梗塞の発症率との間にはほとんど関連が見られず、１日あたり１個半くらいまでなら心配はなさそうです。そして、それ以上については、推測の域を出ないものの、できるだけ控えておくほうがよいだろう、となります。「卵は１日に何個まで？」。この答えは、どのくらいの確からしさで心筋梗塞を予防したいかによって異なるようです。

出典
① Food and Agriculture Organization of the United Nations Statistics Division. http：//faostat3.fao. org/download/FB/FBS/E（２０１５年12月21日アクセス）
② Williams KA Sr, et al. The 2015 Dietary Guidelines Advisory Committee Report Concerning Dietary Cholesterol. Am J Cardiol 2015; 116: 1479-80.
③ Weggemans RM, et al. Dietary cholesterol from eggs increases the ratio of total cholesterol to high-density lipoprotein cholesterol in humans: a meta-analysis. Am J Clin Nutr 2001; 73: 885-91.
④ Prospective Studies Collaboration, et al. Blood cholesterol and vascular mortality by age, sex, and blood pressure: a meta-analysis of individual data from 61 prospective studies with 55,000 vascular deaths. Lancet 2007; 370: 1829-39.
⑤ Rong Y, et al. Egg consumption and risk of coronary heart disease and stroke: dose-response meta-analysis of prospective cohort studies. BMJ 2013; 346: e8539.
⑥ Nakamura Y, et al. Egg consumption, serum total cholesterol concentrations and coronary heart disease incidence: Japan Public Health Center-based prospective study. Br J Nutr 2006; 96: 921-8.

減塩
研究結果の不一致をどう読むか？

問い

図上は、およそ10万人から早朝に尿をとって1日に排泄される食塩量を推定したうえで、その後、3.7年間におけるおもな循環器疾患（心筋梗塞、脳卒中、心不全）の発症または死亡との関連を調べた結果です出典①。この研究で尿中食塩排泄量と血圧の関連がどのようになっていたか想像して、最も近いと考えられる曲線の形を図下から1つ選んでください。

図　尿中食塩排泄量と循環器疾患の発症または死亡との関連

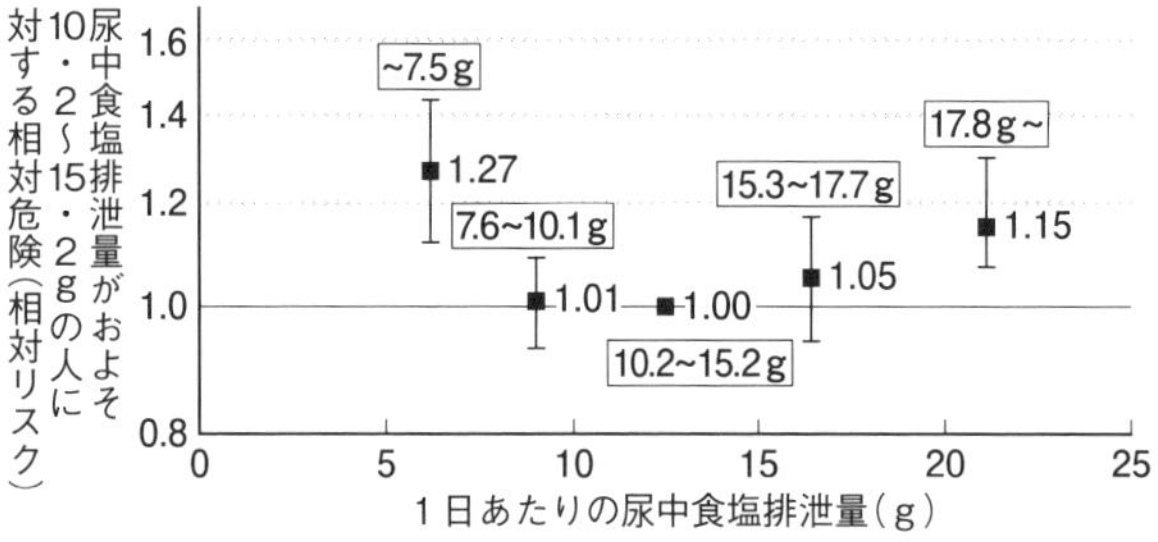

尿中食塩排泄量と血圧との関連は？

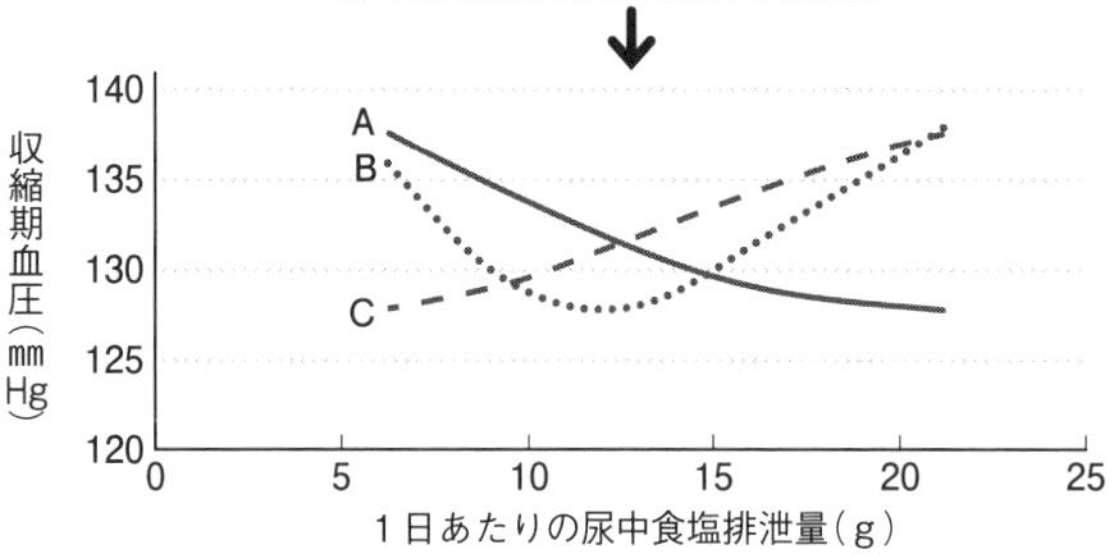

＊答えは本文中にあります。

「過度な減塩はむしろ健康にマイナス」という話を耳にしました。「人が犬を噛んだ」のたぐいの話かと思ったら、大規模な栄養疫学研究で示された結果だったので少なからず驚きました。

PURE研究とガイドラインの矛盾

世界17か国に住む35歳から70歳の人、およそ10万人を対象として、食塩摂取量と循環器疾患の発症や死亡との関連を調べたコホート研究（PURE研究）の結果が2014年に発表されました出典❶。早朝に1回だけ尿をとってナトリウム濃度を測り、そこから1日に排泄される食塩量を推定しました。なお、摂取した食塩は普通およそ86％が尿に排泄され、残りは汗などを経て排泄されることが知られているので出典❷、尿中食塩排泄量は食塩摂取量の代理指標として使えます。これが**問いの図上**でした。図を見てすぐにわかるのは、尿中食塩排泄量が多い場合だけでなく、少ない場合でも循環器疾患の発症や死亡のリスクが高いことです。

世界保健機関（WHO）の報告書では成人で1日あたり5g未満、日本高血圧学会の高血圧症の治療ガイドラインでは6g未満、「日本人の食事摂取基準（2015年版）」では成人男性で8g未満、成人女性で7g未満をすすめています。**問いの図上**は、WHOと日本高血圧学会が推奨している摂取量を否定したと読めますし、日本人の食事摂取基準にも疑問を投げかけたわけですから話題性が大きかったわけです。

食塩と高血圧との関連

減塩がすすめられるのは、「食塩の過剰摂取→高血圧→脳卒中・心筋梗塞」という流れが根底にあるからです。PURE研究は、「食塩→脳卒中・心筋梗塞」に疑問を投げかけたわけです。では、中間にある高血圧との関連はどうだったのでしょうか？　これが冒頭の問いでした。この研究では尿をとったときに血圧も測ってありました（**図1** 出典❶）。正解は曲線**C**でした。

この結果は、今までのたくさんの研究からは予想どおりですが、**問いの図上**から見れば少し不思議な結果です。つまり、PURE研究は「食塩→高血圧」を否定したのではなく、やや乱暴な言い方をすれば、循環器疾患予防における減塩の重要性に疑問を投げかけたと読むべきなのかもしれません。

循環器疾患をさらに分けると…

三大生活習慣病といえば、脳卒中、心筋梗塞、がんで、このうち脳卒中と心筋梗塞が循環器疾患です。ところが、問いの研究には脳卒中と心筋梗塞だけではなく、心不全も含まれていました。一方、先ほど食塩と高血圧のところで紹介したのは、脳卒中と心筋梗塞との関連だけです。心不全は含まれていませんでした。

食塩摂取量との関連について、循環器疾患を心筋梗塞、脳卒中、心不全に分けて調べたコホート研究があります 出典❸。この研究では循環器疾患か糖尿病の患者さん2万8880人を対象とし

冒頭で示した図の研究での、尿中食塩排泄量と血圧との関連を調べた結果が下の図です(問いの答え)。

図1　尿中食塩排泄量と血圧との関連　出典❶

問いの研究と同じ対象者で測った尿中食塩排泄量と平均血圧との関連。
17か国に住む35〜70歳の10万1945人から早朝に尿をとって
1日に排泄される食塩量を推定。

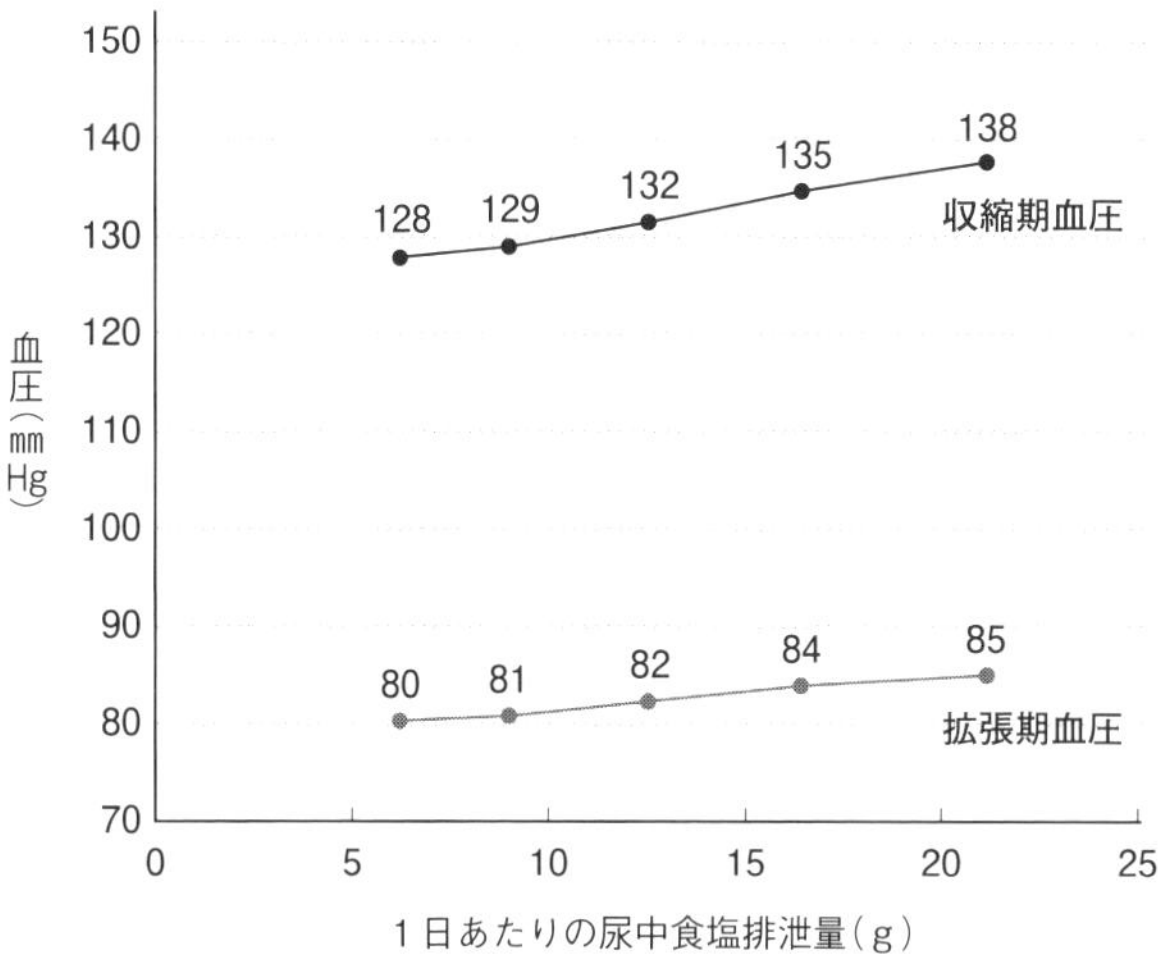

食塩摂取量が多い人ほど血圧が高い傾向にあることがわかります。

食塩摂取量と循環器疾患との関連について、心不全を中心にほかの研究も見てみましょう。

図2 食塩摂取量と心不全との関連

推定食塩摂取量と循環器疾患または心不全の発症率との関連を調べた2つのコホート研究。

循環器疾患か糖尿病の患者2万8880人を対象として、早朝に採取した尿のナトリウムから1日あたりの尿中食塩排泄量を推定し、その後およそ4.7年間における循環器疾患のリスク（脳卒中の発症、心筋梗塞の発症、うっ血性心不全による入院）を調べた研究。 出典❸

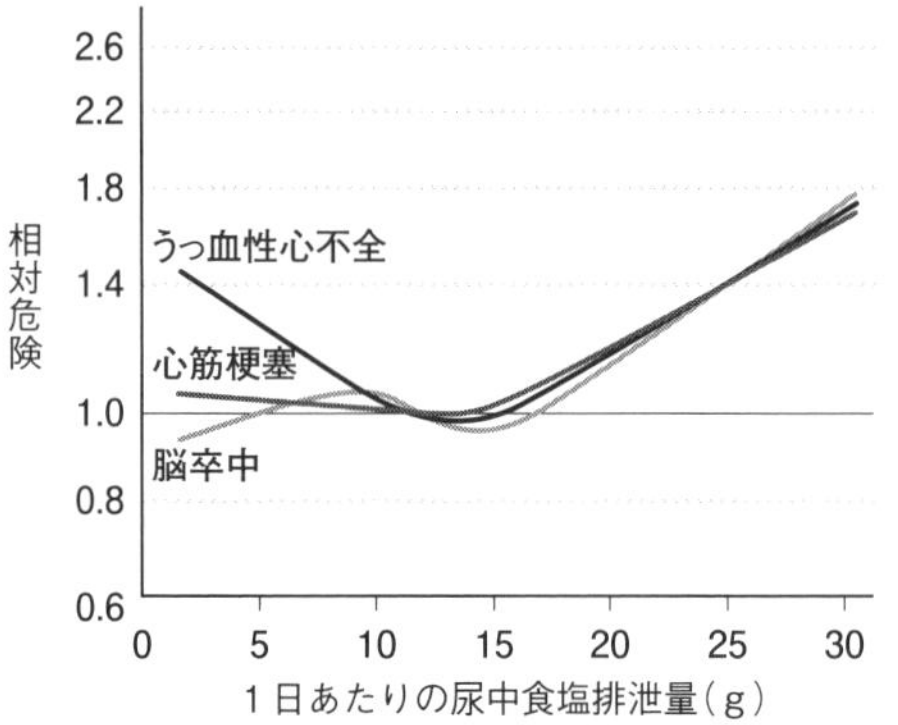

24時間思い出し法でアメリカ人成人1万362人の1日の食塩摂取量を測り、その後19年間にわたって心不全の発症との関連を調べたコホート研究。 出典❺

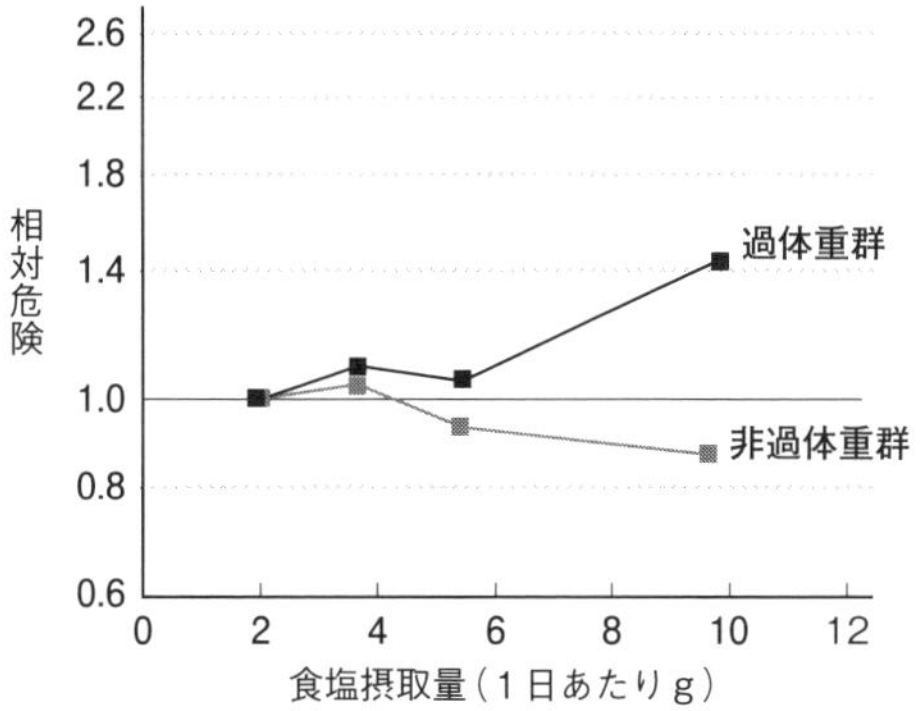

食塩摂取量が極端に少ない人たちにおけるうっ血性心不全のリスクが2つの研究で違っています。上の図ではリスクが上がっていますが、下の図では上がっていません。

て、図1の研究と同じように尿中食塩排泄量を測ったうえで、およそ4・7年間にわたって3つの疾患の発症（心不全だけはうっ血性心不全による入院）が調べられました。図2上を見ると、食塩摂取量が少ないとリスクが上がるのは心不全だけであることがわかります。脳卒中と心筋梗塞は食塩摂取量が多いほどリスクが高くなっていますから、やはり減塩のたいせつさを示す結果になっています。だからといって、脳卒中と心筋梗塞だけ予防すればよい、心不全はだいじょうぶというわけではけっしてありません。

心不全は、心臓の血液拍出力が足りず、血液を充分に送り出せない状態です。すると、肺や体のさまざまな部分に血液がたまってしまいます。これがうっ血性心不全です。軽いうちは全身倦怠感や息切れなどはっきりしない症状がたくさんあります。

心不全と食塩の関係

心不全はその原因や症状が多岐にわたるため、予防や治療にどのような食事がよいのかはむずかしい問題です。「慢性心不全治療ガイドライン（2010年改訂版）」は、「減塩によるナトリウム制限が最も重要」としていて、具体的には、重症の場合は1日あたり3g以下、軽症の場合は1日あたりおよそ7g以下程度と書かれています出典4。

心不全の治療になぜ減塩が必要なのでしょうか。簡単には、血液量（正しくは細胞外体液量）は体内にあるナトリウム量によって決まり、体の中にナトリウム（つまり食塩）がたくさん入るほど細胞外体液量（つまり血液量）が増え、うっ血が悪化すると考えられるからだそうです。

問いの図上も図2上も、高食塩はよくないという意味ではこの説明に一致しますが、治療と予防ではある程度異なるものの、低食塩ではこの説明が成り立たない可能性を示したことになります。

ほかの研究ではどうか?

アメリカ人の成人1万362人を対象として24時間思い出し法を用いて1日の食塩摂取量を測り、その後19年間にわたって心不全の発症との関連を調べたコホート研究があります出典⑤。過体重の有無に分けて結果が示されています(図2下)。過体重とはいわゆる肥満で、BMIが25以上を指します。

太っていなければ食塩と心不全の間に目立った関連はなく、太っている人たちの間では、1日あたり10gくらい以上食べると心不全のリスクが上がるという結果です。そして、過体重の有無にかかわらず、食塩摂取量が少ない人たちでは心不全は増えも減りもしませんでした。

なぜ太っている人たちだけで高食塩が問題になるかはわかりませんが、少なくとも、低食塩が心不全を増やすわけではないというところは、治療ガイドラインの説明と大きく矛盾するものではありませんでした。

研究結果の不一致をどう読むか?

人を相手にする疫学研究では、結果は研究ごとに少しずつ異なります。そこで、研究をたくさん行なって、その結果をまとめ、それを日常生活や治療に役立てるようにしています。そのための代表的な方法がメタ・アナリシス（メタ分析）です。しかし、今回のように結果が大きく違ったらどうすべきでしょうか？

ぼくは、①理論（今回なら細胞外体液量に基づく説明）に矛盾せず、できれば、②少し古い研究のほうを優先して用います。疫学の分野では理論に矛盾しないことを「生物学的妥当性」と呼ぶこともあります。なぜ少し古い研究かといえば、すでにさまざまな角度から吟味されてきたはずで、その結果として現在よりどころとされているのであれば、それなりに信頼度は高いと考えられるからです。

だからといって、新しい研究はいらないというわけではなく、まったく逆です。研究論文はすぐに世の中に供せるものではなく、一定期間寝かせ、歴史の評価を受けることによって、世の中の役に立つものだと考えられるからです。

減塩はしないほうがよいか？

まとめます。高血圧、脳卒中、心筋梗塞の予防には、やはり減塩は欠かせません。そして、心不全の予防や治療にも（現時点では）おすすめです。

図3は日本人成人の尿中食塩排泄量の分布です出典❻。**問いの図上**にしたがって減塩をしないほうがよい人（尿中食塩排泄量が1日あたり7・6g未満の人）の割合を見ると、全体のおよそ8％です。すなわち、現在のガイドラインに照らせばほぼ全員、今回紹介した研究にしたがってもかなりの人が減塩をすべきとなります。

日本人の食塩摂取量を見てみましょう。

図3 日本人の尿中食塩排泄量の分布 出典6

日本全国20地域（23道府県）に住む健康な成人（20歳から69歳）760人を対象として24時間蓄尿を２回行ない、尿に排泄されたナトリウム量から１日あたりの食塩排泄量の分布を推定した研究。

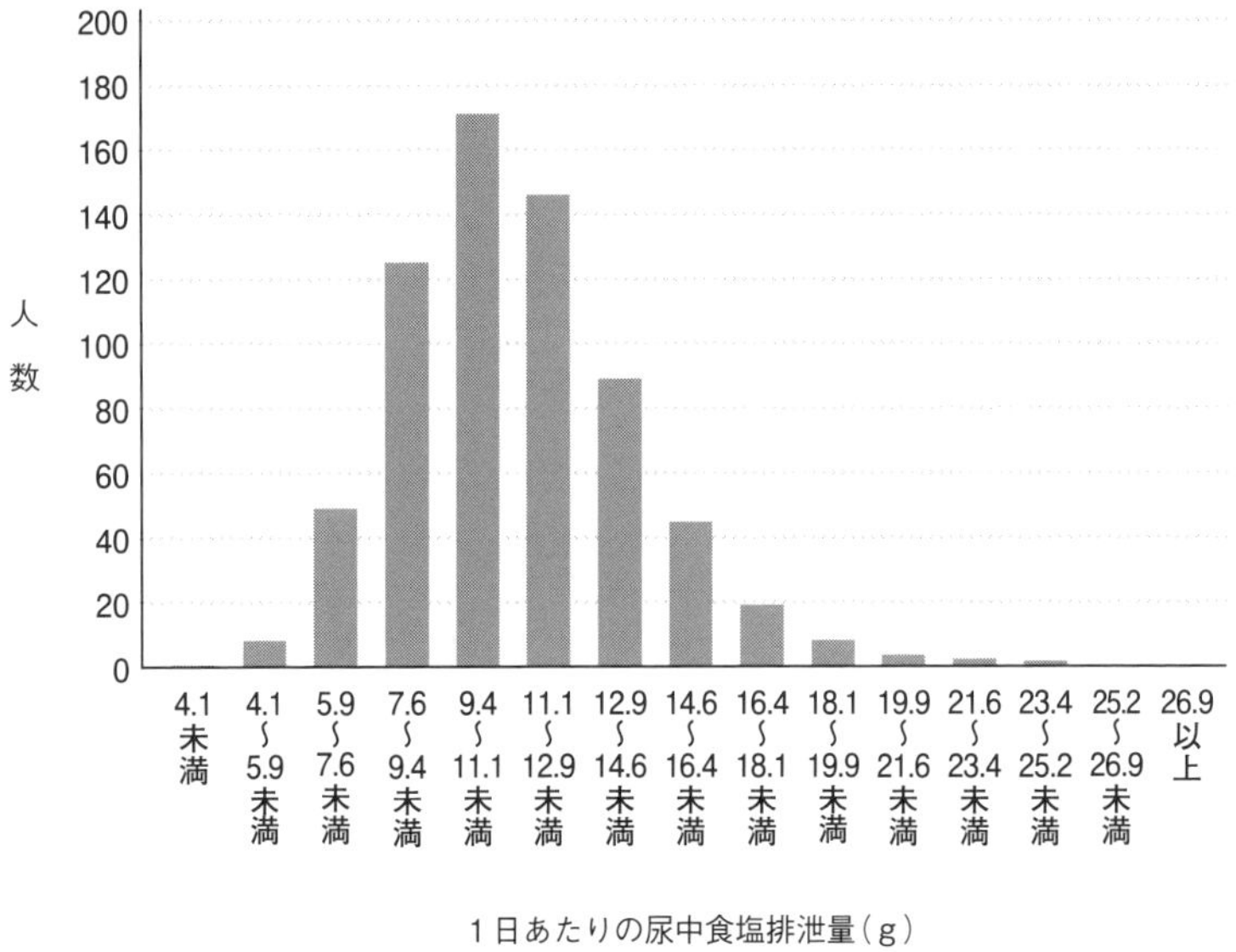

１日あたり尿中食塩排泄量が7.6ｇ未満の人は全体のおよそ８％です。

「人が犬を噛んだ」のたぐいのニュースに飛びついて生活習慣や治療方針を誤れば、たいへんなことになりかねません。新しい研究結果が発表されるたびに一喜一憂するのはできるだけ控え、今回紹介した研究論文でもその評価はあえて急がずに、少なくとも、話題性よりも確実性、これがＥＢＮの強調していることです。

結論

話題性よりも確実性。

人を相手にする疫学研究では、結果は研究ごとに少しずつ異なります。大きく違う研究結果が発表されたらどう考えるべきでしょうか？　判断の基準として、「理論に矛盾しない研究、できれば少しだけ古い研究」を優先させるのがおすすめです。少しだけ古い研究はさまざまな角度から吟味されてきたはずで、その結果として現在よりどころとされているのであれば、それなりに信頼度は高いと考えられるからです。

出典
① O'Donnell M, et al. Urinary sodium and potassium excretion, mortality, and cardiovascular events. N Engl J Med 2014; 371: 612-23.
② Holbrook JT, et al. Sodium and potassium intake and balance in adults consuming self-selected diets. Am J Clin Nutr 1984; 40: 786-93.
③ O'Donnell MJ, et al. Urinary sodium and potassium excretion and risk of cardiovascular events. JAMA 2011; 306: 2229-38.
④ 松崎益徳。慢性心不全治療ガイドライン（２０１０年改訂版）。２０１３年更新版。日本循環器学会。
⑤ He J, et al. Dietary sodium intake and incidence of congestive heart failure in overweight US men and women: First National Health and Nutrition Examination Survey Epidemiologic Follow-up Study. Arch Intern Med 2002; 162: 1619-24.
⑥ Asakura K, et al. Estimation of sodium and potassium intake assessed by two 24-hour urine collections in healthy Japanese adults: a nation-wide study. Br J Nutr 2014; 112: 1195-205.

4

全粒穀物
なぜよさが 広まらないのか?

問い

下の図は、お米（稲の実）の構造です。
玄米、胚芽精米、白米（精白米）を作るとき、
除かれてしまう部分をそれぞれ答えてください。

玄米
〔　　　　　　〕

胚芽精米
〔　　　　　　〕

白米（精白米）
〔　　　　　　〕

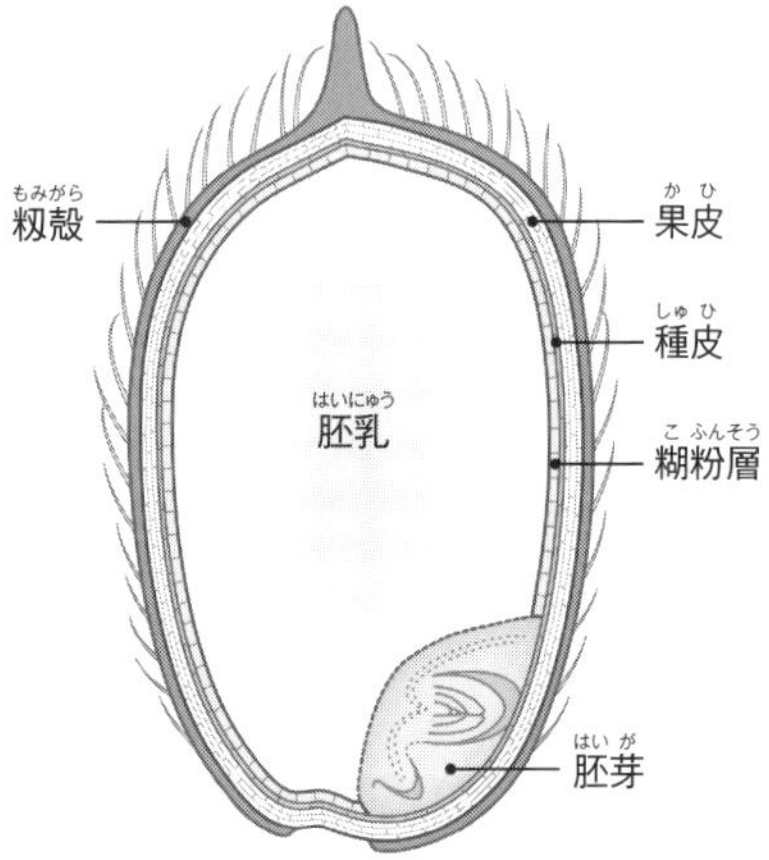

図／細密画工房
参考／地域食材大百科第１巻穀類。
p５図２および図３を基に作成。

＊答えは本文中にあります。

「パンかライスか」と尋ねられたら迷わずライス、否、ごはんを選びます。特に白いごはん（白米）が大好きです。納豆や魚の塩焼きだけでなく、ハンバーグにもカレーにも麻婆豆腐にも合うからです。白米ほど万能の主食はないと思います。

ところが最近、白米、正しくは精製度の高い穀物の旗色がよくありません。数多くの生活習慣病のリスクになることがわかってきたからです。ぼくとしては聞かなかったことにしたい話ですが、病気になってからでは遅いので、あえてとり上げてみたいと思います。研究の流れは、「精製度の高い穀物が悪い」というよりも、「精製度の低い穀物がよい」という方向が多いので、精製度の低い穀物、さらには、まったく精製していない、いわゆる全粒穀物についてのエビデンスをまとめます。

全粒穀物は生活習慣病予防に有効か？

日本人にとって全粒穀物といえば玄米ですが、欧米諸国では、全粒のオーツ麦（燕麦《えんばく》）、ライ麦、小麦を食べる習慣があります。特に、ドイツや北欧の朝食では、これらで作ったしっとりとした重いパンやオートミールなどのシリアル類によく出合います。

図1は、世界のさまざまな国で行なわれたコホート研究の結果をまとめたものです出典❶❷。

心筋梗塞だけとか胃がんだけなど、1つの病気なら、ある1つの栄養素がその病気の予防に大きく関連し、その結果、そのおもな摂取源となっている食べ物によってある程度予防できるという

全粒穀物の摂取量と生活習慣病の発症率や死亡率との関連を見てみましょう。

図1 全粒穀物の予防効果は？

出典❶❷

世界じゅうのさまざまな国で行なわれたコホート研究で報告された、
習慣的な全粒穀物摂取量と心筋梗塞、脳卒中、糖尿病の発症率ならびにがんの死亡率、
および総死亡率の関連をまとめたもの。

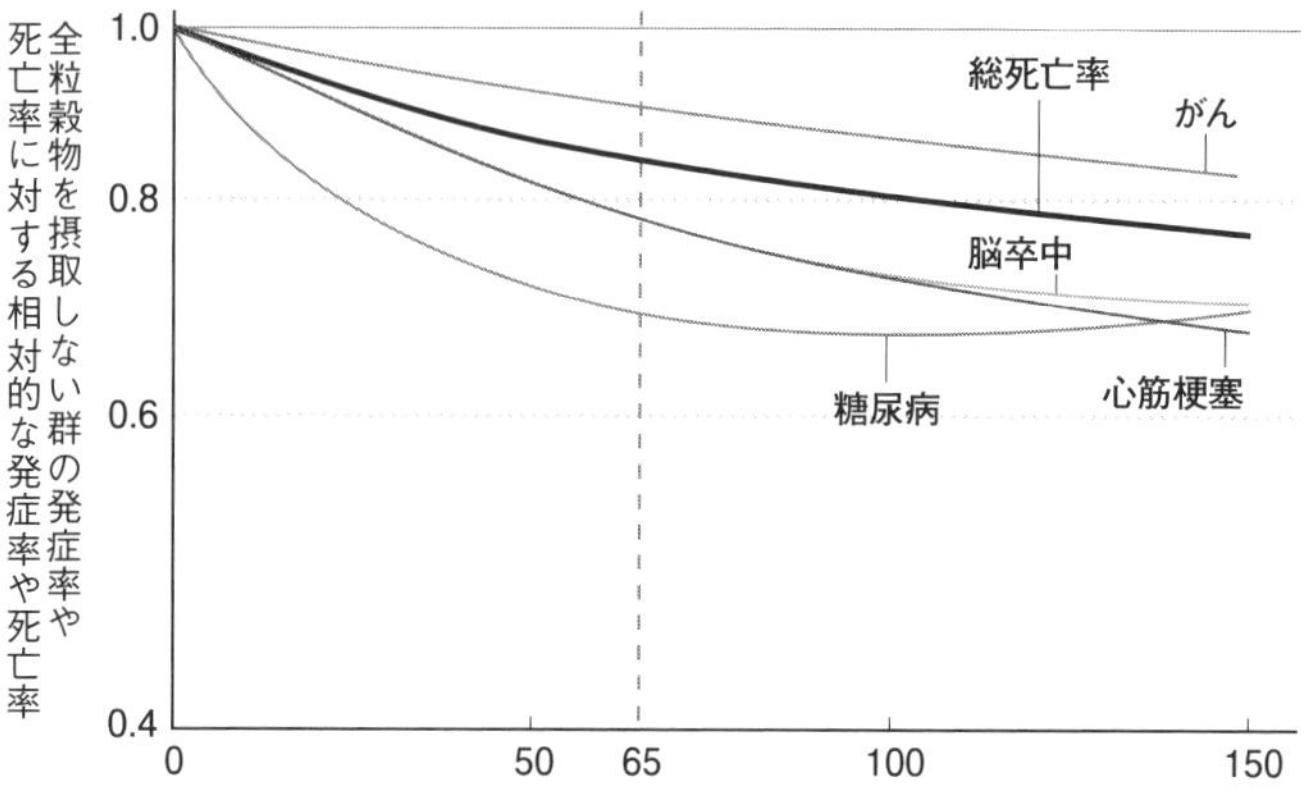

	心筋梗塞	脳卒中	糖尿病	がん	総死亡率
研究(コホート)数	7	6	10	6	7
対象者数(人)	316,491	245,012	385,868	640,065	705,253
発症か死亡か	発症	発症	発症	死亡	死亡
発症者数または死亡者数(人)	7,068	2,337	19,829	34,346	100,726
出典	①	①	②	①	①

全粒穀物を１日あたり65ｇ（玄米なら、玄米ごはんおよそ茶わん１杯）だけ食べれば心筋梗塞と脳卒中の発症がおよそ２割、がんによる死亡が１割、糖尿病の発症が３割程度、そして、死因を問わない総死亡率が15％程度下がると読めます。

のは考えやすいかもしれません。ところが、**図1**は心筋梗塞、脳卒中、がん、糖尿病というおもな生活習慣病がすべて全粒穀物で予防できることを示しています。お茶わん1杯のごはんをおよそ150gとすると、お米にして65gくらいですから、玄米ごはんを毎日1杯だけ食べれば、心筋梗塞と脳卒中の発症をおよそ2割、がんによる死亡を1割、糖尿病の発症なら3割程度も減らせることをこの図は示しています。これらの結果、死因を問わない総死亡率は15％程度下がると読めます。なお、糖尿病のグラフだけ発症率が少しだけ途中から上昇に転じているように見えますが、厳密には、上がるとはいえず、これ以上は下がらないらしいと読むべきだそうです。

健康的な食べ物の代表、野菜でさえ、がんへの予防効果はあまり明らかでなく、糖尿病の予防効果も全粒穀物ほどははっきりしていません。このように考えると、**図1**は驚くべき結果というべきでしょう。

ただし、**図1**の研究はすべて欧米諸国で行なわれています。日本人や中国人で全粒穀物をたくさん食べる人はわずかなので、このような研究が成り立たない、というのが理由です。したがって、ここでいう全粒穀物のほとんどは麦類です。ですから、白米を玄米にかえたらどうかという疑問への直接の答えにはなりませんが、有力な手がかりになるでしょう。

ところで、全粒穀物を食べている人ほど体重が増えないことを示した研究もあり出典③、その理由はおもに全粒穀物に豊富な食物繊維に求められています。したがって、全粒穀物で心筋梗塞や糖尿病のリスクが下がるのは肥満予防のおかげかもしれません。しかし、この影響を統計学的に除いても全粒穀物によってこれらの病気のリスクが下がるので出典②④、全粒穀物による生活習慣病の予防効果は、食物繊維による肥満予防と全粒穀物に含まれる他の栄養素の効果が重なって得られるもののようです。

全粒穀物が優れているのは栄養素だけではない

お米を例に全粒穀物の構造を見てみます（**問いの図**）。穀物のいちばん外側にある籾殻だけをとり除いたものが全粒穀物、つまり玄米で、胚乳だけにしたものが白米（精白米）です。果皮、種皮、糊粉層を除き、胚芽を残したものが胚芽精米です。これが冒頭の問いの答えです。

胚乳がほぼでんぷんでできているのに比べて、胚芽や果皮、種皮、糊粉層にはさまざまな栄養素が含まれています。**図2上**はそのうちの一部についてお米を例として示したものです。玄米に食物繊維やビタミンB_1が多いことはよく知られていますが、ほかにも、カリウムやマグネシウム、鉄なども豊富に含まれています。胚芽精米や半つき米の成分が白米と玄米の中間あたりになっていることもわかります。

図2上で見たように、全粒穀物にはかなりの栄養素が詰まっています。しかし、それ以上の役割がありそうなことがわかってきました。

全粒穀物の摂取量とおもな食品群や栄養素の摂取量との関連を調べたのが**図2下**です（出典⑤）。**図2下左**でわかるように、全粒穀物の摂取量が多い群ほど果物、魚介類、野菜の摂取量が多く、これらは心筋梗塞や脳卒中といった循環器疾患を予防してくれることが知られています。

全粒穀物の摂取量が多いほど食物繊維の摂取量が多いのは当然ですが、マグネシウムやカリウム

お米を例にその構造と栄養素を見てみましょう。

図2　全粒穀物の栄養素量（上）と、全粒穀物の摂取量とおもな食品群や栄養素摂取量との関連（下）　出典⑤

精白米（白米、うるち米）、胚芽精米、半つき米、玄米における栄養素含有量の違い。精白米に比べた相対的な値。精白米の値は100ｇあたり。「日本食品標準成分表2015年版（七訂）」による。

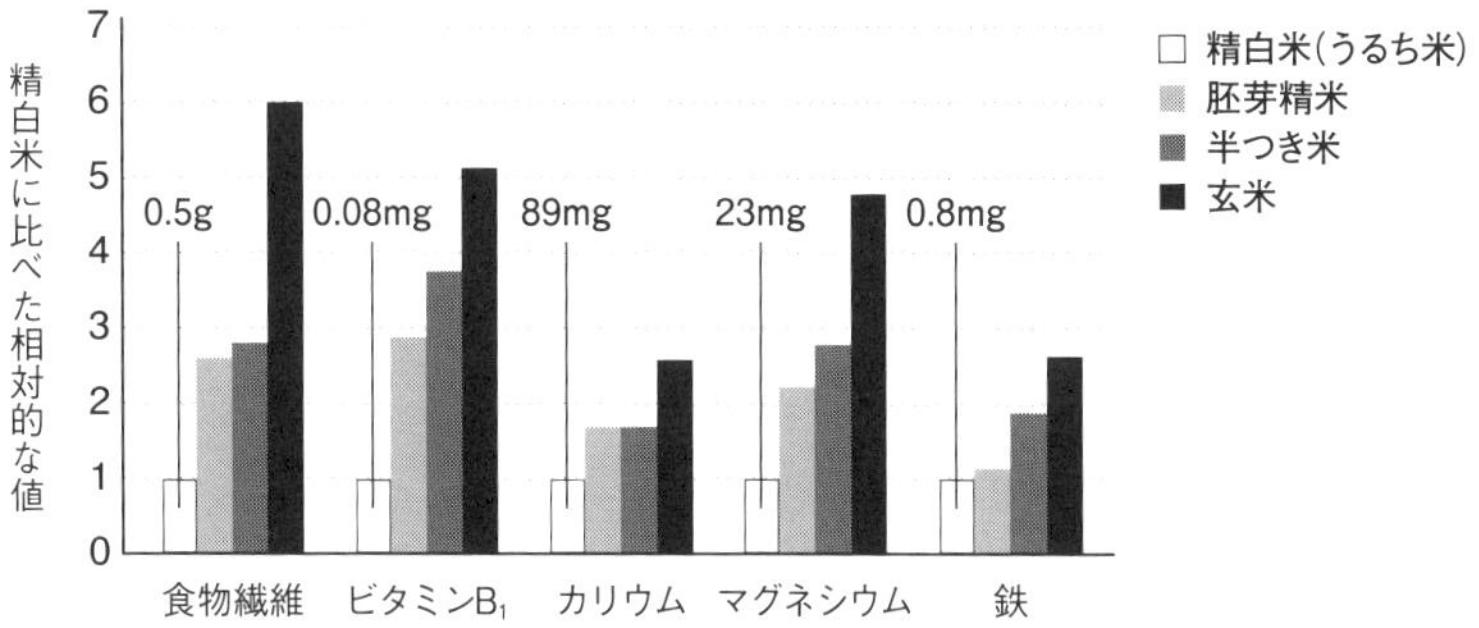

2008年から11年にかけてイギリスで行なわれた食事調査（４日間）における18歳以上の成人（1502人）のデータを使って全粒穀物の摂取量とおもな食品群（左図）や栄養素（右図）の摂取量との関連を調べた結果。全粒穀物の摂取量で分けた４つの群ごとの平均摂取量。

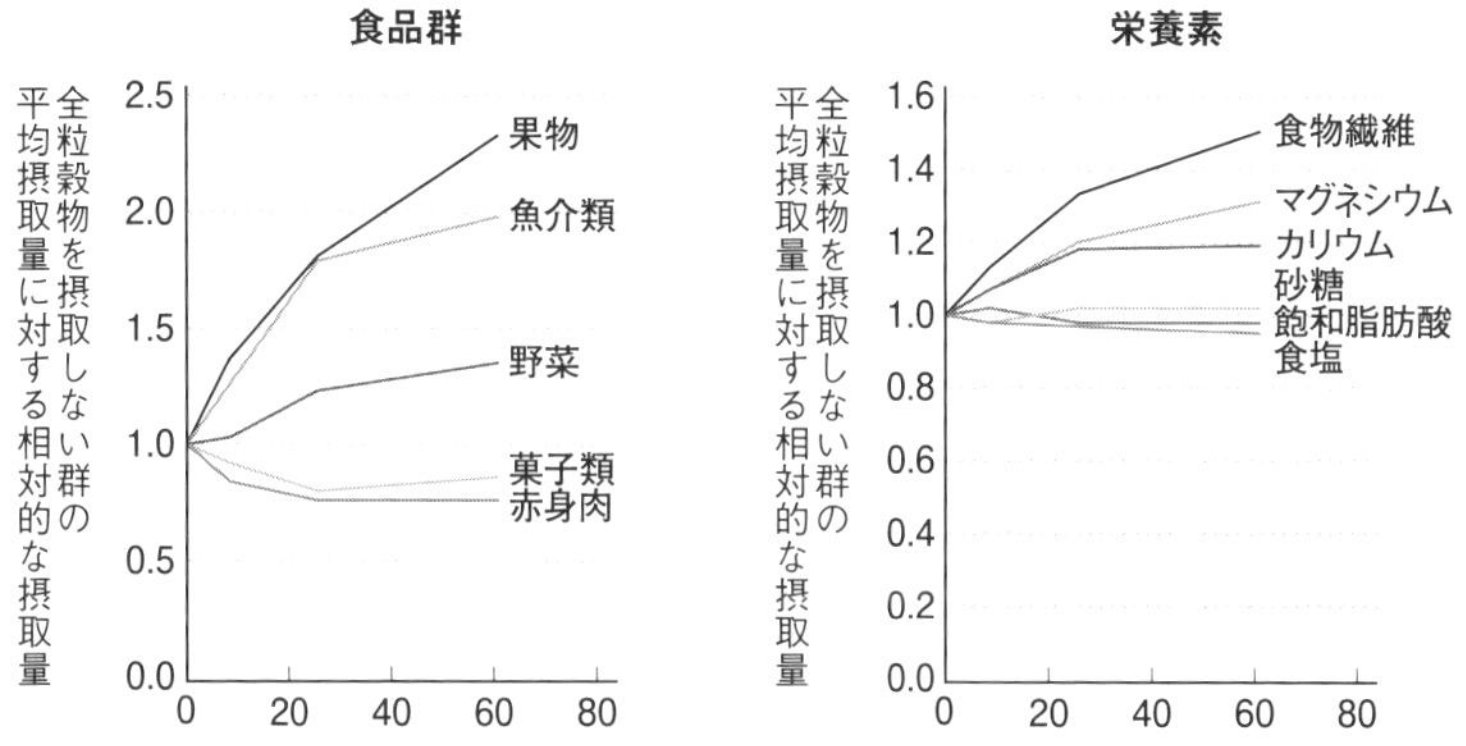

全粒穀物はそれ自体に生活習慣病予防に好ましい栄養素が豊富であると同時に、全粒穀物を習慣的に食べている人たちは、生活習慣病予防に好ましい栄養素が豊富に含まれている食品も食べているようです。

も多くなっています。マグネシウムは食物繊維とともに糖尿病を予防する可能性が示唆されているミネラルです。カリウムは高血圧の予防因子であり、循環器疾患予防のためにすすめられています。一方、生活習慣病にとって過剰摂取が好ましくない栄養素の代表である砂糖（蔗糖）、飽和脂肪酸、食塩は増えないか、またはやや少なめです。

これらの結果から、（全粒穀物に含まれている栄養素だけによるのではなく）全粒穀物を食べている人たちの食習慣全体のおかげで生活習慣病が予防できているのだと考えるのが正しそうです。

日米で見る食事ガイドの違い

このような事実を受けて、欧米諸国では、積極的に全粒穀物をとることをすすめています。**図3**はアメリカの例です出典⑥⑦。**中央**はアメリカ農務省が提唱している「マイプレート」、**下**はハーバード大学公衆衛生大学院が提唱している「ヘルシー・イーティング・プレート」です。マイプレートでは、発表当初、全粒穀物のことは触れられていませんでしたが、現在は「穀物の少なくとも半分は全粒穀物に」と書かれています。さらに、大学発で科学的根拠が売り物のヘルシー・イーティング・プレートでは、プレートの穀物そのものが全粒穀物となっています。

日本の食事ガイドは農林水産省と厚生労働省によって提唱されている「食事バランスガイド」です。アメリカのプレートが食品をおもに4つに分けているのに対して、食事バランスガイドは5つ、そして、その中心は主食、副菜、主菜の3つです（**図3**）。主食と穀物はほぼ同じものですが、そこでは全粒穀物にはまったく触れられていません。これだけエビデンスがありながらなぜ触

アメリカの食事ガイドでは、全粒穀物についてどのように触れているでしょうか。

図3 食事ガイドの穀物に関する部分の比較

出典⑥⑦

上：日本の食事バランスガイド
中：アメリカ農務省が提唱している食事ガイド（MyPlate）
下：ハーバード大学公衆衛生大学院が提唱する食事ガイド（Healthy Eating Plate）

食事ガイドの名称（国）	穀物の部分の名称	説　明
食事バランスガイド（日本） 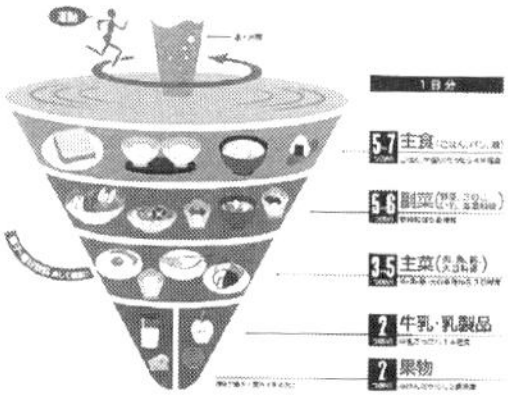	主食	（ごはん、パン、めん） ごはん（中盛り）だったら4杯程度。 筆者注：全粒穀物については触れていない。
MyPlate（アメリカ農務省） 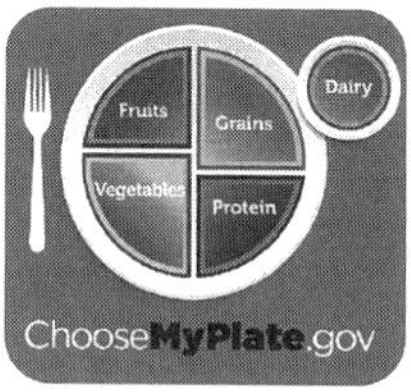	Grains （穀物）	発表当時：（全粒穀物については触れられていない） 現在：穀物の少なくとも半分は全粒穀物にしましょう。
Healthy Eating Plate—健康的な食事プレート （ハーバード大学公衆衛生大学院） 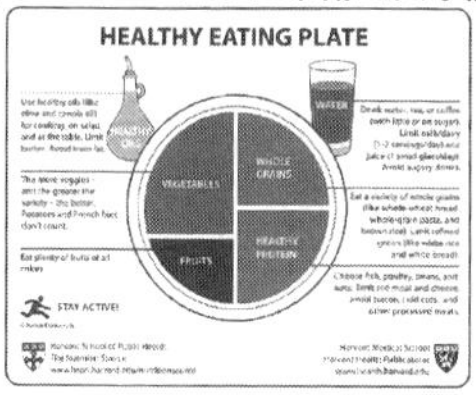	Whole grains （全粒穀物）	種類豊富な全粒穀物を食べましょう（全粒小麦のパン、全粒粉パスタ、玄米など）。精製された穀類（白米、精白パンなど）は控えましょう。

アメリカでは全粒穀物が強くすすめられていますが、日本ではまったく触れられていません。

れなかったのか不思議です。

とはいえ、どれだけエビデンスを積まれても、おすしは絶対に銀シャリです。でも、カレーライスやチャーハンのときは玄米や胚芽米がいいかなと思います。ここでは触れられませんでしたが、麦ごはんもおすすめです。

重金属への不安

しかし、さすがの全粒穀物も無敵の健康食材ではありません。全粒穀物、特に、玄米には白米などに比べてカドミウムやヒ素といった毒性を持つ重金属も多く含まれていそうだからです 出典⑧。カドミウムは腎臓を障害し 出典⑨、ヒ素には発がん性があることが知られています 出典⑩。

全粒穀物はもっと食べたいけれど、カドミウムやヒ素は避けたい……。理想のバランスはどこにあるのか？ これについては、第3章の「カドミウムとヒ素――日本のお米は危ないか？」（145ページ）で紹介していますので、併せてご覧ください。

それにしても、全粒穀物の生活習慣病予防効果、日本政府もちょっとは触れてほしいなあ……。

結論

もっと知ってもらいたい、全粒穀物の力。

おもな生活習慣病のほぼすべてに予防効果を示す食べ物はほとんどありません。その意味で、全粒穀物は例外的です。そのため、欧米諸国の食事ガイドでは、全粒穀物の摂取を強くすすめています。ところが、このエビデンスも欧米諸国の食事ガイドの動きも日本にはあまり伝わっていません。白米好きの国民ゆえの「聞こえなかったふり」かもしれませんが、事実は事実として知らせ、私たちの日々の食事にどのようにとり入れるか（とり入れないか）を、国民一人一人が自分の頭で考えたいものです。

出典
① Aune D, et al. Whole grain consumption and risk of cardiovascular disease, cancer, and all cause and cause specific mortality: systematic review and dose-response meta-analysis of prospective studies. BMJ 2016; 353: i2716.
② Aune D, et al. Whole grain and refined grain consumption and the risk of type 2 diabetes: a systematic review and dose-response meta-analysis of cohort studies. Eur J Epidemiol 2013; 28: 845-58.
③ Koh-Banerjee P, et al. Changes in whole-grain, bran, and cereal fiber consumption in relation to 8-y weight gain among men. Am J Clin Nutr 2004; 80: 1237-45.
④ Johnsen NF, et al. Whole-grain products and whole-grain types are associated with lower all-cause and cause-specific mortality in the Scandinavian HELGA cohort. Br J Nutr 2015; 114: 608-23.
⑤ Mann KD, et al. Whole grain intake and its association with intakes of other foods, nutrients and markers of health in the National Diet and Nutrition Survey rolling programme 2008-11. Br J Nutr 2015; 113: 1595-602.
⑥ Healthy Eating Plate vs. USDA's MyPlate. https://www.hsph.harvard.edu/nutrionscource/healthy-eating-plate-vs-usda-myplate/（２０１６年６月26日アクセス）
⑦ 健康的な食事プレート（Japanese）。https://www.hsph.harvard.edu/nutrionscource/healthy-eating-plate/translations/japanese/（２０１６年６月26日アクセス）
⑧ Narukawa T, et al. Determination of sixteen elements and arsenic species in brown, polished and milled rice. Anal Sci 2014; 30: 245-50.
⑨ 堀口兵剛。日本人のカドミウム曝露の現状―特に米中カドミウム濃度の基準値及び農家の自家産米摂取による曝露とその近位尿細管機能への影響―。日衛誌 2012; 67: 447-54.
⑩ Abdul KS, et al. Arsenic and human health effects: A review. Environ Toxicol Pharmacol 2015; 40: 828-46.

5

機能と効果の違い
イヌリンで血糖値は下がるか？

問い

次の英語はすべて、
「多分」や「おそらく」といった感じで、
確実さの度合いを表現するための副詞です。
これらを右の4つのグループに分けてください。
ただし、ほかの考え方もあります。

absolutely definitely certainly clearly surely probably (very) likely presumably maybe perhaps possibly	絶対確実、疑う余地がない ほぼ確実、かなり確実 確実とも不確実ともいいかねる どちらかといえば懐疑的、懐疑的

＊答えは73ページにあります。

機能性表示食品をご存じですか？　政府（消費者庁）が定める食品・医薬品・医薬部外品の分類によれば、機能性表示食品は保健機能食品に分類される3種類の食品の一つです出典❶。消費者庁は、食品の中でこの3種類だけに「機能性の表示ができる」としています。逆にいえば、この3種類以外の食品には機能性の表示はできません。そして、普通のお米とかキャベツといった食品と、栄養補助食品、健康補助食品、栄養調整食品と表示されて販売されている食品がこの3種類以外に入るのだそうです（図1出典❶）。

特定保健用食品、栄養機能食品、機能性表示食品の3種類だけに機能性の表示が許されているわけですから、なんとなくありがたみを感じます。

しかし、そもそも「機能性」とはなんなのでしょうか？　辞書（『広辞苑』第七版）には機能性という語はなく、機能は「物のはたらき」とありました。

食品の3つの機能

『広辞苑』の「機能」は食品だけを念頭に置いたものではありません。そこで、食品の機能性に関する専門書を調べてみたら、機能性には3種類あると書いてありました出典❷。

- 一次機能：栄養素やカロリーを供給する
- 二次機能：味・香り・おいしさなどの感覚的機能
- 三次機能：生体調節機能（生体制御、疾病の防止、疾病の回復、体調リズムの調整、老化抑制）

一次機能と二次機能は明らかにお米にもキャベツにもありますから、機能性表示食品の「機能」とは三次機能のことだろうと想像されます。「三次機能」と限定的に呼ばずに「機能」と呼んでいるところが、言葉の定義にうるさい学者としては、少し気になりました。

「機能」と「効果」は違うもの

「機能」に似た言葉に「効果」があります。そこで同じく、『広辞苑』で調べてみたら、「ききめ」とありました。簡単にいえば、「機能＝はたらき」、「効果＝ききめ」となります。そして（ここがたいせつなところですが）、働きがなければ効きめはありえないけれど、働きがあっても効きめがない場合もありうることです。効果が小さいために実生活では事実上意味がないことがあるからです。すると、「機能＝理由」、「効果＝量」と読みかえられそうです。

たとえば、ある食べ物が血圧をごくわずかに（たとえば、0・8㎜Hgだけ）下げる機能を持っていたとします。この場合、機能はあるといえますが、実際の高血圧管理や高血圧予防への効果は期待できません。

たとえば、食塩を1日あたり14g摂取している人の加齢による平均年間血圧上昇量はおよそ0・8㎜Hgです（『佐々木敏の栄養データはこう読む！』93ページ）。この人が1日あたり7gにまで減塩すれば年間血圧上昇量は半減し、30年後の血圧は減塩しなかった人よりも12㎜Hg低くなると期待されます。これが、極端な減塩を短期間行なうのではなく、習慣的な減塩がすすめられる理由です。

つまり、生活習慣病の予防や管理には機能だけでなく、現実的なシナリオにおいて意味がある効果

機能性表示の可否について、食品の分類を見てみましょう。

図1　消費者庁による食品・医薬品・医薬部外品の分類　出典❶

保健機能食品は３種類の食品から構成され、
これらだけが「機能性の表示ができる」としている。

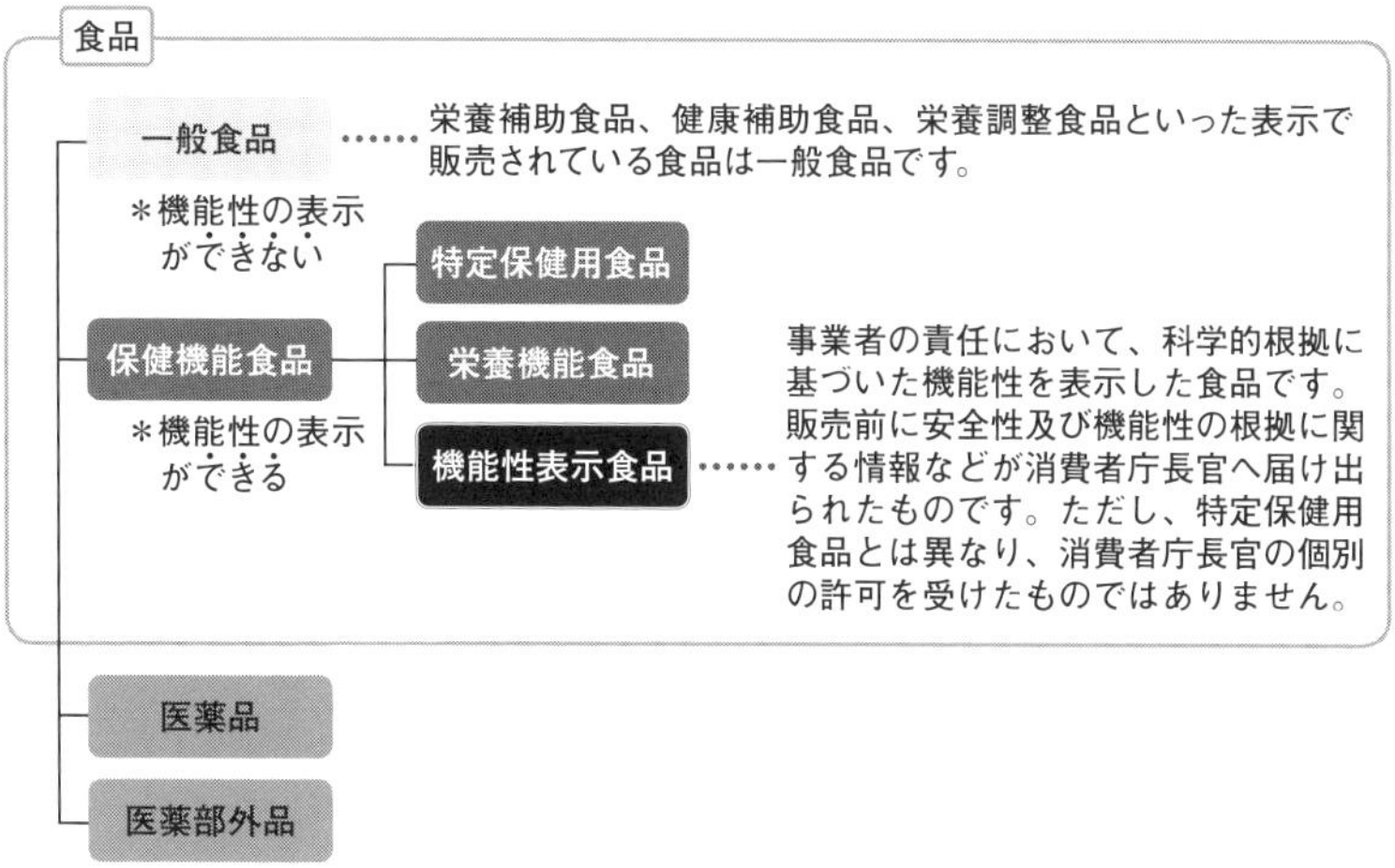

栄養補助食品や健康補助食品、栄養調整食品といった表示で販売されている食品は、機能性の表示はできません。

が求められるわけです。

イヌリンで血糖値は下がるのか？

イヌリンは水溶性食物繊維の一種です。キク芋という芋の一種を代表としてさまざまな植物に含まれています。血中コレステロールや血糖値を下げる機能が期待されていて、すでに、機能性表示食品として販売されているものもあります。

イヌリンによる血糖低下量を調べた研究は世界にかなりあります。図2は、空腹時血糖を指標として、かつ、ていねいに行なわれていて結果の信頼度が高いものを厳選してまとめた報告（メタ・アナリシス）です出典❸。

イヌリンを摂取した期間は3週間から半年間（平均は9・5週間）と研究によって違うのですが、その影響はとりあえずここでは考慮しないで1日あたりの摂取量を横軸にとり、空腹時の血糖値の変化量を縦軸にとりました。■や●が1つずつの研究結果です。全部で15あり、その多くが1日あたり10gのイヌリンを摂取し、血糖値の変化は±2㎎／dℓの範囲内に収まっていました。そして、図のほぼ中央にある縦長のひし形が結果のまとめです。イヌリンの平均摂取量は1日あたり11・6gで、血糖値は平均として0・9㎎／dℓだけ下がりました。しかし、平均値の95％信頼区間の上限が0（ゼロ）を上まわっていたため、統計学的には「下がるとはいいきれない」という結果でした。

糖尿病の診断基準（「科学的根拠に基づく糖尿病診療ガイドライン2016」日本糖尿病学会）

ここで、「イヌリン」による血糖低下量を調べた研究のまとめを見てみましょう。

図2　イヌリンによる血糖低下量を調べた結果

出典❸

イヌリンによる血糖低下量について空腹時血糖を指標として調べた研究の中からていねいに行なわれていて結果の信頼度が高いものを集めてまとめた研究（メタ・アナリシス）。

イヌリンを摂取した期間は３週間から半年間（平均は9.5週間）。

摂取量を横軸にとり、効果、つまり空腹時の血糖値の変化量を縦軸にとってある。

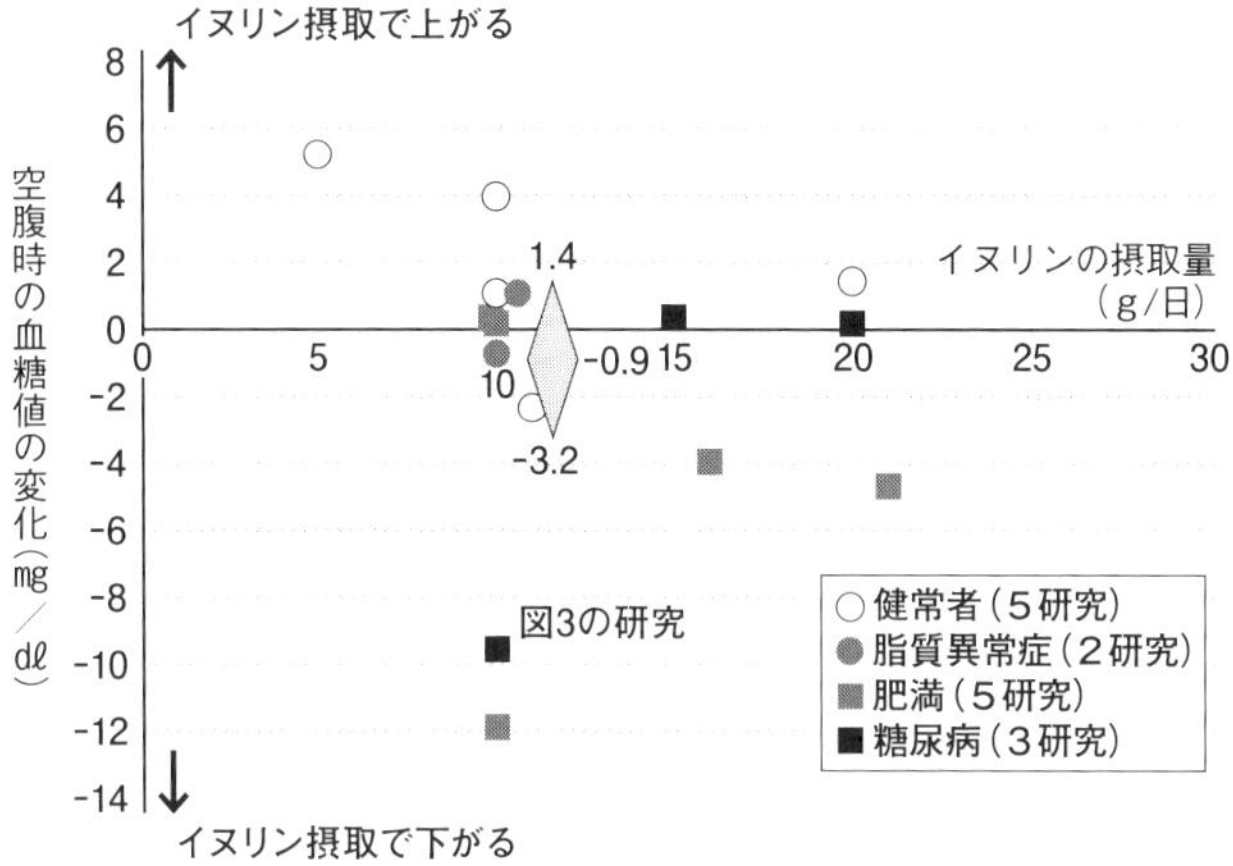

■や●が１つずつの研究結果（全部で15ある）。
図のほぼ中央にある縦長のひし形が結果のまとめ。
イヌリンの平均摂取量は１日あたり11.6ｇで、
血糖値は平均として0.9mg/dℓだけ下がったことを示している。
しかし、平均値の95％信頼区間の上限が０（ゼロ）を上まわっていたため、
統計学的には「下がるとはいいきれない」という結果だった。

１日あたり10ｇ程度のイヌリンを10週間くらい摂取すると空腹時血糖が１mg/dℓ程度下がるという結果でしたが、統計学的には下がるとは結論づけられませんでした。

によれば、空腹時血糖の正常域は110未満で、126㎎／dℓ以上だと糖尿病と診断されます。**図2**で見た0・9㎎／dℓ低下という結果は、イヌリンによる血糖の低下率は元の血糖値のおよそ1％未満という意味ですから、その価値は微妙です。9・5週間ごとに0・9㎎／dℓずつ下がり続けてくれたら実質的な効果を期待できるかもしれません。しかし、もしもこれで下げ止まりだったら期待しすぎは禁物でしょう。

糖尿病患者への効果は……

「血糖値は下がるか？」という問いへの**図2**の答えは、「下がるとはいいきれない」でした。

しかし、糖尿病でない人の血糖値が下がらないのはあたりまえで、それでよいように思います。問題は糖尿病や高血糖の人です。ところが、糖尿病の人たちを対象にした研究はこの中に3つしかありません。そして、そのうちの2つは「まったく効果なし」という結果で、1つだけが少し期待できそうな結果を示しました。

この研究の結果が**図3**です（出典④）。対照群として、血糖低下機能がないことがわかっている物質であるマルトデキストリンを使い、マルトデキストリンを摂取する群とイヌリンを摂取する群に対象者を無作為に割りつけ、味なども同じにして介入試験が行なわれました。

その結果、イヌリンを摂取した群では空腹時の血糖値が下がり、これは統計学的に意味のある変化でした。しかし、マルトデキストリンを摂取した群もわずかに血糖値が下がっていたために、マルトデキストリンを摂取した群に比べたイヌリンを摂取した群の変化という見方をすると、両群に

糖尿病患者で見た、イヌリンによる血糖低下量はどうでしょうか。

図3　イヌリンによる血糖低下量を糖尿病患者で調べた結果　出典④

糖尿病患者を対象として、イヌリンを８週間摂取して空腹時血糖の変化を調べた研究。図２の中で糖尿病患者を対象としていた３つの研究の中で最も顕著な結果を示した研究。対照群として血糖低下機能がないことがわかっている物質であるマルトデキストリンを使い、マルトデキストリンを摂取する群とイヌリンを摂取する群に対象者を無作為に分け、味なども同じにして介入試験が行なわれた。

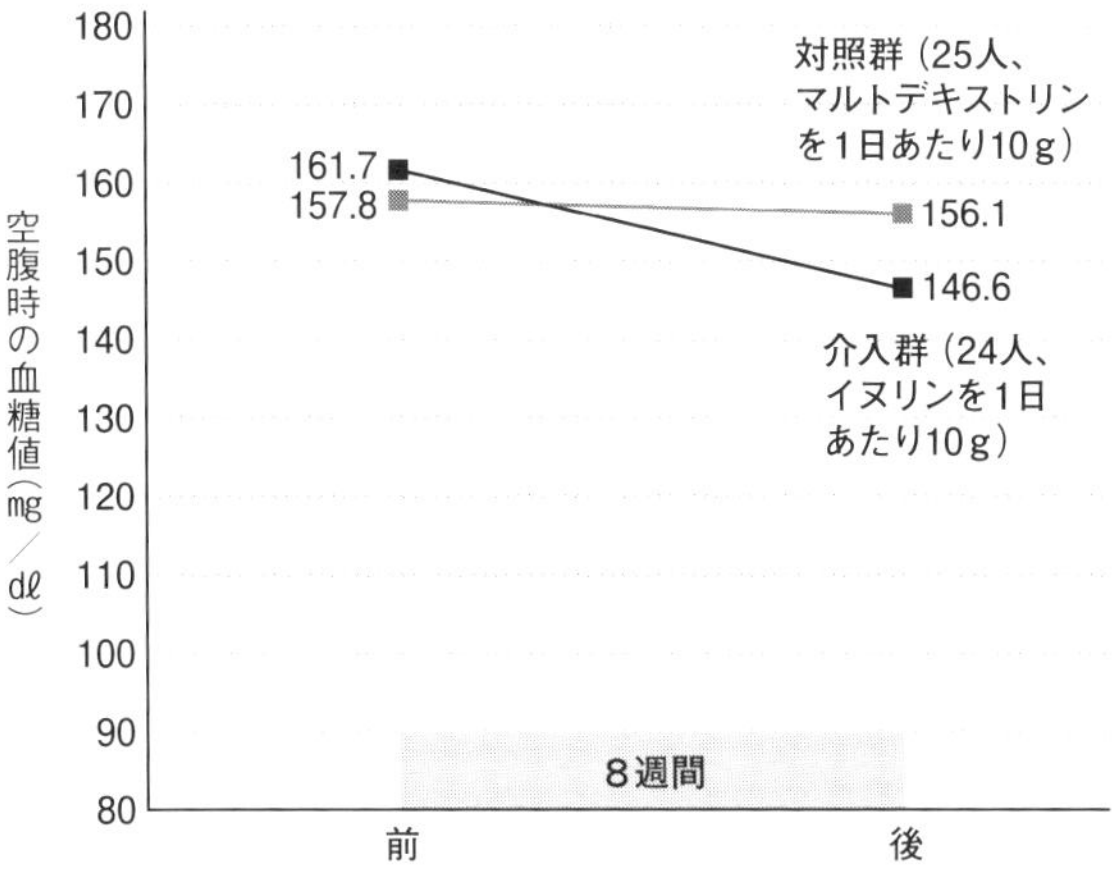

イヌリンを摂取した群では血糖値が下がり、これは統計学的に意味のある変化でした。しかし、マルトデキストリンを摂取した群に比べたイヌリンを摂取した群の変化という見方をすると、両群に意味のある差はありませんでした。

66ページの答え

絶対確実、疑う余地がない	absolutely　definitely　certainly　clearly　surely
ほぼ確実、かなり確実	probably　(very) likely　presumably
確実とも不確実ともいいかねる	maybe
どちらかといえば懐疑的、懐疑的	perhaps　possibly

意味のある差はなかったそうです。

「効果」にもいろいろな表現法がある

この研究の結論にはこう書いてありました。「Inulin may help to control diabetes ……」。

ここで冒頭の問いの答え合わせです。文章の流れなどによっても変わると思いますが、ぼくなりの答えを**図3**の下に表にしました。注目していただきたいのは、「maybe（メイビー）」が確実とも不確実ともいいかねる場合に使われることです。そして、「may（メイ）」は「maybe」と同じような場合に用いられる助動詞です。**図2**で最も顕著な効果が見られた研究の一つですら、結論に「may」が使われていた点に注目していただきたいのです。

このように、どうしてもある程度は結果が揺れてしまう栄養学の研究結果に対して、研究者はとても慎重に言葉を選んでいます。

ところが、研究を重ね、その結果に基づいて作られ、販売されているはずの保健機能食品が消費者の手に届くころには、研究者の慎重な表現がなぜかうまく伝わっていないような気がしてなりません。真実を明らかにし、一人でも多くの人の健康に貢献したい。このように考える栄養学研究者の気持ちと慎重さの一端をこの「may」に読みとっていただけたらうれしいです。

ところで、消費者庁は機能性表示食品の宣伝広告が病気の治療や予防に対する効果をうたうことを禁じています。その理由の一つはもうおわかりでしょう。機能と効果は異なる概念だからです。

結論

「may」に象徴される研究者の心づかいを消費者に届けたい。

研究論文は、一人でも多くの人の健康に貢献したいと願って研究を重ねる研究者の努力の結晶です。それを読むと、どうしてもある程度は結果が揺れてしまう栄養学の研究結果に対して、研究者がとても慎重に言葉を選んでいることがわかります。その象徴が「may」です。研究者のこの心づかいが消費者の皆さんに届いたらと願いながら、ぼくも毎日研究を続けています。

出典

① 「機能性表示食品」って何？ - 消費者庁食品表示企画課。２０１５年４月。http://www.caa.go.jp/foods/pdf/syokuhin1442.pdf（２０１７年９月４日アクセス）
② 藤巻正生監修。食品機能 機能性食品創製の基盤。学会出版センター。１９８８年。
③ Liu F, et al. Effect of inulin-type fructans on blood lipid profile and glucose level: a systematic review and meta-analysis of randomized controlled trials. Eur J Clin Nutr 2017; 71: 9-20.
④ Dehghan P, et al. Effects of high performance inulin supplementation on glycemic status and lipid profile in women with type 2 diabetes: a randomized, placebo-controlled clinical trial. Health Promot Perspect 2013; 3: 55-63.

第1章 まとめ

「健康的な食事」ってなんだろう

私たちは、生きている間ほぼ毎日欠かさず食べ物を食べ続けます。食べ物によって体ができていることを考えれば、食習慣が健康に大きな影響を与えているだろうとはだれしも考えることです。それにもかかわらず、健康的な食事、バランスのよい食事、私たちが目指している（目指してきた）食事が意外に観念的で抽象的であることに気づいていただけたでしょうか？「なにをどのくらい？」と尋ねられたら「バランスですね」でまとめてしまったり、「なぜ？」と尋ねられたら「流行《はや》っているから」ですませてしまったりしたことはありませんか？ これらが答えになっていないのは明らかです。

第1章では、この本を手にとってくださった人なら一度は耳にしたことがあるだろうと思われる話題をできるだけ異なる分野からとり上げ、その舞台裏を探ってみました。

「野菜をもっと食べなさい」とは子どものころおばあちゃんからもいわれた記憶があります。しかし、何グラム食べればよいのか、そして、それはなぜかについてはおばあちゃんは教えてくれませんでした。それはおばあちゃんの知識が足りなかったのではなく、とてもむずかしい科学だからなのだと知っていただくことが第1話の目的でした。また、ずいぶん昔からいわれ続けていてすでに社会に広まっているのに、じつはまだ結論が出ていなかったり、その舞台裏はとても複雑で正しく理解するのは並たいていのことではなかったりという例が、栄養学の世界にはたくさんあります。その一例として第2話で卵とコレステロールをとり上げました。

一方、「○○が体によい」と話題になると、その数か月後には反対の説が出て世間の耳目を集めます。単なるお騒がせの場合もありますが、あとから出た説のほうが正しい場合もあります。そこで、第3話では、大きな健康問題の一つである食塩の過剰摂取をとり上げ、比較的最近発表された研究論文を例に、相反する研究結果の読み方と扱い方を整理してみました。

食べ物と健康の話題は毎日次から次へと出てきます。それにもかかわらず、ほかの国ではずいぶん強調されているのに、なぜか日本ではあまり広まらない話題もあります。その代表として第4話で全粒穀物をとり上げてみました。なぜかにまでは迫れませんでしたが、エビデンスを整理し、日本と海外（特にアメリカ）とのギャップを紹介しました。

ところで、科学では言葉の定義を重んじます。同じものに複数の呼び名を与えてはいけません。たんぱく質とプロテインは同じものですが、別のものを想像してしまいそうで危険です。同じように、異なるものには異なる名称を用い、その違いを明らかにしたうえで、混同したり誤用したりしないように注意します。特に気になったのが「機能」と「効果」でした。そこで、この問題を第5話でとり上げました。

どのくらい「すでに知っていた」ことであり、どのくらい「なるほど」と思い当たり、どのくらい「まさか!?」と驚かれたでしょうか？

この章の目的は、世の中に流れている栄養健康情報の揚げ足とりでも、否を唱えることでもありません。そうではなく、「健康的な食事」はとてもむずかしい科学であり、正しく理解して正しく食べるためには相当の基礎知識が必要で、そして、まだよくわかっていないこともたくさんあるのだと知っていただくことが目的でした。さらに、健康的な食事は食品や栄養素だけを見ていてはいけません。健康的な食事、気をつけたい食事は時代とともに変わるのです。社会の推移の中で考えなくてはなりません。そんな思いをプロローグにしました。

次章からは、互いに関連する話題をまとめてとり上げ、健康的な食事のエビデンスとその陰に隠れている理由や歴史や不思議議を深掘りします。

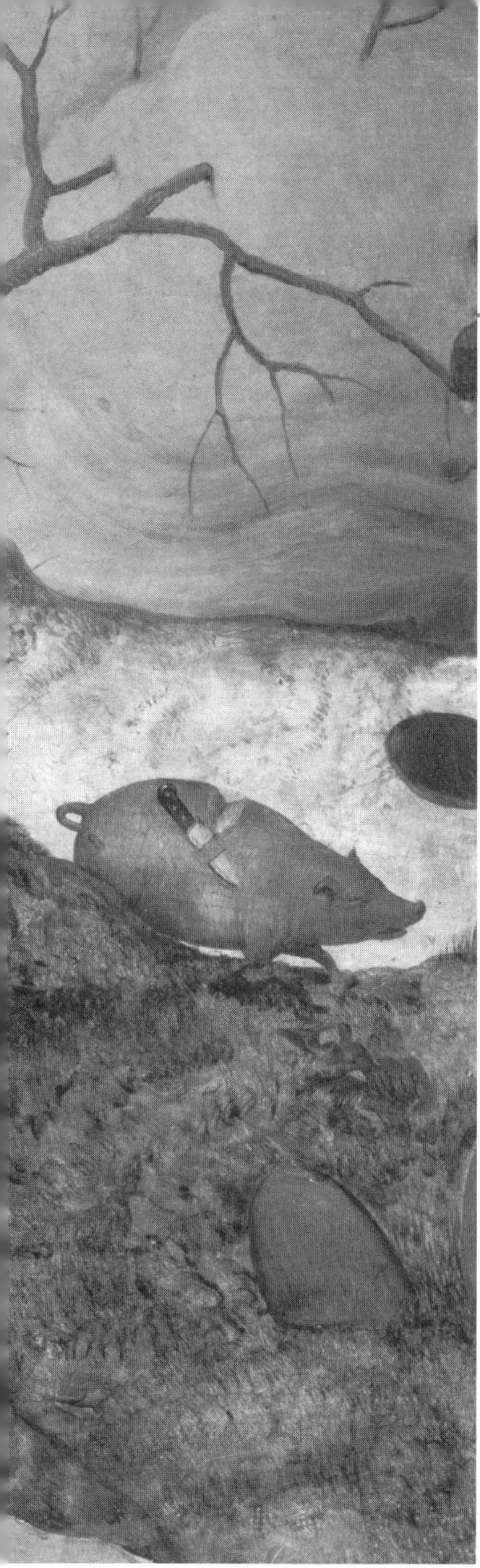

第2章

ビタミン 不安と誤解の根拠を探る

ローストされナイフが刺さった豚が走っている。手前にはパンケーキでできたサボテン。枯れ枝の向こうはブレイ（こってりした粥《かゆ》）の山。

メキシコ・マラウイ・アメリカ南部 とうもろこしの光と影

とうもろこしは世界三大穀物の一つ。
各国にさまざまな料理がある中で、
有名なのがメキシコのトルティーヤです。
伝統的な作り方では石灰水が使われます。
意外に思えるこの製法には、
じつは重要な意味が隠されています。
そんな先人の知恵と技とうもろこしの歴史から、
食文化と栄養学のたいせつさを見つめます。

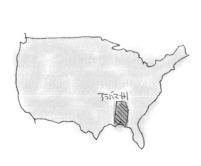

アラバマのグリッツの味

1985年冬、ぼくはアメリカ合衆国南部アラバマ州の地方都市ガズデンにある短大に3か月間語学留学をした。学生寮に住み、食事は学内の食堂でまかなった。南部スタイルの朝食は豪華で、かならず、グリッツにベーコンエッグ、ミルクがついた覚えがある。

グリッツとは、あらびきにしたとうもろこしの粉に塩と湯を加えて練ったもので、アメリカ南部特有の食べ物だ。とうもろこしの香りとほのかな黄色が記憶に残っている。

しかし、この「とうもろこし」が関係して、たくさんの人が病に倒れ、命を奪われた歴史があ

る。しかも、それはおよそ100年前、このあたりを中心に起こり、これを解決するために、すぐ隣の州で命がけの実験が行なわれた。そして、この悲劇は場所を変えて今もアフリカでくり返されている。ぼくがこれらの事実を知ったのは、それから10年近くもたってからだった。

モザンビーク難民に2万人規模のペラグラ

1989年、東アフリカにある小さな国、マラウイのモザンビーク人難民キャンプでペラグラが発生した出典❶。ペラグラとは、ナイアシンという水溶性ビタミンの極端な摂取量不足によって起こる栄養欠乏症の一種だ。独特の皮膚症状と下痢に始まり、認知症のような症状を伴って、最終的には死に至る病である。「ペラグラ」という呼び名は、イタリア語の〝きめのあらい皮膚〟に由来する。

その当時、政情不安だったモザンビークから、国境を接するマラウイになだれ込んだ難民は100万人以上。マラウイ政府と国際援助機関は難民キャンプを作り、食料援助にあたった。マラウイ南部では、17万人が10のキャンプに分かれて収容され、とうもろこしの粉、豆類、落花生、油、そして少量の砂糖、塩が支給された。

まとまったペラグラの発生が最初に報告されたのは、1989年7月。10月までに1000人以上の発生が認められた。翌年4月に再び集中的な発生が始まり、急増の予兆が見られたので、患者発見と原因究明のための調査が行なわれた（**図1**出典❶）。

すると、8月だけで9000人もの難民が新たにペラグラにかかっていることがわかり、さらに、落花生の支給量が減ったことがおもな原因であることが判明した。ナイアシンは、援助食料ではその多くを落花生に頼っていたが、この年の初め、世界市場で落花生の供給量が減少したことがそもそもの原因だったのだ。現代社会では、ワールドマーケットの価格変動がアフリカ難民のビタミン欠乏症の原因になったりもする。

これを受けて、落花生を確保するためにさまざまな対策が講じられた。幸い、数か月後には落花生の供給状況は回復し、その年の12月には集中的な発生は一応の終結を見た。しかし、発生当初から数えると、難民キャンプの10人に1人がペラグラにかかるという、大発生だったことがわかったのだ。

とうもろこしとペラグラの歴史

とうもろこしは、約9000年前、メキシコ中央部で栽培が始まったと考えられている。やがて、マヤ・アステカなど中央アメリカで栄えた古代国家で主食となった。その後、新大陸に渡ったスペイン人によってヨーロッパにもたらされ、地中海地域、アフリカ、アジアへと広がっていった。現在のアメリカ合衆国に移住したヨーロッパ移民にも広がり、北部ではコーンブレッド、南部ではグリッツとして庶民の糧となった。こうして、とうもろこしは、世界じゅうでかなりの人を飢餓から救った。

ところが、ほかの穀物と比べてとうもろこしにはナイアシンが乏しいという欠点がある。もう少し正確にいえば、とうもろこしに含まれるナイアシンは、ヒトの体が吸収しにくい化学構造をして

図1 マラウイのモザンビーク難民における月あたりのペラグラ発生人数　出典❶

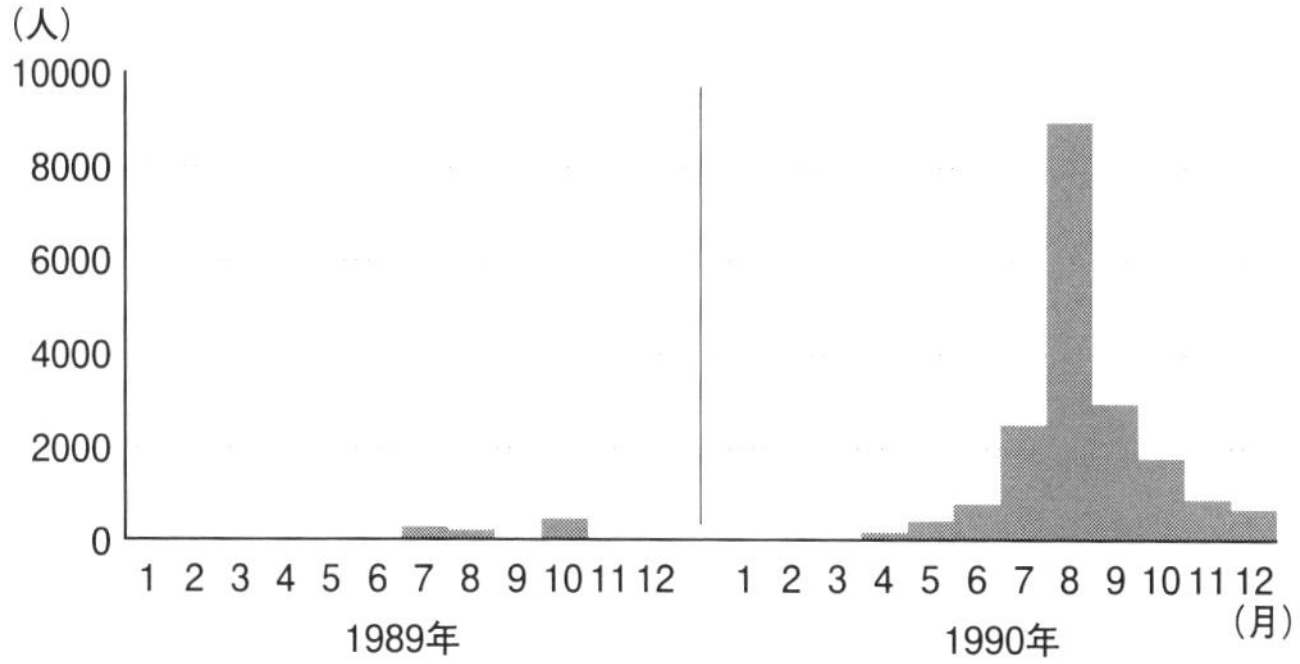

図2 アメリカ合衆国におけるペラグラによる死亡者数の推移　出典❷

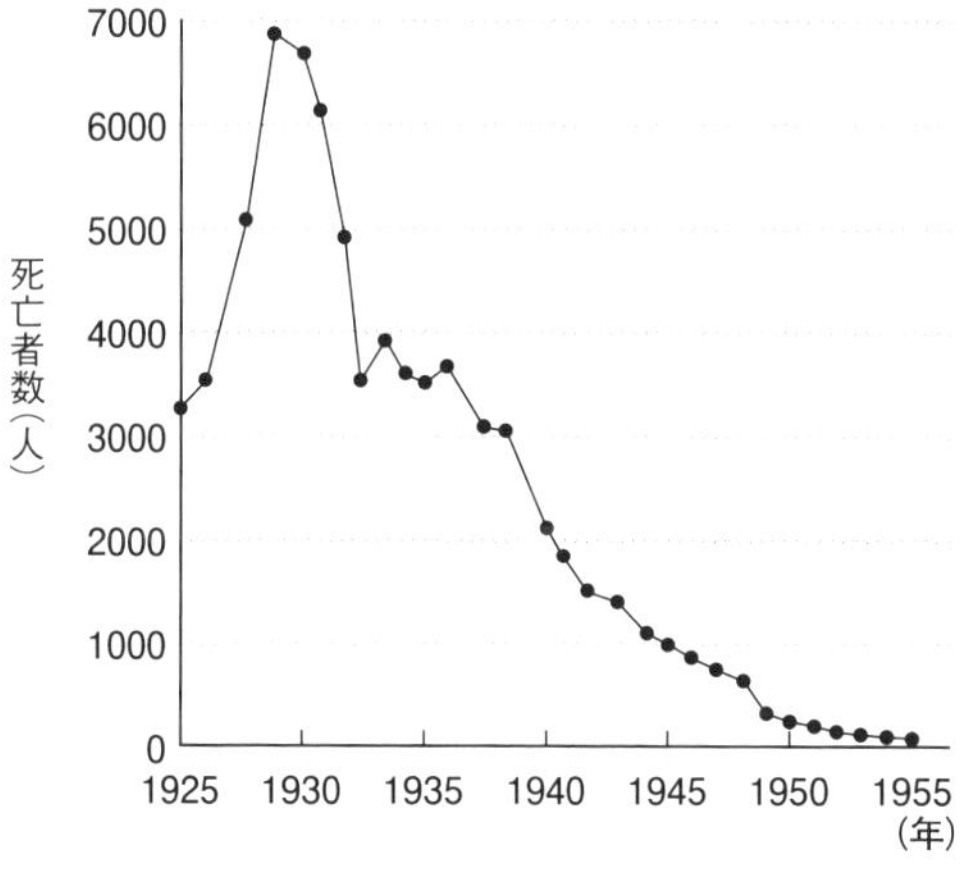

いる。ナイアシンは、たんぱく質に含まれるアミノ酸の一種、トリプトファンから体内でも合成されるのだが、とうもろこしにはトリプトファンも乏しい。このため、とうもろこしの伝播は、ペラグラの流行を伴うという皮肉な結果を招いてしまった。

ペラグラの発生報告は、アメリカ合衆国南部、地中海東部地域、北アフリカ諸国に集中している。唯一、正確な統計が残っているアメリカ合衆国では、ピークの1928年には年間7000人もの命が奪われている（図2 出典②）。その9割は、アラバマ州を含む南部の州だった。

ゴールドバーガーの命がけの実験

1914年、アメリカ合衆国南部地域で大問題となっていたペラグラの原因を探るために、合衆国公衆衛生局の細菌学者ゴールドバーガーが現地に派遣された 出典③④。

なぜ、細菌学者だったのか。19世紀から20世紀にかけては、病原菌の発見が相次いだ時代で、ペラグラも細菌によって起こる感染症だろうと考えられていたからだ。

大勢のペラグラ患者を観察した結果、「主食をとうもろこしに依存している」、「背脂を食べている」（脂ばかりで肉はわずかしか食べていないことを意味する）、「貧しい」など、共通した特徴があることに気づいた彼は、細菌ではなく、食事の内容が原因ではないかと考え始めた。彼はそれを3Mと表現した。3Mとは、meat（ここでは赤身が少なく背脂が多い部分を指す）、meal（ここではとうもろこしに依存した食事を指す）、molasses（さとうきびから砂糖を搾ったあとの残りかすからとった廃糖蜜）のことだった。患者に接する病院スタッフからの発生例がまれなことも、細菌説ではうまく説明できなかった。

そこで、ペラグラの発生が多かった孤児院と精神科の療養所の食事を改善し、ペラグラが治るかどうかを試した。劇的な成功を目の前にして、彼の推測は確信に変わった。病気は治った。しかし、ペラグラの原因はまだわかっていない。偶然かもしれない。「病気を治しただけでは食事が原因だとは証明できない。病気をつくらなくてはだめだ」との批判を受ける。

このあたりから、ゴールドバーガーの探究心は狂気へと傾いていく。続いて、ミシシッピ州の刑務所で、ペラグラ患者の典型的な食事を再現し、9か月間にわたって11人の健康な囚人に食べさせた。その結果、7人がペラグラにかかった。なお、囚人にはペラグラにかからずにこの実験を終えられたら釈放されることが約束されていた。この一件によってゴールドバーガーは社会的窮地に立たされる。

さらに、自分と妻を含む合計16人が実験台となって、ペラグラ患者の血液を注射し、さらに、ペラグラ患者の皮膚、唾液、鼻水、尿、便を小麦粉に混ぜて粥《かゆ》を作り、それを飲んだ。嘔吐や下痢を訴える者は出たが、だれもペラグラにはかからなかった。

これら一連の命がけの実験によって、細菌説は否定されたものの、原因となる栄養素の発見には至らなかった。1929年、ゴールドバーガーは失意のうちにこの世を去る。ペラグラの原因がナイアシンの欠乏であることが明らかにされたのは、それから8年後のことだった。

トルティーヤと石灰水の秘密

メキシコを含む中米諸国の人々は、昔からとうもろこし粉で作ったトルティーヤを主食にしてきた。ところが、この地域からはペラグラの報告がほとんどない。伝統的なトルティーヤの作り方では、消石灰をとかした水（石灰水）に浸したとうもろこし粉を使う。アルカリ処理と呼ばれるこの方法によって、とうもろこしに含まれるナイアシンはヒトが吸収しやすい構造に変わる。どうやら、この石灰水がカギを握っていたようである。

また、中米の人々の食卓には、いろいろな種類の豆が頻繁に登場する。特にフリホーレス・レフリトス（いんげん豆のディップ）は欠かせない。わずかだが肉や魚が添えられることも多い。これらがトリプトファンの確保に役立っていたと考えられる。

ビタミンという概念も、ナイアシンという栄養素も、石灰水によって起こる化学反応も、トリプトファンの存在もなにも知らなかったマヤ・アステカの人々は、先祖伝来の知恵としてそれを受け継ぎ、現在の中米の人たちに伝えてきた。しかし、残念ながら、ヨーロッパ人にそれは伝わらなかった。

飽食の陰にあるビタミン欠乏症

とうもろこしは、今や米、小麦と並ぶ世界の三大穀物の一つとして、多くの民族の命を支えている。東アフリカ諸国もその例だ。この地域では、とうもろこしの粉をお湯で練った「ウガリ」を主

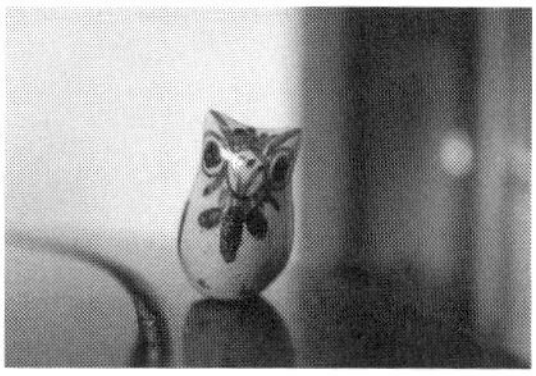

メキシコで買ったミミズクの置物。守り神。
1985年。

食にしている。モザンビーク難民への援助食料がとうもろこしをベースにしていたのは、彼らの食習慣を考えてのことだろう。

モザンビーク難民の中でも、マラウイの村に入り、そこの住民といっしょに暮らしていた集団では、ペラグラの発生はまれだった。ウガリに頼りつつも、他の雑穀もあり、乏しいながらもトリプトファンの供給源となる食べ物に恵まれていたのだろう。

食習慣を無視した食料援助はありえないが、栄養学を軽視してはとり返しのつかない悲劇を生む。双方のたいせつさを改めて考えさせられた悲しい出来事だった。

ビタミン欠乏症など遠い過去のことだと思われるかもしれない。しかし、学問的にはすでに解決したはずの病気によって、今も地球上のどこかで多くの命が奪われている。あなたがポップコーンの袋を開けて食べ始めたら止まらなくなり、体重を気にしている、この瞬間にも、である。

出典

① Malfait P, et al. An outbreak of pellagra related to changes in dietary niacin among Mozambican refugees in Malawi. Int J Epidemiol 1993; 22: 504-11.

② Park YK, et al. Effectiveness of food fortification in the United States: the case of pellagra. Am J Public Health 2000; 90: 727-38.

③ Roe DA. A Plague of Corn: The Social History of Pellagra. Cornell University Press 1973.

④ Darby WJ, et al. Niacin. Nutr Rev 1975; 33: 289-97.

1

ビタミンA
夜盲症とヒマラヤの白い目玉焼き

問い

ビタミンAが不足しないために
おすすめの食品を
次の中から3つ選んでください。

- □ にんじん
- □ 玄米ごはん
- □ みかん
- □ レバー（肝臓）
- □ 鶏卵
- □ きのこ

＊答えは本文中にあります。

「一度でいいから白く輝くヒマラヤをこの目で見てみたい」と思う人は少なくないでしょう。ネパールのポカラは、比較的アクセスしやすく、この願いをかなえてくれる町です。７０００m峰のアンナプルナとマチャプチャレが眼前にそびえます。

１９７９年の冬。カトマンズから窓の閉まらないバスでまる一日がかりでポカラに着きました。泊まったのは農家の納屋を改造した民宿。電灯はなく、住みついていた雄鶏が、毎朝、大きな鳴き声で起こしてくれました。ヒマラヤの峰々は、その頂上に朝日が射してから光が足元に届くまでの十数分間、バラ色から純白までその輝きを変えてゆきます。雄鶏といっしょに朝日に輝くヒマラヤを拝むのが日課でした。

ビタミンAと夜盲症

朝食は、近くにある旅行者向けのレストランでとりました。レストランとは名ばかりで、板を渡したベンチが２つあるだけです。目玉焼きの黄身が小さくて白っぽいのがなんとなく気になったのを覚えています。

卵の黄身の黄色はカロテノイドの色です。カロテノイドはおもに肝臓に貯蔵され、必要に応じて体内でビタミンA（レチノール）に変わります。そのため、プロビタミンAとも呼ばれます。ビタミンAは目が正常に機能するのに不可欠なビタミンで、欠乏すると視力を失います。その前段階が暗闇に目が慣れず物が見えにくい状態になる夜盲症です。

当時、ネパールではビタミンA欠乏のためにたくさんの人が失明し、命までも落としていました。この問題は、アフリカ大陸と南アジアを中心に世界をおおい（**図1**）、世界保健機関（WHO）は、地球上で最も深刻な栄養問題の一つとしています出典❶。これは2001年の報告ですが、現在でもこの状況は基本的には変わっていません。

なぜビタミンAが不足するのか？

ビタミンと聞くと、野菜や果物を思い浮かべるかもしれません。しかし、ビタミンCを除けば、多くのビタミンはむしろ、動物性食品に豊富です。レチノールは動物のレバー（肝臓）、肉類（特に脂身の部分）、卵、牛乳などがおもな供給源です。

ビタミンAをとらなくても、日ごろからカロテノイドをとっていれば、ビタミンAが不足するおそれはありません。カロテノイドは緑黄色野菜に豊富で、にんじんの赤い色やかぼちゃの黄色はカロテノイドそのものです。冒頭の問いはわかりましたか？　正解は、にんじん、肝臓、卵でした。

ビタミンAの推奨量は、成人女性で一日あたり600μg※とされています。これは、にんじん80g（カロテノイドが体内でビタミンAに変換される効率を考慮して計算）、または、小松菜230g（同）、卵400g、鶏レバー4gに含まれる量とほぼ同じです。私たちは食品を組み合わせて食べていますし、ほかの食品からも少しずつとれますから、普通の食事をしていれば、まず不足するはずのない量です。

しかし、緑黄色野菜や卵、鶏のレバーなどを食べたいときに食べられるのは、経済的に恵まれた

※　1μg（マイクログラム）は1mgの1000分の1。

ビタミンA欠乏は世界で深刻な栄養問題の一つです。その状況を見てみましょう。

図1　ビタミンA欠乏症による妊娠女性の夜盲症が問題となっている国や地域　出典❶

WHOの2001年の報告に基づく。

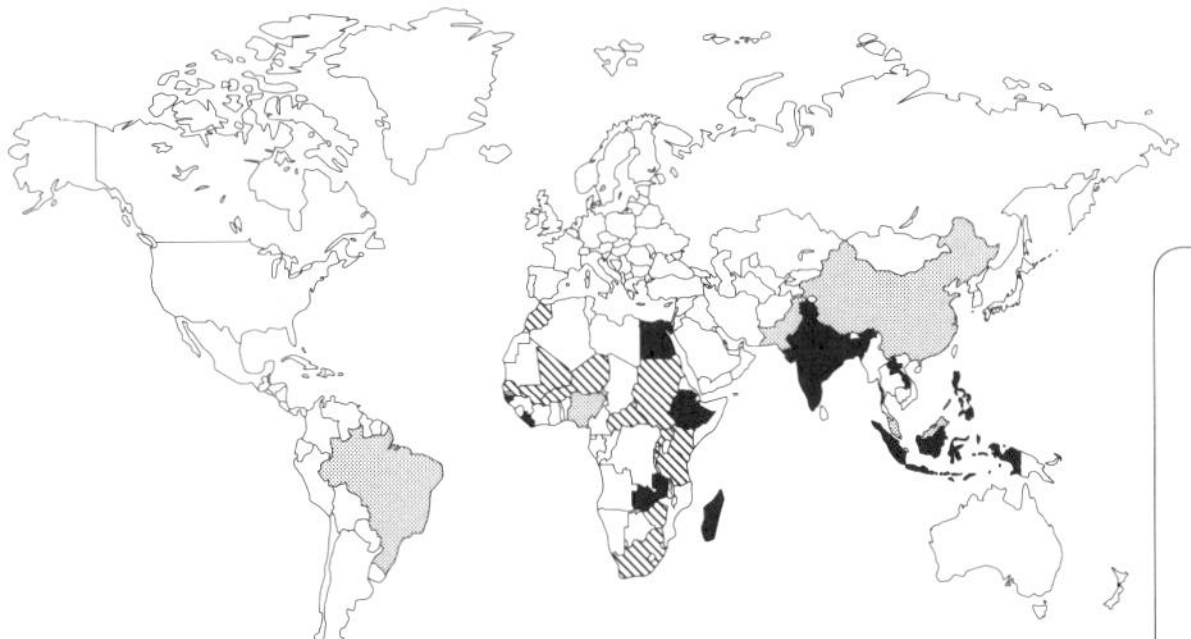
ビタミンA欠乏者が20%以上かつ夜盲症者が5%以上
ビタミンA欠乏者が20%以上または夜盲症者が5%以上
ビタミンA欠乏者が20%未満かつ夜盲症者が5%未満

南アジアとアフリカ大陸に集まっています。ネパールも深刻な問題をかかえている国の一つです。

夜盲症の女性の妊娠・出産は命にかかわりますが、ビタミンAまたはβ-カロテンのサプリメントをのむとどうでしょうか。

図2　夜盲症の有無とビタミンAまたはβ-カロテンのサプリメント服用の有無による死亡率の違い　出典❷

ネパール人の既婚女性4万5000人を対象に、ビタミンA、β-カロテン、偽薬のいずれかのカプセルを3年半にわたってのんでもらい、その間に妊娠した女性の生死をおよそ9年半にわたって調べた研究（無作為割付比較試験）。

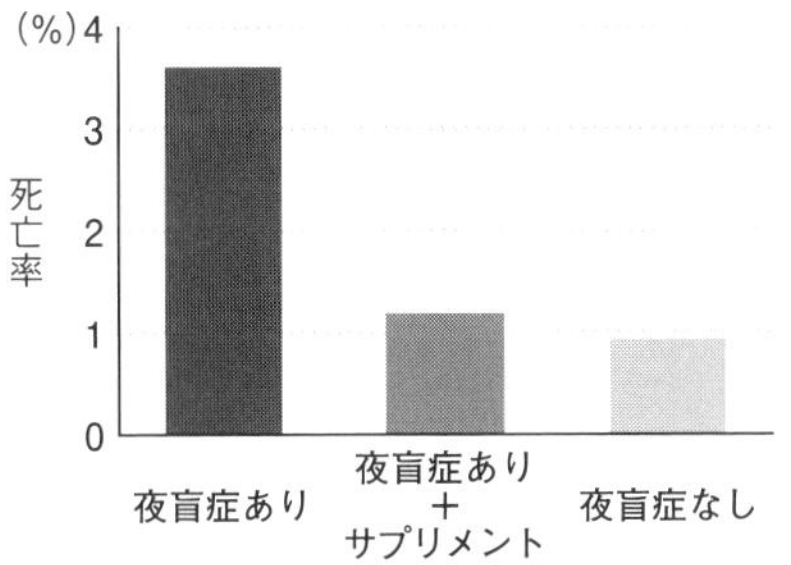

観察期間中の死亡者数は110人。夜盲症にかかってもビタミンAかβ-カロテンのサプリメントをのめば、夜盲症のない女性とほぼ同じ死亡率になることがわかりました。

国に生まれた人だけです。ヒマラヤの村に住む多くの人にとって、卵や肉は特別の日のごちそうです。にんじんですらめったに食卓に上りません。そして、これらの地域では家事だけでなく、農作業のかなりの部分も若い女性が担っています。子どもができたからといって仕事が減ることはありません。こういう事情もあって、電灯のない村で夜、目が見えないのは致命的です。

ビタミンAは視力だけでなく、免疫機能にも深く関与しています。欠乏すると免疫機能が下がり、感染症への抵抗力が落ちます。つまり、衛生状態の悪い地域では、ビタミンAの欠乏は、光ばかりか、命までも奪ってしまうのです。特にその犠牲になりやすいのは、乳児、幼児、そして妊婦です。夜盲症にかかった女性は、そうでない女性に比べて、妊娠・出産に関連した死亡率が4倍にも上るという報告さえあります出典❷。

サプリメントで命は救えるか?

ネパールの既婚女性4万5000人を対象に、ビタミンA、β-カロテン（カロテノイドの一種）、偽薬のいずれかのカプセルを3年半にわたってのんでもらい、健康状態を調査するという大規模な研究が1994年に始まりました出典❷。カプセルをのんでいた間に妊娠した人はおよそ2万人。かれらの生死が、その後およそ9年半にわたって調べられました。そのうち110人が亡くなりましたが、3つの群で死亡率を比較すると、偽薬群に比べてビタミンAもしくはβ-カロテンを摂取した群の死亡率は4割から5割も少なく、サプリメントの補給によって死亡を半減できることが明らかになりました。さらに、夜盲症になった女性がビタミンAまたはβ-カロテンのサプリメントをのむと死亡率が７割も減少し、夜盲症のない健康な女性の死亡率とほぼ同じになることもわかったのです（**図２**）。

食べ物で夜盲症を治せるか？

しかし、ビタミンＡはとりすぎると過剰症になります。そのため、安易なサプリメントの導入は危険です。それに、サプリメントはネパール産ではなく、まして村の産物ではありません。

そこで、食べ物で夜盲症の妊婦を救えないかという研究が始まりました出典③。妊婦８７６４人を対象に夜盲症の有無を調べ、夜盲症にかかっていた７０４人の中で研究への参加に同意した妊婦３４８人を６つのグループに分け、ビタミンＡ強化米、ヤギのレバー、アマランサスの葉（緑黄色野菜）、にんじん、そして、高濃度のビタミンＡのサプリメント、低濃度のビタミンＡのサプリメントのいずれかを１か月半食べるかのむかしてもらい、研究の前後で、暗順応のテストを受けてもらいました（**図３上**）。暗順応とは、暗闇に視力が順応する機能のことで、暗順応が一定時間より長くなると夜盲症と診断されます。なお、食べ物に含まれるビタミンＡは低濃度のサプリメントとほぼ同じ量になるように設定されました。

食品によってやや違いはあったものの、サプリメントをのんだ群だけでなく、食品からビタミンＡをとった群でも健康な女性とほぼ同じくらいにまで暗順応が回復し（**図３下**）、わずか２人を除いて、すべての人の夜盲症が治りました。

とはいっても、ヤギのレバーも緑黄色野菜もにんじんもビタミンＡ強化米も、多くのネパールの

食べ物でも夜盲症の妊婦を救えるでしょうか。

図3　妊娠女性の暗順応の変化を観察した研究　出典③

夜盲症にかかった妊婦348人を６つのグループに分け、ビタミンＡ強化米、ヤギのレバー、アマランサスの葉（緑黄色野菜）、にんじん、そして、高濃度のビタミンＡのサプリメント、低濃度のビタミンＡのサプリメントのいずれかを１か月半食べるかのむかしてもらい、その前後で暗順応のテストを受けてもらい、その変化を観察した研究（無作為割付比較試験）。

研究の進められ方

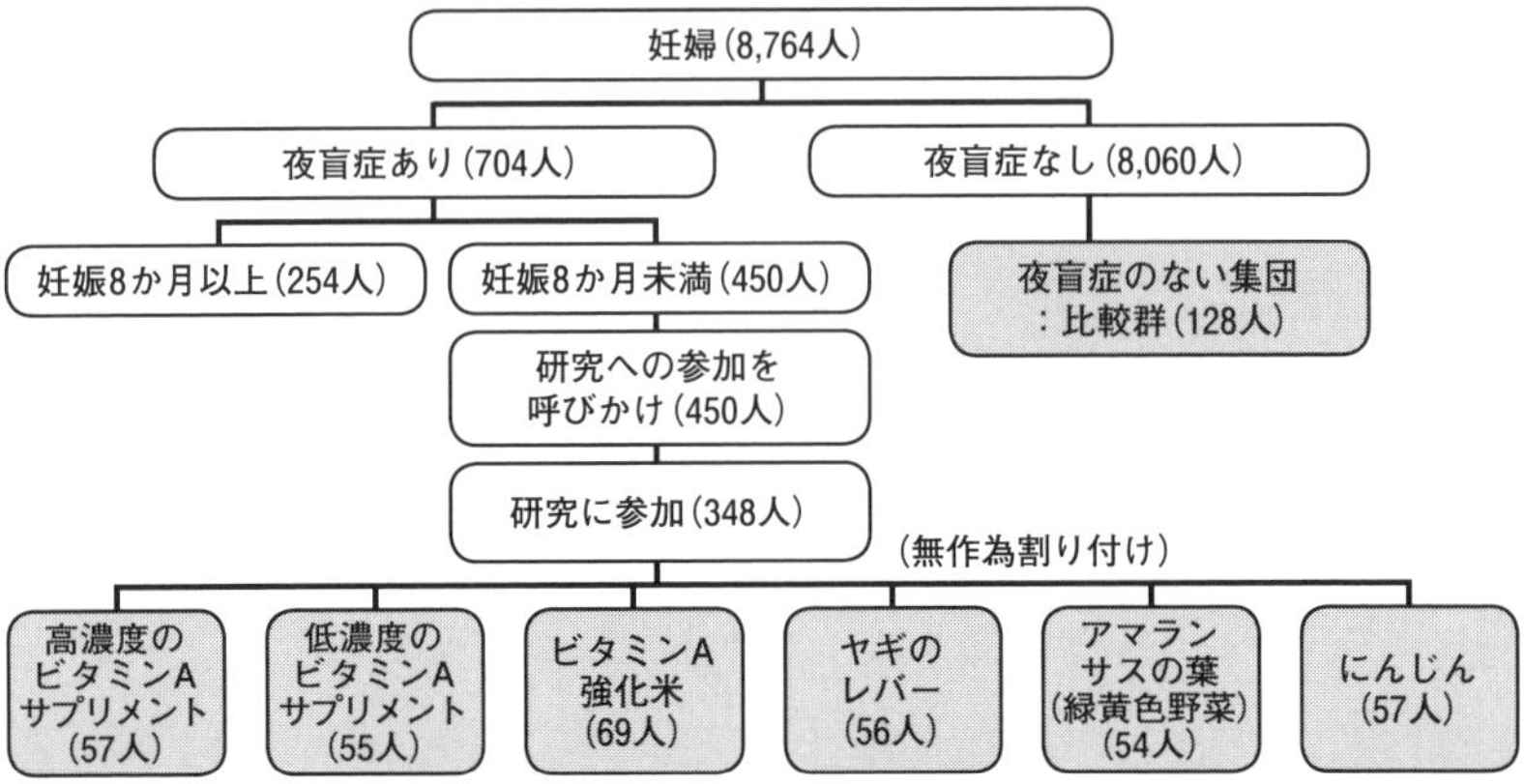

群ごとにみた暗順応の変化

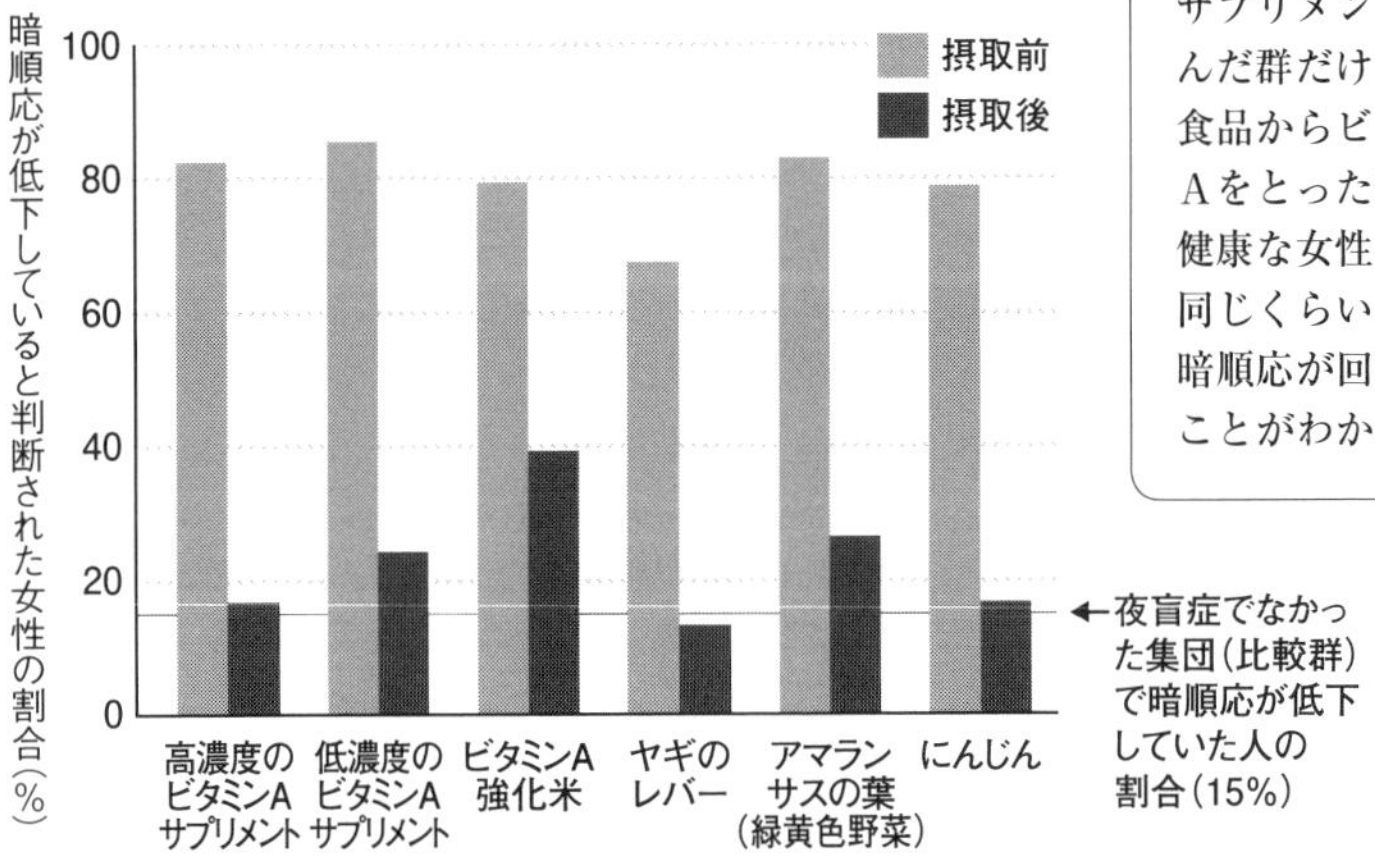

サプリメントをのんだ群だけでなく、食品からビタミンＡをとった群でも健康な女性とほぼ同じくらいにまで暗順応が回復したことがわかります。

女性の口に充分には届かないものばかりです。そこで、家庭菜園を作ってにんじんを植えようという運動や、ビタミンAとカロテノイドが豊富で安価な食べ物とその食べ方を覚えてもらい、摂取量を増やそうといった運動が、ネパールを含むいくつかの国で進行しています 出典④⑤。

日本の卵の黄身は黄色い

卵の黄身は「黄身」「卵黄」というくらいですから、元来ある程度は黄色いものですが、鶏に与える餌によって変わるそうです。

日本の卵の黄身の黄色い色は、餌のとうもろこしに含まれるカロテノイドに由来するそうです。また、もっと濃い黄色、つまり、赤みのさした黄色にするためには、パプリカ（辛味がなく甘味のあるとうがらし）を餌に混ぜると聞いたことがあります。つまり、ネパールの卵の黄身が白かったのではなく、日本の卵の黄身が黄色いのです。

食べ物をおいしく見せるためにカロテノイドを使う国もあれば、カロテノイド不足のためにたくさんの人が夜盲症になったり、失明したり、命を落としたりしている国もあります。外国からの観光客ではなく、まず、すべてのネパール人が、自分たちの国の美しさをその目で確かめられる日が一日も早く来てほしいと願わずにはいられません。

結論

世界のすべての人にビタミンAを。

カロテノイドの黄色やオレンジ色は食欲をそそります。それに抗酸化機能もあります。生活習慣病やアンチエイジングを期待するかもしれません。しかし、カロテノイドの最もたいせつな機能はプロビタミンAとしての働きです。地球全体を見渡せばビタミンA不足は深刻な栄養問題の一つで、そのためにたくさんの命と光（視力）が失われています。食欲をそそるきれいな黄身を見たら、こういう世界のことも少しだけ思い出していただけたら幸いです。

出典

① West KP Jr. Extent of vitamin A deficiency among preschool children and women of reproductive age. J Nutr 2002; 132(9 Suppl): 2857S-2866S.

② Christian P, et al. Night blindness during pregnancy and subsequent mortality among women in Nepal: effects of vitamin A and beta-carotene supplementation. Am J Epidemiol 2000; 152: 542-7.

③ Haskell MJ, et al. Recovery from impaired dark adaptation in nightblind pregnant Nepali women who receive small daily doses of vitamin A as amaranth leaves, carrots, goat liver, vitamin A-fortified rice, or retinylpalmitate. Am J Clin Nutr 2005; 81: 461-71.

④ Jones KM, et al. Nutrition knowledge and practices, and consumption of vitamin A--rich plants by rural Nepali participants and nonparticipants in a kitchen-garden program. Food Nutr Bull 2005; 26: 198-208.

⑤ Masset E, et al. Effectiveness of agricultural interventions that aim to improve nutritional status of children: systematic review. BMJ 2012; 344: d8222.

2

ビタミンD
魚と紫外線の微妙な関係

問い

下にあげた食品のうち、
ビタミンDがとても豊富なものが
1つあります。
どれでしょうか?
100gあたりで比べてください。

- □ ほうれん草
- □ みかん
- □ 干ししいたけ(水もどし後)
- □ 豚肉
- □ サンマ
- □ 鶏卵
- □ 普通牛乳

*答えは本文中にあります。

東日本大震災から2年ほどたったある日のことでした。インターネットをながめていたら、「福島県やまわりの地域でくる病の発症が報告されている」というニュースが目に入りました。また、別のニュースによると、全国的にくる病の発症が増えているようだ、とのことでした。その詳細をぼくは知らなかったのですが、「まさか！」という驚きと「やっぱり」という思いが頭の中で交錯しました。

くる病とは、乳幼児期の子どもに発症する骨がかたくならない病気です。典型的な症状はX脚やO脚です。どんどん成長して重くなっていく体を脚の骨が支えきれず、内向きまたは外向きに曲がってしまうのです。

原因は脂溶性ビタミンの一つ、ビタミンDの不足であることがすでにわかっています。放射能はなんの関係もありません。充分な量のビタミンDを与えれば治すことができます。

ビタミンDはビタミンなのか？

ビタミンは、「動物が正常な生理機能を営むために必要不可欠であるが、その必要量を体内で作れないので体外からとり入れなければならない有機化合物のうち、必要量が微量であるものの総称」と定義されています。ビタミンDは皮膚が紫外線を浴びると皮下で合成されます。しかし、紫外線を、つまり日光を浴びないと合成できず、不足してしまいます。その場合は食べ物から補わなければなりません。この理由のためにビタミンDはビタミンの一種とみなされています。

くる病を防ぐためには、紫外線を浴びるか、ビタミンDを食べればよいわけです。実際には、両方とも「そこそこ」でよいようです。というのは、紫外線を浴びすぎると皮膚にしみができたり、皮膚がんの原因になったりと健康への害のほうが目立ってきますし、足りないと怖いからといって食べすぎると、ビタミンDには過剰摂取の害もあるために、逆に病気になってしまう危険もあるからです。

北国の人たちを苦しめてきた「くる病」

昼間の長さは冬に短くなります。日の射す角度も冬ほど低くなります。そして、同じ季節でも緯度の違いで北国ほど低い角度から陽が射します。日の射す角度が低いと紫外線の照射量も少なくなります。その結果、皮膚がビタミンDを合成するのに必要な時間が長くなります。大まかな目安ですが、**図1**は、皮膚が一定量（25μg）のビタミンDを合成するのに必要な時間を季節と緯度ごとに示したものです 出典❶。

北緯66度以北を北極圏と呼びます。白夜（太陽が一日じゅう沈まない日）がある一方、太陽が一日じゅう昇らない日もあります。北極圏では、1年のうち5か月の間、ビタミンDがまったく合成できません。紫外線の不足はくる病を引き起こし、北欧や北極圏に住む人たちを長い間苦しめてきました。

日本の最北端である稚内は北緯45度です。ぎりぎりですが、1年を通じてビタミンDは合成できます。25μgは乳児や幼児なら1日あたりにしてこれくらい食べていれば充分という量の10倍です。

皮膚が一定量のビタミンDを合成するのに必要な時間を、季節と緯度の関係から見てみましょう。

図1 皮膚が一定量のビタミンDを合成するのに必要な時間 出典❶

季節と緯度ごとに、皮膚が一定量（25μg）のビタミンDを合成するのに必要な最少時間。真横に引いた線（北緯66度）以北は北極圏。

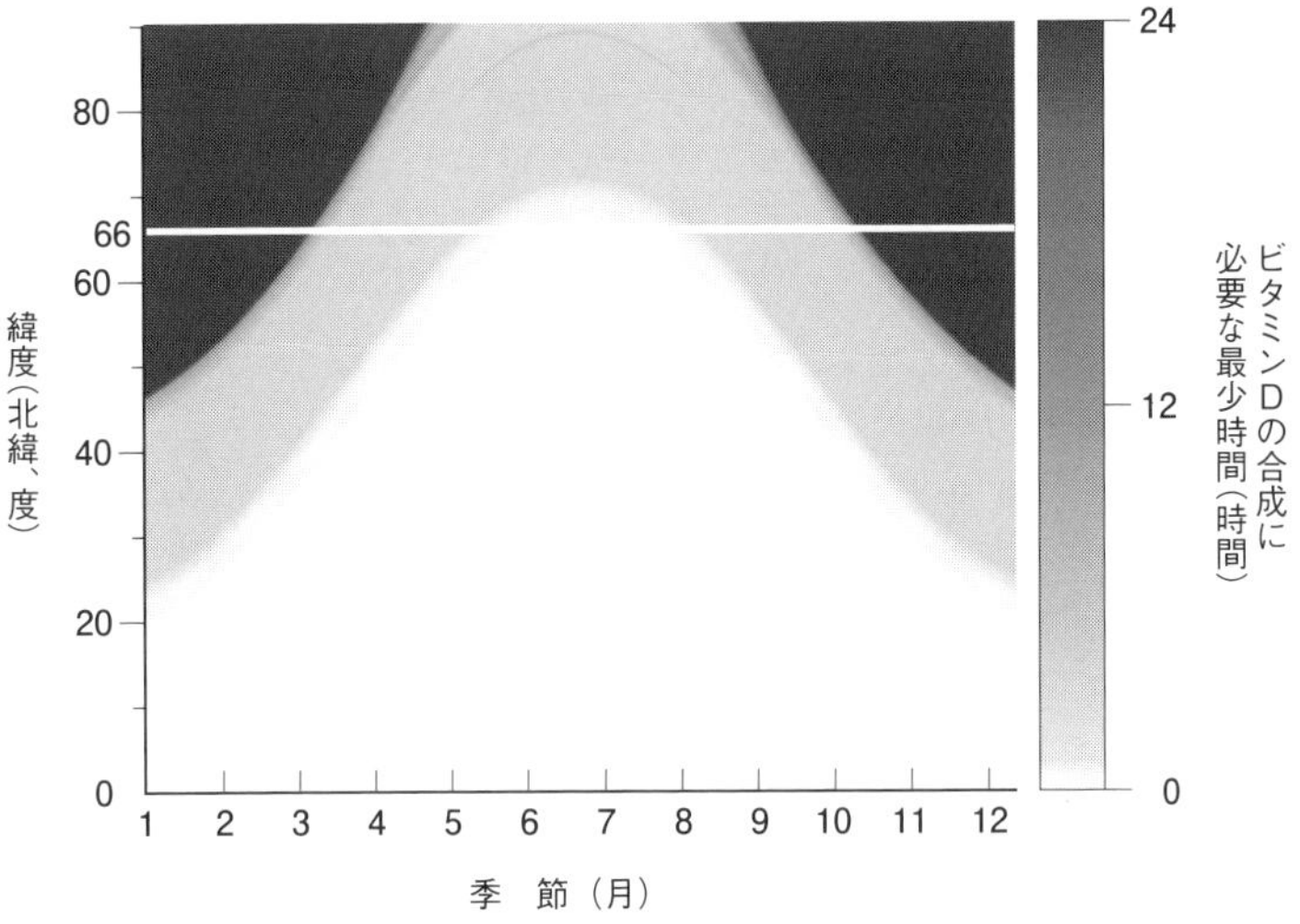

黒い部分はビタミンDが合成できないことを、白い部分は数分から数十分で合成されることを示します。同じ季節でも緯度の違いで北国ほど皮膚がビタミンDを合成するのに必要な時間が長くなることがわかります。

これから想像すると、くる病を予防するには、どの季節でもお天気のよい日にときどき子どもを連れて外に出る程度でよいだろうと考えられます。

しかも、ビタミンDは脂溶性ですから、水溶性ビタミンと違って、必要に応じて数か月間も体内で貯蔵されます。たとえ寒い冬の間は陽を浴びるのがむずかしくても、国内でくる病が発生するとは考えにくいわけです。

北国の魚とビタミンD

ビタミンDが豊富な食品は魚です。不思議なことに、肉類にも乳製品にもわずかしか含まれませんし、野菜や果物にも含まれません。魚以外では卵黄ときのこに少し含まれているのが目立つ程度です。日本人はおよそ8割のビタミンDを魚からとっています。

ビタミンDは脂に溶けるので、魚の中でも脂質が多い（脂ののった）魚に特に多そうです。西日本でとれる魚は白身の魚が多く、北に行くほど脂ののった魚が多くなります。サンマは太平洋のはるか北方で育ち、秋の初めに脂がのったものが根室沖に現われます。お刺し身で食べると最高です。その後、三陸沖へと南下します。これは塩焼きでしょうか。伊豆沖を経て熊野灘沖でとれるものになるとすっかり脂が落ちて身がしまり、干物に適するそうです。

根室産と熊野産でビタミンD含有量がどのくらい違うかのデータは残念ながら手元にはありませんが、**図2**を見てください。脂が多い魚ほどビタミンDも多い傾向にあるように見えます。さらに、脂の量とは別に、北の海でとれる魚にビタミンDが豊富なものが多いこともわかります。北国の魚は北国の子どもたちの骨を守ってくれていたといえるでしょう。

グリーンランドはヨーロッパの北西にある、ほとんどが北極圏に属する極北の島です。グリーンランドの北緯65度付近にある2つの地域で、食習慣と血液中のビタミンD濃度の関連を調べた研究があります。**図3**は、子どもたちではなく、50~69歳の成人が対象ですが、イヌイットの伝統的な食べ物を食べる頻度が高い人ほど、血中ビタミンD濃度が高いことを示しています出典②③。伝統的な食べ物とは、アザラシ、クジラ、野ガモ、魚、トナカイ、ジャコウウシ、野ウサギです。これらをまったく食べない人たちの血中ビタミンD濃度は、伝統食品をほぼ毎日食べる人たちの半分程度しかありませんでした。伝統食品によって彼らのビタミンDが支えられてきた様子がよくわかります。

なぜくる病が報告されたのか?

冒頭の話に戻ります。あくまでも推測にすぎませんが、次のようなシナリオが頭に浮かびました。放射能を心配した親が子どもを戸外に出さず、そのうえに、なんらかの理由により魚も卵もほとんど与えていなかったのではないだろうか……。

私たちの健康は複雑で微妙なバランスの上に成り立っています。そのしくみを食べ物から解いていくのが栄養学です。栄養学の正しい知識のたいせつさを改めて考えさせられたニュースでした。

日本人のビタミンDの摂取源はおもに魚です。どんな魚に多いでしょうか。

図2　魚の脂質含有量とビタミンD含有量との関連

比較的よく食べられると思われる30種類の魚について種類ごとに見た脂質含有量（g）とビタミンD含有量（μg）の関連。可食部100ｇあたり。「日本食品標準成分表2015年版（七訂）」による。

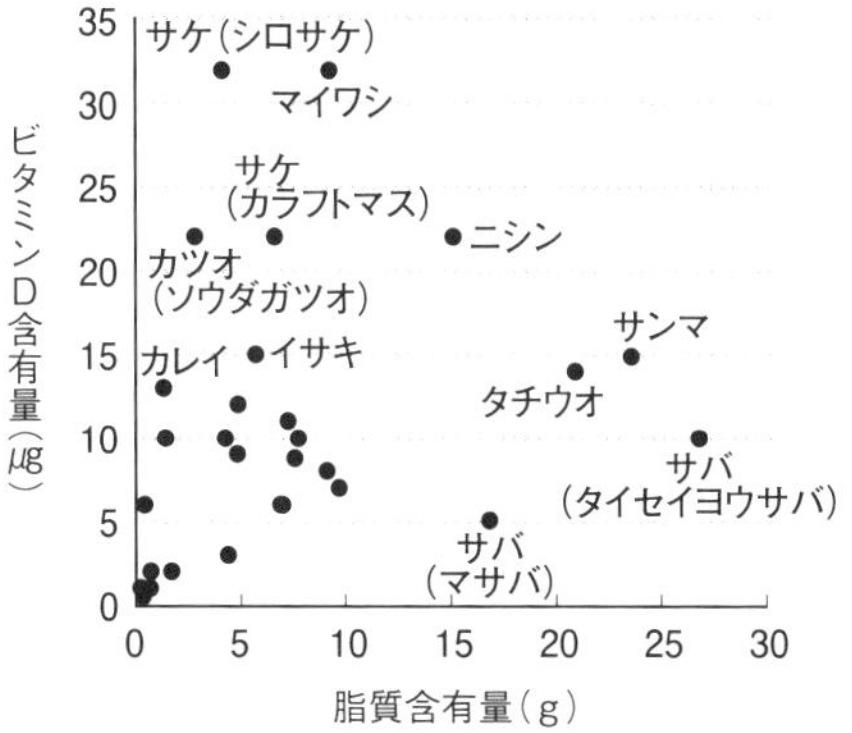

脂質の多い魚ほどビタミンＤも多い傾向にありそうです。さらに、脂質の量とは別に、北の海でとれる魚にビタミンＤが豊富なものが多いこともわかります。

極北の島に暮らすイヌイットでの食習慣と血中ビタミンD濃度の関連を見てみましょう。

図3　イヌイットの伝統的な食べ物を食べる頻度と血中ビタミンD濃度との関連

出典❷❸

グリーンランドの北緯65度付近にある2つの地域で、50〜69歳の男性309人と女性229人を対象として食習慣と血液中のビタミンＤ濃度の関連を調べた研究。イヌイットの伝統的な食べ物（アザラシ、クジラ、野ガモ、魚、トナカイ、ジャコウウシ、野ウサギ）を食べる頻度と血中ビタミンＤ濃度の関連。

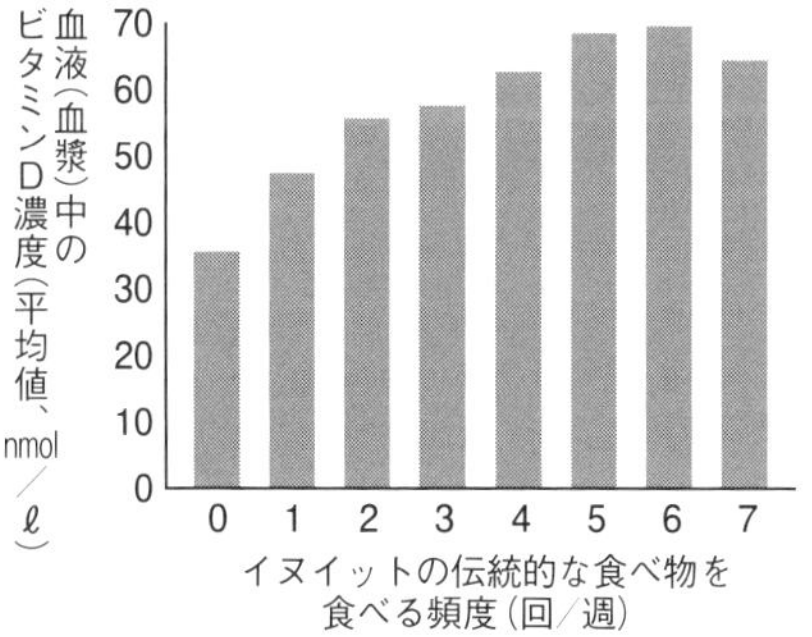

イヌイットの伝統的な食べ物をまったく食べない人たちの血中ビタミンＤ濃度は、伝統食品をほぼ毎日食べる人たちの半分程度でした。イヌイットでは伝統食品によってビタミンＤが支えられてきたようです。

結論

私たちの健康は複雑で微妙なバランスの上に成り立っています。

ビタミンDは不思議なビタミンです。皮膚で合成もできるけれど、食品からの摂取も必要です。そして、そこには魚と紫外線という意外な組み合わせがありました。くる病は放置すればとても怖い病気です。小さなお子さんを持つ親としては放射能をはじめいろいろなことが気になったのでしょうが、だからこそ、極端な予防策に走らず、おちついて子どもたちの成長を見守っていただきたいと願います。

出典

① Webb AR. Who, what, where and when-influences on cutaneous vitamin D synthesis. Prog Biophys Mol Biol 2006; 92: 17-25.
② Andersen S, et al. Vitamin D status in Greenland - dermal and dietary donations. Int J Circumpolar Health 2013; 5: 72.
③ Andersen S, et al. Vitamin D status in Greenland is influenced by diet and ethnicity: a population-based survey in an Arctic society in transition. Br J Nutr 2013; 109: 928-35.

キーワード

日本食品標準成分表

レモンに含まれるビタミンCは一個一個のレモンで少しずつ異なります。ですが、代表的な値がわかると便利です。レモンといちごとりんごの中でビタミンCがいちばん多いのはどれか？　これらを比べられる一覧表があれば便利です。私たちは1日の平均としてビタミンCを何ミリグラム食べているのか？　これを知るためにもこの一覧表が必要です。これが日本食品標準成分表です。

日本食品標準成分表は、日本で消費・摂取されている食品の栄養成分を示したデータベースです。日本食品標準成分表という名前で初めて公表されたのは1950年だそうで、それ以後、文部科学省から不定期に発表されています。現在使われているものは「日本食品標準成分表2015年版（七訂）」で、2191種類の食品についてエネルギーと52種類の成分項目（エネルギー、水分、栄養素）のデータが収載されています。なお、2016年と2017年にそれぞれ追補が発表され、食品数（累計）は2236に増えています。

文部科学省のホームページで閲覧やダウンロードができますし、書籍としても販売されています。略して食品成分表と呼ばれることも多いですが、食品成分表は一般名詞であり、ほかにも存在するので注意が必要です。

ところで、実際には食品の成分値は食品ごとに少しずつ違い、成分表どおりではありません。季節や産地によっても違いますし、流通や保存方法の影響も受けます。調理ずみ食品では調理条件の影響も受けます。したがって、あくまでも標準的な値だと考えて使うようにしましょう。どのような食品を選び、どのような調理をし、どのような分析方法で測ったのかといったくわしい解説もなされています。成分値（数値）だけでなく、解説（文章）にもぜひ目を通してみてください。

3

壊血病とビタミンC
権威主義と思い込みの科学史

問い

表は、いくつかの食品のビタミンCの含有量です。
日本人成人の平均摂取量も示しました。
これらを参考にして、壊血病にならないために
摂取したいビタミンCの量（1日あたりmg、
表中の灰色部分）を①〜④から選んでください。

① 1〜2	② 6〜12
③ 50〜75	④ 100〜150

表 ビタミンCの量

食　品	食品100g中のビタミンCの含有量※1（mg）
バレンシアオレンジ（濃縮還元ジュース）	42
レモン果汁	50
いちご（生）	62
りんご（濃縮還元ジュース）	1
バナナ（生）	16
小松菜（葉、ゆで）	21
にがうり（果実、油いため）	75
食酢（穀物酢）	0
日本人成人（20歳以上）男女の1日あたり平均ビタミンC摂取量（mg）※2	94
壊血病にならないために摂取したいビタミンCの量（1日あたりmg）	

※1　「日本食品標準成分表2015年版（七訂）」による。
※2　「平成28年国民健康・栄養調査報告」による。

＊答えは本文中にあります。

ビタミンと聞いてすぐに頭に浮かぶのはビタミンCでしょう。物質名はアスコルビン酸です。そして、ビタミンCが豊富な食べ物といえばオレンジやレモンに代表される柑橘類です。

ビタミンCはかつて地球レベルで猛威をふるった病気、壊血病の原因物質で、原因はもちろん不足です。壊血病には定型的な症状がなく、皮下の血液斑、極端な疲労、歯肉の壊死（細胞が死んでしまうこと）、体からの腐敗臭といったさまざまな、しかも、ぞっとするような症状が出る病気です 出典❶。そして、ビタミンCが与えられない限り、確実に死に至ります。

ただ、その予防のための必要量はわずかで、1日あたり6～12mg程度だと「日本人の食事摂取基準（2015年版）」では説明されています。これが冒頭の問いの答えです。現代社会では、極端な偏食や拒食に陥らない限りだいじょうぶと考えられます。

そこで、壊血病を例に、500年にも及ぶ栄養学の苦難の歴史をふり返ってみます。われわれに深い示唆を与えてくれると思うからです。

船乗りたちの命を奪い続けた病

壊血病の存在はギリシャ時代から知られていて、最古の記録はエジプトの古文書にまでさかのぼるそうです。しかし、この病気が歴史の舞台に何度も登場するのは、16～18世紀の大航海時代です 出典❶❷❸。

1498年、アフリカ南端の喜望峰を西から東へ抜けてヨーロッパからインドに至る航路を発見したバスコ・ダ・ガマは、その航海で乗組員の半数以上を壊血病で失ったと記録されています。

1519～22年、4年間にわたる航海で、初めて世界一周に成功したマゼランの一行（本人は途中で戦死）も、南アメリカ大陸南端のマゼラン海峡を西に抜けて太平洋に入ったところで壊血病に苦しんだとの記録が残されています。

その後も壊血病は船乗りの命を奪い続けました。1744年にイギリス海軍のアンソン提督が4年間かけて世界一周から戻ったときは特にひどく、出帆した2000人のうち1400人が航海中に命を落とし、そのほとんどが壊血病による死亡だったそうです。

リンドによる世界初の臨床試験

1747年、当時イギリス海軍の軍医助手だったジェームズ・リンドは、軍艦ソールズベリー号に乗船中、壊血病にかかった12人の船員を対象に**図1**のような実験を行ないました出典❶。6種類の治療法を選び、その効果を比べたのです。治療法にはオレンジとレモンの摂取も含まれていました。

この実験は次の2つの点において、科学的な手続きを踏んで行なわれた世界初の臨床試験であると現在では考えられています。臨床試験とは、薬の治療効果など、医療行為の効果の有無や程度について患者など人を用いて調べる研究のことで、疫学研究の一種、介入研究（介入試験）に含まれます。1つ目は、複数の治療方法を比較したことです。現在では「比較試験」と呼ばれている方法です。2つ目は、比較に用いた治療法以外にはほかの治療法はなにも追加せず、また、その他のすべての環境が患者間で異ならないように配慮したことです。これも、現在の臨床試験では守るべき

世界初の臨床試験とされる壊血病の原因を探る実験の方法と結果を見てみましょう。

図1　世界初の臨床試験とされるリンドの実験　出典❶

1747年にジェームズ・リンドが軍艦ソールズベリー号で行なった実験の方法と結果ならびにリンドがくだした結論。壊血病にかかった12人の水兵を対象に、6種類の治療法の効果を比べた。当時の資料に基づくために、現代のわれわれには理解がむずかしい方法も書かれている。

【試験期間中の基本的な条件】
全員(12人)同じ部屋に入れた。同じ食事(次のとおり)をとらせた。朝食:砂糖を加えた薄いかゆ。昼食:日によって新しい羊肉で作った肉汁やプディング。夕食:大麦、ぶどう、米、スグリ。

人数	【試験期間中(14日間)の治療方法】	【結果】	【効果の順位】	【結論】
2人	「サイダー」1クォート(1.1ℓ)	歯肉の腐敗は残るが、倦怠《けんたい》感と衰弱はいくらかよくなった。	2位	この病気に対する海上での最も効果的な治療薬は、オレンジとレモンである。
2人	25滴の硫酸エレキサーを1日に3回、またそれでうがいもした。	口腔《こうくう》状態は、酢の場合より極度に良好。ほかの症状はよい結果が得られたとはいえなかった。	−	
2人	1日に3回食前に酢をスプーン2杯(約18mℓ)。また、それでうがいをして、食事にも酢で酸味がつけられた。	よい結果が得られたとはいえなかった。	−	
2人	海水を0.5パイント(約0.3ℓ)	よい結果が得られたとはいえなかった。	−	
2人	毎日オレンジ2個とレモン1個。6日間でなくなった。	6日後には顕著に回復した。	1位	
2人	他の医師による舐剤(練り薬):ニクズク1個に相当する量(約4mℓ)をガーリック、ケシの種子、ペルー・バルサム、乾燥大根やゴム没薬から作ったもの。これに飲み物としてタマリンドで酸味をつけた麦芽汁(原文では麦湯)が与えられ、3回か4回酒石酸水素カリウムが緩下剤として加えられた。	よい結果が得られたとはいえなかった。	−	

この実験により、壊血病はオレンジとレモンによって短期間のうちに治せる病気であることがわかりました。

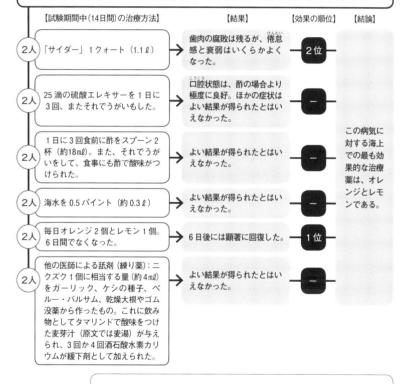

重要な点と考えられています。

ところが、この結果は当時あまり受け入れられず、忘れ去られてしまいます。なぜオレンジとレモンがよいのかの「理由」を説明できない、という批判が根底にあったようです。

ブレーンの登場

1780年、イギリス上流階級出身の若手医師、ギルバート・ブレーンが西インド諸島艦隊の医師に抜擢されました出典③。ブレーンは船上で壊血病に対峙してきたたたき上げの船医ではありません。出自のよさゆえの出世だったとの見方もあります。しかし、船上での経験の乏しさが逆に客観的で俯瞰的な視点をブレーンに与えたのかもしれません。

ブレーンはリンドの報告も含めて今までの報告をまとめ上げ、オレンジとレモンの果汁を壊血病の対策に推奨しました。さらに、全艦隊のデータを集計して、壊血病による兵力の損失がいかに甚大であるかを示しました。そして、イギリス海軍はリンドの実験から半世紀を経た1804年に、ライム果汁を食事につけると決めました。アメリカの俗語でイギリスの水兵のことをライミーと呼ぶのは、このことに由来するそうです。

しかし、世界全体として見れば、その後も諸説紛々で、さまざまな予防法や治療法が試み続けられ、中には毒物を用いた方法もありました。当然ながら、壊血病の猛威は収まらず、19世紀半ばのクリミア戦争やアメリカ南北戦争、北極探検など、世界史に残る数多くの戦争や探検で人々を苦しめ、この混沌は20世紀初頭まで続きます。

権威主義と思い込みの歴史

ビタミンCは比較的単純な構造を持つ有機物です（図2）。1907年、ノルウェーのホルストがモルモットを用いた実験によってその存在を予測します。しかし、その化学構造が明らかになるまでには、さらに四半世紀を要しました 出典4。

その理由の一つは、ビタミンCは熱に弱く、不安定ですぐにこわれてしまうために、実験に必要な純粋な結晶を大量に得るのがむずかしかったからと考えられます。これに成功したのが、当時ハンガリーのセゲド医科大学にいたアルベルト・セント・ジェルジです。ジェルジはこの功績で1937年にノーベル賞生理学・医学賞を授与されています。このときに使ったのが、ハンガリーの国民食グヤーシュに欠かせない、パプリカでした 出典1。長くてつらい壊血病の歴史の中で、ちょっとほっとさせてくれる逸話です。

壊血病の正しい治療法が長い間見つからず、また、リンドの発見もなかなか理解されなかったのは、その症状の複雑さのためだけではありません。たとえオレンジとレモンの効果を認めたとしても、当時の食品加工や食品保存の技術では、ビタミンCをこわさずにオレンジやレモンの果汁を長期保存するのはきわめてむずかしかったからかもしれません。しかし、ほかにも理由はあったと思われます。

国防や貿易のかなめを揺るがす不治の病に見解を示せば、医学界の注目を浴びます。たとえそれが仮説の域を出ていないものであったとしても、その時代の権威の見解は科学を超えて注目され、広まります。つまり正しいから権威になるのではなく、権威だから正しいと思い込まれてしまうわけです。

もう一つの重要な要素は、もっともらしい理由、理屈です。リンドは事実を見せました。しかし、当時の人、特に医学界を納得させるだけの理由、理屈を示せませんでした。

表は、18世紀から19世紀にかけて出された、壊血病の原因に関する著名人の見解の一覧です出典❶。もっともらしい原因説が並んでいますが、彼らは壊血病を研究していた専門家ではなく、医学の別の領域で功績をあげた人たちばかりです。そして、彼らの見解はすべて誤りでした。

ポピュラー栄養学への不安

いま、書店では病気にならない食べ方や病気を治す食べ物を扱った本、いわゆるポピュラー栄養学が人気です。でも、気になることがあります。栄養学者、特に、人の健康や病気と栄養・食事との関係を研究している学者ではなく、他の分野が本業であり専門であるはずの人による本が多すぎるように思われるのです。すべての本が誤りとは思いませんし、けっしてそうではないでしょうが、ふとこの**表**が頭に浮かびました。

21世紀の栄養学もまた、現代のリンドを見いだせず、混沌とした情報の海でたくさんの命を失っているのかもしれません。

ビタミンCの構造が明らかになるまでには長い時間がかかりました。

図2　ビタミンC（アスコルビン酸）の構造式

L-アスコルビン酸とも呼ぶ。食品中には、L-デヒドロアスコルビン酸としても存在し、これもビタミンCに含む。

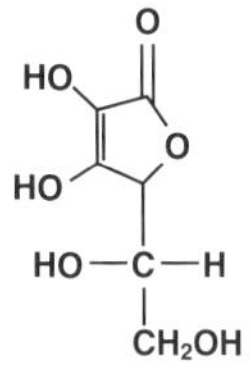

アスコルビン酸の分子量は176で、ビタミンB_1（チアミン）の265、ビタミンB_2（リボフラビン）の376、葉酸の441などと比べても小さいものです。そして、その構造もビタミンとしては比較的単純です。にもかかわらず、ビタミンCの化学構造が明らかになるまでには、長い時間と数多くの科学者の努力が必要でした。

当時の著名人が壊血病の原因に関する見解を示した一覧表があります。

表　壊血病史に登場する著名人の見解

出典❶から転載

現代では理解しにくい言葉もあるが、あえて原文に忠実に記載した。

人名と地位	高名を得た初期の研究	壊血病に対する原因説	
ジョン・プリングル卿 （1707～1787）王立協会会長 コプリー・メダル受賞	衛生状態とチフスとの関係：陸軍での衛生改善	腐敗作用による二酸化炭素	誤
ロバート・クリティチスン卿 （1779～1882）英国医学会会長 ビクトリア女王の侍医	法医学の開拓者	タン白質の欠乏	誤
ジャン=アントワーヌ・ヴィルマン （1827～1892）医学アカデミー会員　パリ	結核が伝染病であることを実験的に証明	汚染された空気によるミアズマ説	誤
ウィリアム・ハモンド （1828～1900）アメリカ外科医	南北戦争中の行政・衛生の改善	カリウムか鉄あるいは両者の欠乏	誤
リスター卿 （1827～1912）王立協会会長	外科手術における消毒法の導入	プトマイン毒素の結果	誤
アルムロス・ライト卿 （1861～1912）王立協会賞受賞	腸チフスワクチンの開発と免疫学全般の進展	血液のアルカリ性の低下	誤

壊血病を研究していた専門家ではなく、医学の別の領域で大きな功績をあげた人たちが200年にわたって誤った話を出し続けていた点が注目されます。

結論

情報の海の中でなにが正しいかを見きわめる。

壊血病にビタミンCが有効なことは、18世紀半ば、イギリス海軍の軍医助手だったジェームズ・リンドの卓越した実験によって明らかにされていました。しかし、その後200年近くも人類は誤った治療法に翻弄され続けました。症状が定型的でなく、ビタミンCが不安定な物質だという理由のほかに、各時代の権威による（誤った、しかし影響力の大きな）見解が、社会の目を真実からそらせてしまう原因になっていたようです。21世紀に生きる私たちは、同じ轍を踏んではいけません。

出典

① ケニス・J・カーペンター。北村二朗、川上倫子（訳）。壊血病とビタミンCの歴史「権威主義」と「思いこみ」の科学史。北海道大学図書刊行会。1998年。
② ウォルター・グラットザー。水上茂樹（訳）。栄養学の歴史。講談社サイエンティフィク。2008年。
③ スティーブン・R・バウン。中村哲也（監修）、小林政子（訳）。壊血病 医学の謎に挑んだ男たち。図書刊行会。2014年。
④ 柴田克己、福渡努。ビタミンの新栄養学。講談社サイエンティフィク。2012年。

4

災害とビタミンB_1

東日本大震災で脚気の再来はありえたか？

問い

日本で栄養不足による欠乏症といえば、
長らく国民病といわれたビタミンB_1の欠乏症、
脚気でした。
日清・日露の戦時は、戦闘による死亡者数
合わせて5万人弱に比べても、
脚気によって亡くなった兵員が少なからずいました。
どのくらいだったと思いますか？

表 日清戦争と日露戦争における戦死者数と脚気による死亡者数の比較 出典❶

	戦死者	脚気による死亡
日清戦争（1894〜95年）	1270人	？人
日露戦争（1904〜05年）	4万6423人	？人

注）資料によって数字はやや異なる。

＊答えは本文中にあります。

日本の栄養関係者が栄養欠乏と聞いてすぐに思い出すのが、ビタミンB_1の欠乏症、脚気です。

脚気の歴史

明治時代から昭和の初めまで、脚気は長らく日本人の国民病でした。冒頭の問いは、1894年に起こった日清戦争と1904年の日露戦争のときに脚気で亡くなったと伝えられている兵員数です 出典① 。日清戦争時3811人、日露戦争時2万7468人、大まかにいえばおよそ4000人と3万人、これが冒頭の問いの答えでした。戦死者はそれぞれ1300人と4万6000人余りと記録されていますから、脚気の犠牲者の多さに驚きます。

じつはこの犠牲者のほとんどは陸軍でした。海軍では軍医・高木兼寛の卓見により、当時すでに麦飯が導入され、脚気患者が激減していたのは有名な話です。

ビタミンB_1は最初に発見されたビタミンです。発見者は日本人の鈴木梅太郎で、1910年、米ぬかから抽出されました。これは日清・日露の戦争よりも5〜15年以上もあとのことですから、当時はまさに見えない敵と戦っていたわけです。このように、脚気は日本人にとって忘れられない病気であり、ビタミンB_1は忘れてはならない栄養素です。

ビタミンB_1は動物性食品や豆類、精製していない穀物などに広く含まれ、精製された穀物、特に白米にはごくわずかしか含まれません。戦後しばらくの間、黄色いお米を白米に混ぜて炊いていたのを覚えているかたもおられるでしょう。あれはビタミンB_1を強化したお米、ビタミン強化米でした。その後、充分な量のビタミンB_1をさまざまな食品から摂取するようになり、特殊な場合を除けば、ビタミンB_1強化米はその役割を終えました。

東日本大震災での不足の恐れ

２０１１年3月11日。あまりに突然、わたしたちはたくさんの命と財産を失いました。そして、被災された人たちにはすぐに適切な量と質の水と食べ物を届けなくてはなりませんでした。少なくとも最低限の健康確保のために、どのような食べ物をどれだけ届ければよいのか？　震災発生後しばらくの間、この差し迫った問題に答えるために、ぼくは先人が遺してくれた研究報告をかき集めました。

大震災の時、避難所で当初配られたのはおにぎりと菓子パンばかりだったと聞きます。偏っていたのは明らかですが、大量に確保でき、配送も容易で衛生的、調理も不要でしかも公平に配りやすく、（水分の次にたいせつな）エネルギー（カロリー）が豊富という諸条件を満たす食べ物はほかにはなかったでしょう。

表は、被災地のある介護施設で被災１週間後の３日間に提供された食料と、それをすべて食べたと仮定したときのビタミンB_1の摂取量です。当時は食料支給が安定しておらず、この３日間はやっと物資が大量に届いた日だったそうです。この施設で脚気が起こるおそれはあったのでしょうか？

ビタミンB_1の必要量は、エネルギー摂取量に比例します。そこでこの３日間の食料で計算すると、エネルギー１０００kcalあたり０・１８mgになりました。栄養素をどの程度摂取すればよいかは

東日本大震災後、被災者の食事のビタミンB_1摂取量はどのくらいだったでしょうか。一例を見てみましょう。

表 被災地のある介護施設で2011年3月18日から20日にかけて提供された食料に含まれていたビタミンB_1とエネルギーの量

加藤すみ子氏にご提供いただきました。
この記事のために一部修正してあります。

提供された食料（1人分）		推定提供重量（g）※1	ビタミンB_1（mg） 100gあたり※2	ビタミンB_1（mg） 提供量あたり	エネルギー（kcal） 100gあたり※2	エネルギー（kcal） 提供量あたり
2011年3月18日						
パックごはん	1個	200	0.02	0.04	168	336
ピラフ	1個	250	0.05	0.13	161	403
ロールケーキ	3本	900	0.03	0.27	298	2,682
2011年3月19日						
おにぎり	1個	130	0.02	0.03	168	218
から揚げ弁当	1個					
ごはん	1人前	200	0.02	0.04	168	336
鶏から揚げ※3	1個	80	0.12	0.10	313	250
おにぎり	6個	780	0.02	0.16	168	1,310
菓子パン※4	14個	1,400	0.07	0.98	297	4,158
2011年3月20日						
おにぎり	1個	130	0.02	0.03	168	218
菓子パン※4	5個	500	0.07	0.35	297	1,485
おにぎり	3個	390	0.02	0.08	168	655
3日間合計				2.19		12,052

※1　管理栄養士と筆者による推定。
※2　「日本食品標準成分表2015年版（七訂）」による。
※3　「鶏もも肉皮つきから揚げ」の値で算出。
※4　「ジャムパン」の値で算出。

提供された食事は調理が不要なものに限られています。ほとんどが冷たい主食です。それでも、道路もライフラインも復旧していなかった震災直後、これだけの食べ物を出せたのは、管理栄養士と関係者の献身的な働きがあってのことと頭が下がります。しかし、ビタミンB_1はエネルギー1000kcalあたり0.18mgに過ぎません。

「日本人の食事摂取基準（2015年版）」に書かれています。推奨量は1000㎉あたり0・54㎎です。まったく足りていません。

ところで、ビタミンB_1で食事摂取基準が示す「不足」は、「脚気の発生」ではなく、「血液中のビタミンB_1が飽和量に達しない状態」です。飽和量とは「血中濃度の最高値」のこと。飽和量以上のビタミンB_1は尿の中に捨てられてしまいます。

飽和量に達していなくても、すぐに脚気が起こるわけではありません。脚気とは、体内のビタミンB_1の量が著しく少なく、その結果として体じゅうでさまざまな不調が起こった状態のことだからです。この性質を利用し、尿中のビタミンB_1の有無を測れば、脚気が発生する前にその危険度をある程度予測できます。

危険ラインはどこか？

およそ60年前、4人の健康な男性に1か月（30日）間ビタミンB_1を完全に除いた食事を食べさせ、脚気の症状の出方を観察する実験が国内で行なわれました出典❷。実験に協力したのは「篤志の学生」と記録されています。そのうちの2人の実験経過の一部が**図1**です。

実験開始およそ2週間後に血液中のビタミンB_1濃度が急に低下し、ほぼ同時に、脚気の典型的な初期症状の一つである全身倦怠感が起こっています。そして、回復期に入ると血液中のビタミンB_1濃度は上昇に転じて、2週間程度でほぼ元のレベルに戻っていきました。同時期に全身倦怠感も消えています。回復期の食事のビタミンB_1含有量は、1日あたり0・7㎎でした。

ビタミンB_1がどのくらい不足すると脚気になるのでしょうか。昔の実験があるので見てみましょう。

図1　ビタミンB_1の欠乏の影響　出典❷

４人の健康な男性に１か月間（30日）ビタミンB_1がまったく入っていない食事を食べさせ、脚気の症状が出るかを観察した実験。

そのうちの２人の実験経過（血中ビタミンB_1濃度と全身倦怠感の有無）の一部。

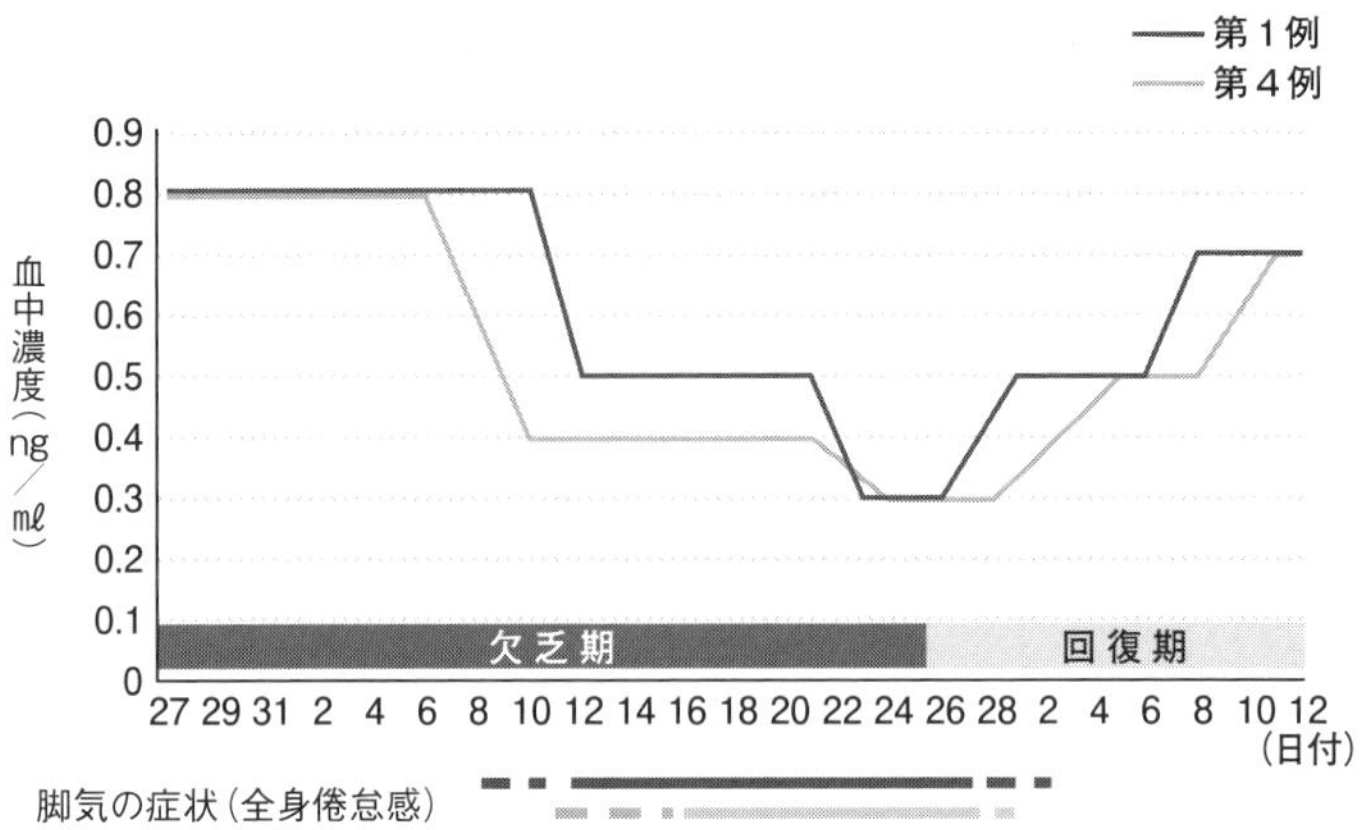

この実験では、ビタミンB_1が含まれない食事を食べ続けておよそ２週間後に血液中のビタミンB_1濃度が低下し、全身倦怠感が起こっています。そして、ビタミンB_1を含む食事をとり始めると（回復期）、全身倦怠感も消え血液中の濃度もほぼ元のレベルに戻っていきました。実験協力者を危険にさらすことなく、社会が求める事実をどのようにして突き止めるか。研究者・実験協力者ともに「篤志」という言葉そのものです。

それまでの研究成果を見ると、エネルギー1000kcalあたり0・16mgを下まわると脚気が出現するようだと書かれています出典③。エネルギー摂取量は成人女性で2000kcal、男性で2500kcal程度ですから、0・32から0・40mgとなります。これが脚気発生の境界線のようです。そして、1000kcalあたり0・3mgに増やすと脚気の危険はほとんどなくなるとも書かれています。

舞台裏で命を支える公衆栄養学

ここまででわかったことを図2にまとめておきます。

では、表の食事で脚気が起こるおそれはあったのでしょうか。ほかにも考慮すべき要素はたくさんあるために断定はできませんが、このままの食料事情が長く続けば危なかったかもしれません。もちろん、水、エネルギー、たんぱく質、数多くのほかの栄養素、そして、そもそもこれが食事といえるのかなど、考えるべきこと、対応すべきことは山ほどありました。

栄養学の研究や調査で明らかにされていること、目の前の状況、そして、実際に食べる人々のこと、これらを公平かつ科学的にとらえ、食事を通じて多くの人の命と健康を支える学問が「公衆栄養学」です。栄養不足は本当に起こるのか、その確率はどの程度か、対策は必要か……、テレビには映りませんでしたが、舞台裏ではたくさんの資料集めや計算が行なわれました。先人が遺してくれた膨大な記録は、確実に「今」を支えてくれたと思います。

さて、東日本大震災の発生直後、避難所や介護施設で脚気が発生する恐れはあったのかどうか。尿の採取ができればその答えは得られたかもしれません。しかし、支援に手いっぱいでそれは実現

ビタミンB_1の摂取量に関してまとめてみると…。

図2 ビタミンB_1摂取量（エネルギー1000㎉あたり）と脚気の発生や推奨量との関連

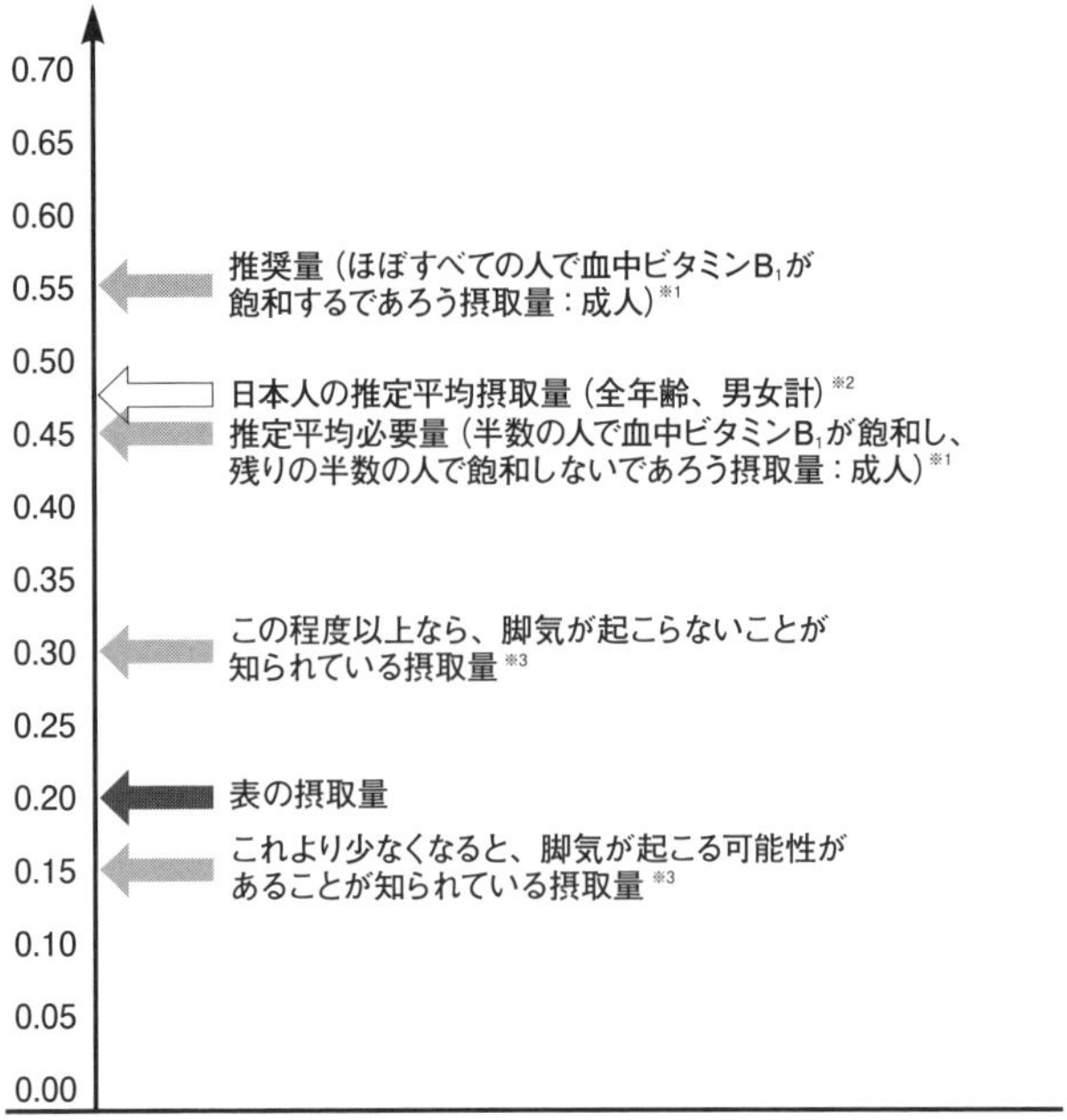

※1　「日本人の食事摂取基準（2015年版）」による。
※2　「平成28年国民健康・栄養調査報告」による。
※3　出典❸に基づき算出。

「日本人の食事摂取基準（2015年版）」に示されている推奨量ならびに推定平均必要量と、脚気が起こる量とは異なることを確認しましょう。また、脚気が起こる量の数値がはっきりとはわからない点にも要注意です。これは脚気の発症が、ビタミンB_1の摂取量以外にもさまざまな影響を受けるためです。

しませんでした。しかも、調査にご協力いただくことは、被災されたかたがたの迷惑にもなりかねません。それでも、もしもご協力いただける状況であったなら、将来の災害時における食料計画への重要な指針が得られた可能性は高いと思われます。

「今」を生きる私たちは、未来の人類のためになにを遺せるのか。未来への遺産についても考えるべきときに来ていると思います。

結論

不足が続けば脚気の再来はありえますが、その危険度を予測することもできます。

東日本大震災では、避難所や介護施設の食料不足はきわめて深刻でした。脚気など栄養不足による健康障害は起こるのか、その確率はどの程度か、対策は必要か……。一つ判断を誤ると大惨事を招きかねません。迅速かつ最善の対策が求められ、たくさんの資料集めや計算が行なわれました。先人が遺してくれた研究成果は、確実に「今」を支えてくれたわけです。次は私たちの番です。未来の「いざというとき」のために、先人に恥じない立派な研究や調査資料を遺したいものです。

出典
① 山下政三。鷗外森林太郎と脚気紛争。日本評論社、第8章 日清戦争における陸軍の脚気惨害 ― 脚気の惨害 2008: 112-5、第13章 日露戦争の陸軍の脚気惨害とそれをめぐる紛争 ― 脚気の惨害 2008: 302-3。
② 桂英輔。人体ビタミンB_1欠乏実験における臨床像について。ビタミン 1954; 7: 708-13.
③ Bates CJ. 木村美恵子（訳）。チアミン。最新栄養学［第8版］、Bowman BA, Russell RM 編。2001; ILSI Press 日本語版、建帛社、2002; 189-95.

5

豚肉とビタミンB_1
夏バテに
豚しゃぶサラダのナゾ

問い

ビタミンB_1もビタミンCも
ほとんど含まない食品を
次のリストから3つ選んでください。
ただし、食品100gあたりで比べることとします。

- □ 精白米ごはん
- □ そうめん・冷や麦
- □ 納豆
- □ 鶏卵
- □ ハマチ
- □ 牛肉（肩ロース・脂身つき）
- □ 豚肉（肩ロース・脂身つき）
- □ 鶏肉（もも・皮つき）
- □ りんご

＊答えは本文中にあります。

日本の夏の特徴は蒸し暑いことです。そこで心配になるのが夏バテです。食事で夏バテ対策といえば豚肉、栄養素としてはビタミンB_1が定番でしょう。夏が近づくと、雑誌やインターネットなどあちこちで目にする気がします。

その中に、「ビタミンB_1が足りないと、炭水化物は脂肪に変わり、体に蓄積する（つまり太る）」と説明してあるものがあり、驚きました。食べすぎだけでなく、栄養素が「足りない」ことも肥満につながるというのです。

エネルギー代謝を助けるビタミン

ビタミンB_1、別名チアミンは、炭水化物からエネルギーができるまでの代謝を助けるビタミンです。したがって、ビタミンB_1が足りないと炭水化物を効率的に利用できなくなります。この場合、代謝とは体の中で炭水化物を水と二酸化炭素に分解してエネルギーを作り出す過程のことです。

このとき、炭水化物の消化・吸収の部分には問題はありませんから、単純に考えれば、体の中に炭水化物が溜まることになります。しかし、体は大量の炭水化物を貯められません。そのため、余った炭水化物は脂肪に変えて皮下脂肪などとして体内に貯めます。したがって、ビタミンB_1不足は肥満の元となります――。思わずなるほどと思ってしまいますが、はたしてこの説、本当でしょうか？

ビタミンB_1不足を防ぐには？

ところで、「ビタミンなら野菜と果物でしょ」と思われるかもしれません。でも、すでにお話ししましたが、これはビタミンCに限った話です。ビタミンB_1は野菜や果物には総じて乏しく、表のように、むしろ、肉や魚に豊富に含まれています。豚肉における豊富さが目立ちますが、ハマチや玄米ごはんにもかなり含まれています。一方、ビタミンCはこの表の中では、事実上、みかんと小松菜にしか含まれていません。冒頭の問いの答えは、ごはん（精白米）、そうめん・冷や麦、りんごです。

ということは、肥満予防には野菜や果物ではなく、肉や魚を食べるべきだという説が成り立ちます。「ビタミンB_1不足で太る説」、さらに魅力が増してきました。

ビタミンは水にとける水溶性ビタミンと、油（脂）にとける脂溶性ビタミンに分かれます。ビタミンB_1は水溶性です。そのため、たくさん摂取した場合、余分な分は血液にとけ、腎臓で濾されて、尿の中に捨てられます。その様子を確かめた実験結果が**図1**です 出典❶。

この実験には健康な若い女性6人が参加し、炭水化物の量は同じでビタミンB_1の量が異なる4種類の食事を4週間にわたって1週間ずつ食べて、毎週最終日に、尿をすべてためてその中のビタミンB_1の量を量りました。その結果、ビタミンB_1の摂取量が最も少なかったときだけ尿中にほとんど排泄されず、それ以上では、摂取量に比例して排泄量が増えていました。この実験結果は、1日あたり0・53mg程度以上摂取していれば、充分に摂取していると判断してよさそうだということを

ビタミンB_1がどんな食品に多いか、ビタミンCと比べて見てみましょう。

表　おもな食品100gあたりのビタミンB_1とビタミンC含有量の比較

食品群	食品名	ビタミンB_1（mg）	ビタミンC（mg）
肉類	豚肉（ロース脂身つき、焼き）	0.90	1
魚介類	ハマチ（養殖、刺し身）	0.17	3
穀類	玄米ごはん	0.16	0
果実類	みかん	0.10	32
肉類	鶏肉（もも、皮つき）	0.10	3
穀類	五分づき米ごはん	0.08	0
穀類	胚芽精米ごはん	0.08	0
野菜類	にんじん（生）	0.07	6
魚介類	スルメイカ	0.07	1
豆類	納豆	0.07	微量
豆類	もめん豆腐	0.07	微量
穀類	食パン	0.07	0
肉類	牛肉（肩ロース、脂身つき）	0.06	1
卵類	鶏卵	0.06	0
野菜類	小松菜（ゆで）	0.04	21
穀類	そうめん・冷や麦（ゆで）	0.03	0
果実類	りんご（皮むき）	0.02	4
穀類	精白米ごはん	0.02	0

「日本食品標準成分表2015年版（七訂）」による。

豚肉のビタミンB_1の豊富さが目立ちますが、ハマチや玄米ごはんにもかなり含まれています。一方、この表の中でビタミンCは事実上、みかんと小松菜にだけしか含まれていません。

尿中への排泄量も見てみましょう。

図1　ビタミンB_1の尿中排泄量　　出典❶

日本人の女子大学生６人が参加して４種類の食事を１週間ずつ摂取し（前半の３日間は自由に好きな食事をとってもらい、後半の４日間に指定されたそれぞれの食事を摂取した。下記スケジュール参照）、毎週最終日に24時間蓄尿を行なって尿中へのビタミンB_1の排泄量を測った研究。

下の図は、ビタミンB_1の摂取量と尿中への排泄量の関連を示している。

10μmolは2.65mgに相当する。図の中の数値は1日あたりのビタミンB_1摂取量（mg）。

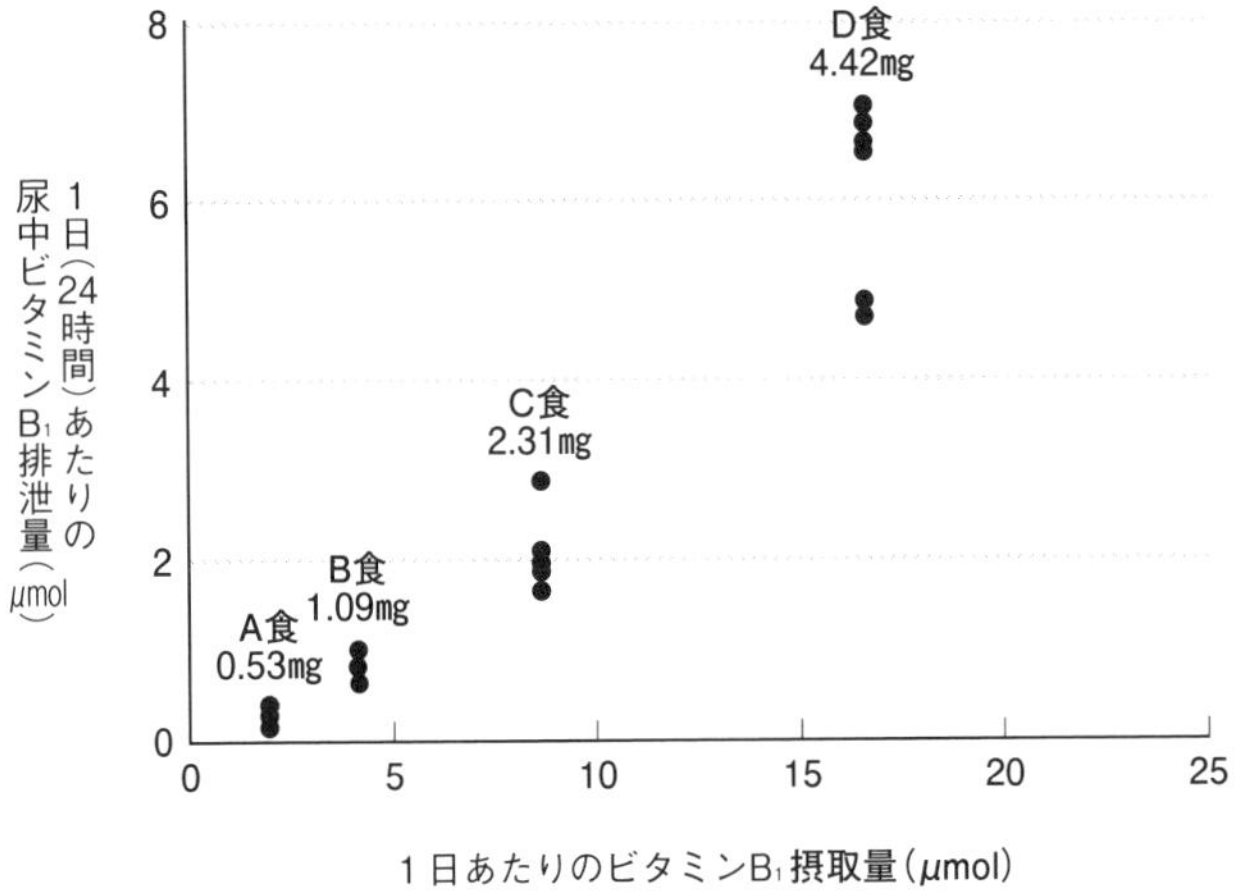

実験スケジュール

週	1週目	2週目	3週目	4週目	5週目
日	1 2 3 4 5 6 7	1 2 3 4 5 6 7	1 2 3 4 5 6 7	1 2 3 4 5 6 7	1
食事	自由→→指定食→→→	自由→→指定食→→→	自由→→指定食→→→	自由→→指定食→→→	自由
24時間蓄尿	■（7日目）	■（7日目）	■（7日目）	■（7日目）	

ビタミンB_1の摂取量が最も少なかったときにはビタミンB_1はほとんど尿中に排泄されませんでした。それ以上のときは摂取量に応じて尿中に排泄されました。

示しています。

足りない人はどれくらいいるか？

健康な日本人成人男女392人にお願いして、合計4日間にわたって食べたものをすべてていねいに記録していただき、そこからビタミンB1の摂取量を計算したのが**図2**です出典❷。

図1で得られた0・53mgを分かれ目とすると、これ未満だった人は16人で、残りの376人（96％）は充分にビタミンB1を摂取していました。では、残りの4％の人たちは危ない状態なのでしょうか？　尿にビタミンB1が排泄されるのは、ビタミンB1を余分に摂取していて、こんなにいらないと体が判断したときです。ですから、それより少なくてもエネルギー代謝に支障をきたすわけではありません。

前項でも紹介したように、脚気の危険ラインは1日あたりの摂取量が0・3から0・4mgを下まわったときです。図を見ると、0・4mgを下まわった人はわずか1人（0・3％）でした。話が少しむずかしくなりますが、この調査で使われた食事記録法という調査方法では、食べた量を少し少なめに記録する傾向があることが知られています※。つまり、実際の摂取量はこれより少し多いはずです。さらに、この調査は4日間だけであり、もっと長い日数にわたって調べると、摂取量が極端に少ない人や極端に多い人が現われる確率は低くなることも知られています。これらのことから、0・4mgを下まわる人の出現確率は0・3％未満と推定されます。

したがって、食べ物をほとんど食べられないといった状態でない限り、ビタミンB1の深刻な摂取

※『佐々木敏の栄養データはこう読む！』（135ページ）をご覧ください。

ビタミンB_1が不足している人は どのくらいいるでしょうか。

図2 健康な日本人成人男女392人のビタミンB_1摂取量（4日間の平均）の分布 出典❷

サプリメントからの摂取量も含む。

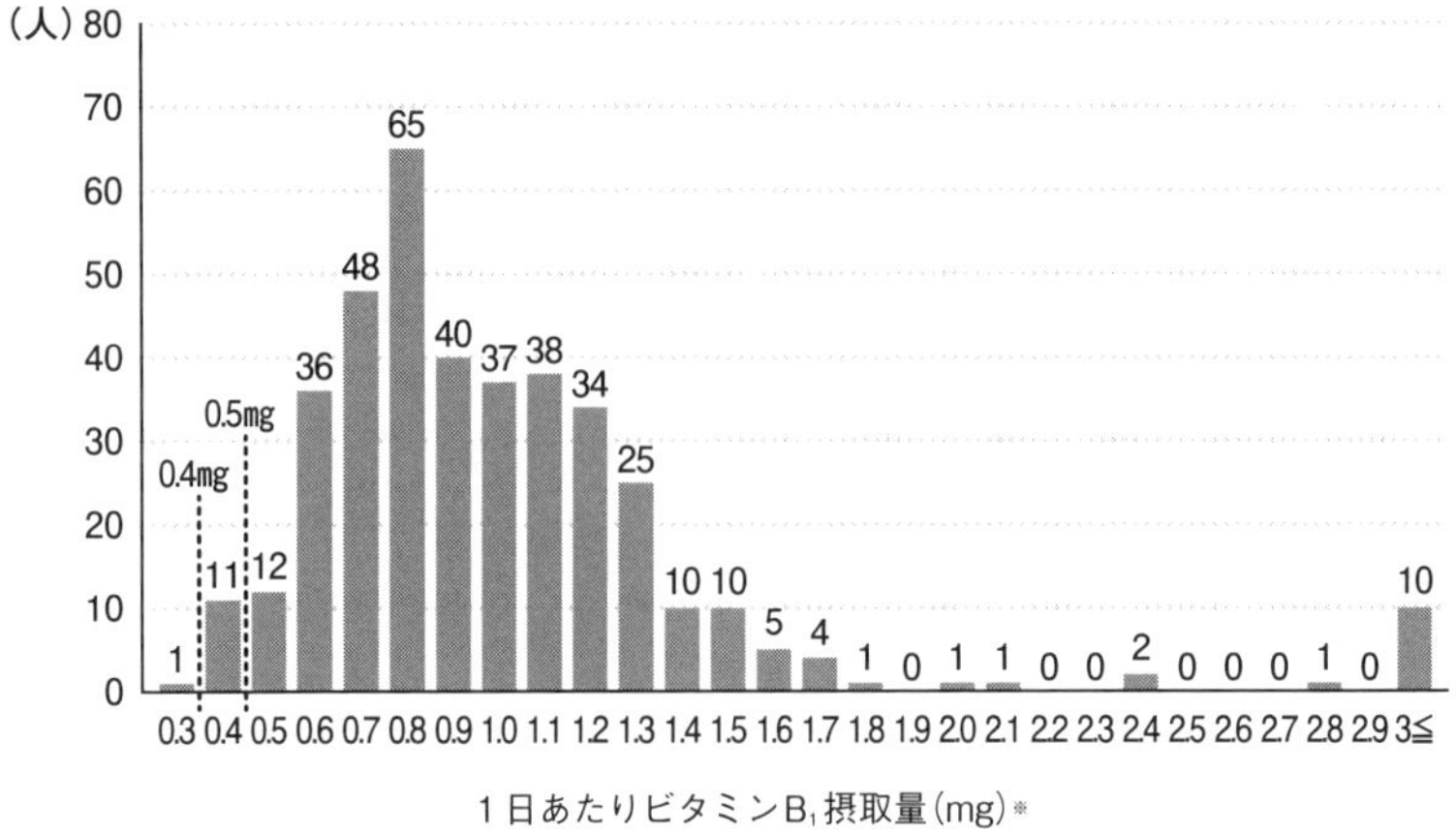

※摂取量の数字は範囲の下限を示す。たとえば、0.4は、0.4以上0.5未満を示す。

ほとんどの人でビタミンB_1は充分な量を摂取できていることがわかります。

不足に陥る恐れはほとんどありません。少なくとも、夏バテ程度で心配する必要はないわけです。

　そうはいっても、表からわかるように、そうめんと冷や麦はごはん（精白米）と並んでビタミンB_1がとても少なく、ほかの食べ物はいっさいとらず、夏の間ずっとこれだけを食べ続けたら危ないかもしれません。そのときに起こるのは、もちろん夏バテではなくて、脚気です。

「ビタミンB_1不足で太る説」は、代謝経路の一部だけをとり出し、そこから想像される結果を強調したもののようです。前項でも紹介したように、ビタミンB_1が足りなくなると、太るのではなく、その前に脚気の症状が出ます。また、昔、脚気を患った人が太っていたという記録も見つかりません。なんでも「太る」に結びつけたい現代人の健康志向が生み出した作り話と見ました。

「夏バテにビタミンB_1」のナゾ

　夏バテは慢性疲労の一種と考えられますが、慢性疲労に栄養がどのように関与しているかはまだ明らかにされていません。また、夏バテに限らず、慢性疲労とビタミンB_1の摂取量や必要量との関連について科学的に調べた研究もごくわずかしか見当たりません。

「夏バテに豚肉・ビタミンB_1」がなぜこんなに世の中に広まったかはナゾです。蒸し暑さのために減退しがちな食欲に対して、とにかくなにか食べてほしいという思いが、このような説明になったのかもしれません。食事に神経質になりすぎるよりも、朝のラジオ体操でさわやかに目覚め、暑い午後は軽く午睡（シエスタ）と決め込むほうが賢いと思います。

結論

夏バテに豚肉が有効とは思えませんが……

すぐに対策が必要なほどビタミンB_1が足りない人は、現代の日本ではきわめてまれだと推定されます。さらに、ビタミンB_1の摂取量が少ない人は夏バテになりやすいとか、ビタミンB_1をたくさんとれば夏バテが改善するといった研究報告もほとんどありません。もちろん、それでやせるわけでもありません。豚肉にビタミンB_1が豊富なのは事実です。けれども、残念ながら夏バテ対策の切り札ではないようです。食欲が低下しがちな夏場、主菜や副菜の意味を思い出すきっかけにしてほしい、という意味だと理解しましょう。

出典
① Fukuwatari T, et al. Urinary water-soluble vitamins and their metabolite contents as nutritional markers for evaluating vitamin intakes in young Japanese women. J Nutr Sci Vitaminol (Tokyo) 2008; 54: 223-9.
② Asakura K, et al. Sodium sources in the Japanese diet: difference between generations and sexes. Public Health Nutr 2016; 19: 2011-23.
（注）図2のデータはこの論文には載っていない。この論文で使われたデータを用いて図2を作った。

キーワード

国民健康・栄養調査

日本人は食塩をとりすぎているとか、野菜が足りないとか、日本人の食品や栄養素の摂取量の話はこの本のあちこちで登場します。この種の情報源として最もよく使われるのが国民健康・栄養調査です。

国民健康・栄養調査は、厚生労働省が1年に1回11月に実施している、日本人の身体・健康状況と栄養摂取状況に関する全国調査です。第二次世界大戦終了直後の1945年12月、東京都内で行なわれた住民調査に端を発し、1948年から調査地域を全国に拡大し、その後毎年実施されている由緒ある調査です。国民栄養調査と呼ばれていた時代もありました。

現在の調査法における対象者は1歳以上の人で、対象者数は年によって異なり、最近10年間では、多い年で3万人強、少ない年で8000人弱が参加しています。食事調査には半秤量式1日間食事記録法が使われています。調査報告書は厚生労働省のホームページで閲覧やダウンロードができますし、書籍としても販売されています。

ところで、私たちの栄養素摂取には日間変動があります。ところが、国民健康・栄養調査は1日間の記録を使っているために、食事摂取基準（習慣的に摂取すべき量を定めている）が示している値と比べにくいという問題があります。また、食事記録法も他の食事アセスメント法と同じように無視できない過小申告が存在します。そのために、国民健康・栄養調査も含め、このような食事調査結果を使うためには食事アセスメント法についての特別な知識と技術が必要です。

第2章

まとめ

ビタミン――歴史と民族と自然に学ぶ

ビタミンと聞くと、「はつらつ」、「お肌」、「きれい」、「足りない」といった言葉が連想されます。そして「果物」、特に「レモン」を思い浮かべます。ところが、レモンに豊富なのはビタミンCくらいです。足りなくて欠乏症になれば「はつらつ」とはいかないのは当然ですが、たっぷりとったからといってさらに元気になるとは理論的にも考えにくく、それを実証した研究結果も見たことがありません。日本人が摂取すべき栄養素の種類とその量を示した「日本人の食事摂取基準（2015年版）」にも肌への効果やその他の美容効果に関する説明は見当たりません。少なくとも肌がきれいになるという効果はビタミンの基本的な役割の中にはなさそうです。

「ビタミンが足りない」というのも少し不思議ないい方です。足りているか否か以前に、ビタミンは1種類ではなく、その必要量（人がどれくらい食べるべきかの量）がわかっているものだけでも13種類もあるからです。水にとけるか脂（油）にとけるかで水溶性か脂溶性かに大別され、さらに、前者にB群とCがあり、後者にA、D、E、Kがあります。B群はさらにB_1、B_2、ナイアシン、B_6、B_{12}、葉酸、パントテン酸、ビオチンに分かれます。これらに共通した分子構造はなく、それぞれに固有の働きと役割を持っています。ですから、「ビタミンB_1が足りない」とか「ビタミンEが足りない」という状況はありえますが、「ビタミンが足りない」という状況はほぼありえません。私たちはビタミンのことを充分に理解しないままに、ビタミンという言葉を日常生活の中で「活力」といったような意味あいで比喩的に使っていることに気づきます。ビタミンの「ビタ(vita)」は「生命の(vital)」からとられていて、バイタリティ（活力：vitality）と同じ語源です。そのために、「ビタミン→活力」という連想が働いて、ビタミンは本来の働きよりも元気の象徴として比喩的に使われやすいのではないかと思われます。

ビタミンはごくわずかに食べていれば足りる栄養素です。最も大量に必要なビタミンCでもその必要量（推定平均必要量）は成人で1日あたり85㎎にすぎず、たんぱく質の必要量のおよそ500分の1でしかありません。ほかのビタミンの必要量はほとんど1㎎程度かそれ未満です。

しかし、人類はこの微量栄養素に翻弄されてきました。特に、ビタミンCの壊血病とビタミンB_1の脚気はそれぞれ西洋と東洋（特に日本）の歴史を左右しました。その解明と問題解決のために果敢に挑戦した研究の歴史は、その一部をそれぞれ第3話と第4話で紹介したとおりです。この2つだけでなく、プロローグで紹介したナイアシンをはじめ、人類はさまざまなビタミン不足で苦しんできました。そして地球上のたくさんの地域でたくさんの人が今も苦しんでいます。これは第1

話、ビタミンAで見たとおりで、けっして忘れてはなりません。

幸いなことにわが国では、生活習慣病などに比べればビタミンの不足は現在ではまれです。まして、ちょっと夏バテしたくらいで不足など起こりえません。これは第5話で具体的に確認したとおりです。

だからといって、ビタミンのことはもう忘れてもよいと考えるのは早計です。第2話と第4話で紹介したように、災害時への備えを軽んじてはなりません。しかし、その「備え」とは食料やビタミン剤の備蓄ではなく、ビタミンに対する正しい知識なのだとぼくは考えます。

今の私たちに不足しているビタミンがあるとすれば（比喩的にいえば）、それは科学的な「理解力」や、総合的で客観的な「判断力」ではないでしょうか。なぜならば、第2話でビタミンDを例として紹介したように、私たちの健康はとても複雑で微妙なバランスのうえに成り立っているからです。

ビタミンは、壮絶で壮大な栄養学の歴史を学ぶための最適の教材であるとともに、栄養学に対する私たちの偏った知識や根拠の乏しい思い込みを整理するための格好の材料なのだと思います。

第3章

過剰反応と無関心の構造

無機物（ミネラル）

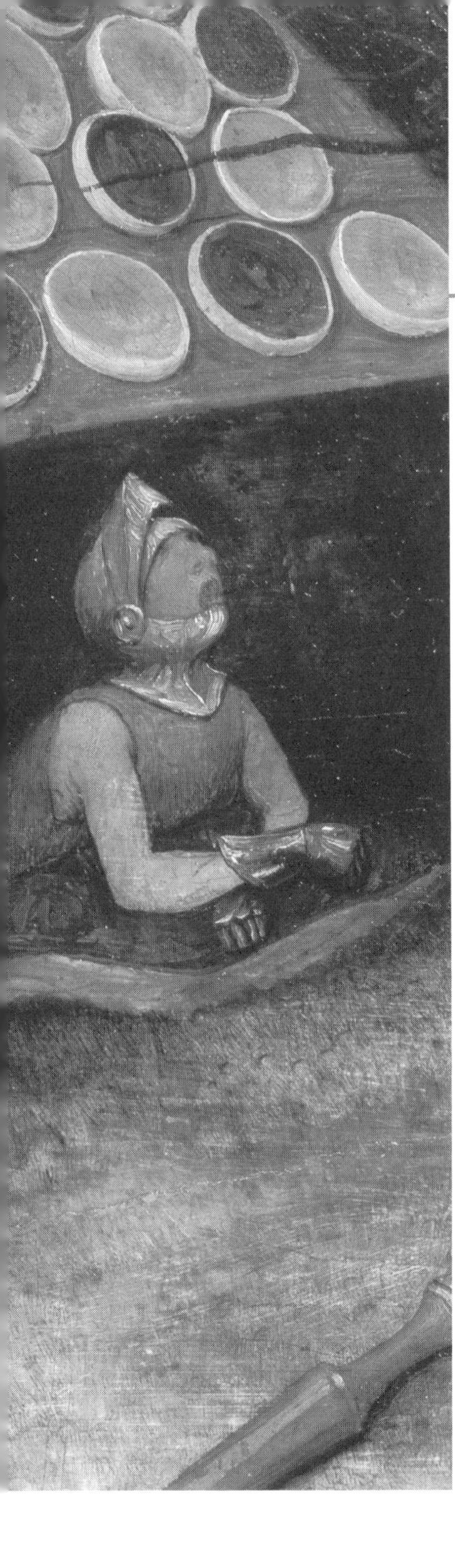

屋根にはヴラーイ（丸いタルト）が敷き詰められている。甲冑姿の兵士は口をあけて焼きとりが向こうから飛び込んでくるのを待っている。

バングラデシュ
赤い井戸とヒ素汚染

水は、人が生きていくうえで
欠かすことのできない、まさに「命の源」。
ごく普通に安全な水を得られる日本では
そのありがたさを忘れがちですが、
世界の国々を見るといかに恵まれた状況なのかがわかります。
バングラデシュのとり組みを通して、私たちの健康や
地球環境とも深くかかわる「水」について考え直します。

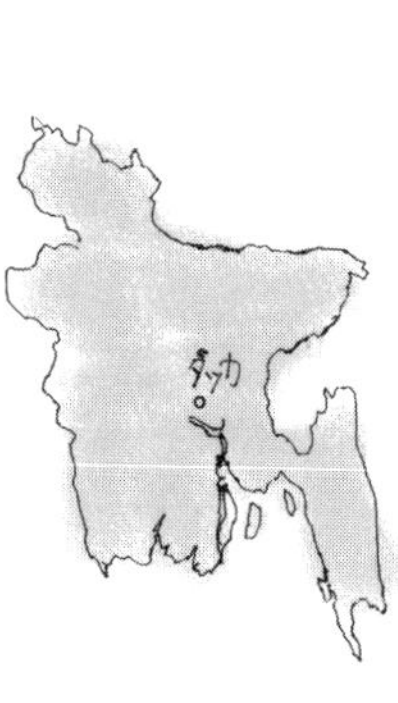

ベンガルの富と苦悩

モンスーンの巨大な雨雲の中、ビーマン・バングラデシュ航空の小型機は、木の葉が舞うように揺れながらバンコクからバングラデシュの首都、ダッカに向かった。

機体が高度を下げ、急に視界が開けると、大きな湖と、その中を走る送電線と国道らしき道が見えた。しかし、それは水浸しになった水田で、点在する農家のすぐ近くまで水が迫っている様子も見える。しばらくすると、そこだけ浸水を逃れ、ぽっかりと水の中に浮かぶジア国際空港が見えてきた。8月半ば、雨季はピークに達していた。

バングラデシュは、「ベンガル人の国」という意味で、インドの東側、ガンジス川とブラマプト

ラ川の河口に位置する。ベンガル湾から吹き込む季節風、モンスーンがヒマラヤの山塊に当たって降らせる雨によって、雨季には国土の3割が水面下となってしまう。しかし、この雨こそ「命の源」であり、米を中心とした豊富な農作物をこの国にもたらしているのだ。

北海道と東北地方を足したくらいの面積に1億4000万もの人が住んでおり、この人口密度の高さは本来、食料生産性の高さを示している。1913年、アジア人として初のノーベル文学賞を受けたインドの詩聖タゴールは、「黄金のベンガル」と詠《うた》った。しかし、近年の急激な人口増加は、もはや自然の恵みだけでは支えきれなくなっているのも事実である。

衛生対策と井戸掘り

たとえ雨に恵まれていても、川や池の水は飲み水には適さない。熱帯ではなおさらだ。このあたりの国を旅行するときの鉄則として、「生水は飲むな」というのがある。抵抗力のある大人が大事に至ることは少ないが、離乳期の赤ちゃんにとっては、腐敗した飲み水による感染性の下痢は命とりになりかねない。

原因はほかにもあるが、バングラデシュはアジアで最も乳児死亡率※の高い国の一つだ。1970年代前半の記録によると1000出生あたり157とあり、生まれた赤ちゃんの6人に1人が1歳の誕生日を迎えるまでに命を落としていたことになる。当時の日本は13で、現在は3である。

1981年から国連が実施した「国際飲料水供給と衛生の10年」によって、バングラデシュでも数多くの井戸が掘られた。それは管井戸と呼ばれるタイプで、深度150mまでの浅層地下水層へ

※　生まれた赤ちゃんの中で1歳になるまでに亡くなる赤ちゃんの割合。

直径５㎝くらいの管を差し込んだものだ。これだと、人間が直接地下水に接触しないため、細菌に汚染されることなく衛生的に水を得ることができる。すべてが井戸のおかげだとはいえないが、１９９０年の乳児死亡率は94と、20年間でかなり減少した出典❶。２００２年時点で、バングラデシュだけで８５０万本の管井戸が掘られたと推定されている出典❷。

ところが、管井戸を利用する人たちの間で、皮膚の黒ずみや斑点状の脱色、角化症など、慢性ヒ素中毒の典型的な症状が相次いで出るようになった。そして、管井戸の水にはヒ素を高濃度に含むものが多いこともわかってきた。安全な飲み水を求めて掘った井戸から、なんとヒ素が出たのである。その後行なわれた大規模な調査は、井戸水のヒ素濃度と慢性ヒ素中毒の典型的な症状である皮膚症状にきわめて強い関連があることを明瞭に示している（**図１**出典❸）。

慢性ヒ素中毒の恐ろしさ

ヒ素は猛毒の重金属だ。急性中毒が想像されやすいが、ヒ素の恐ろしさはそれだけではない。微量のヒ素でも長期にわたって摂取し続けると、さまざまな健康障害が生じる。こちらは慢性中毒と呼ばれる。その影響として最も深刻なものは、がんだ。急性中毒に比べるとあまり知られていないが、ヒ素鉱山やヒ素を扱う工場の近隣住民が慢性中毒に苦しんだ歴史は日本にもある。

慢性中毒の恐ろしさは、少しずつ体内に蓄積し、一度たまってしまうと体外に排泄されにくいところにある。たとえば、ヒ素濃度が高い井戸水を飲んで育った子どもは、一生、ヒ素に苦しんで生きることになる。実際、ヒ素濃度が高い井戸水を飲んでいる子どもほど知能指数が低いことも報告

図1 ふだん使っている井戸水のヒ素濃度と慢性ヒ素中毒を示す皮膚症状の出現率との関連　出典❸

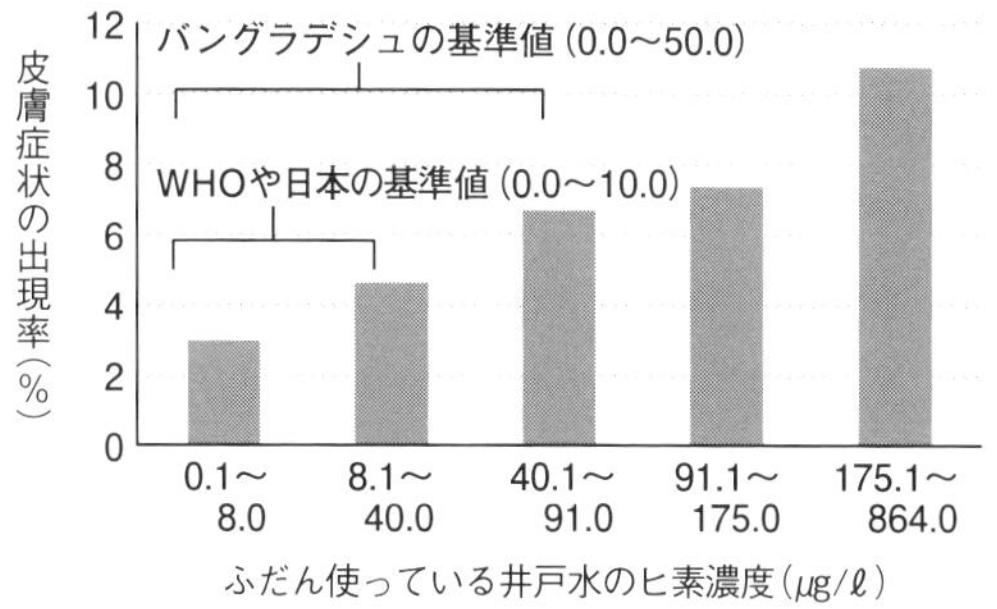

図2 ふだん使っている井戸水のヒ素濃度と10歳児の知能指数との関連　出典❹

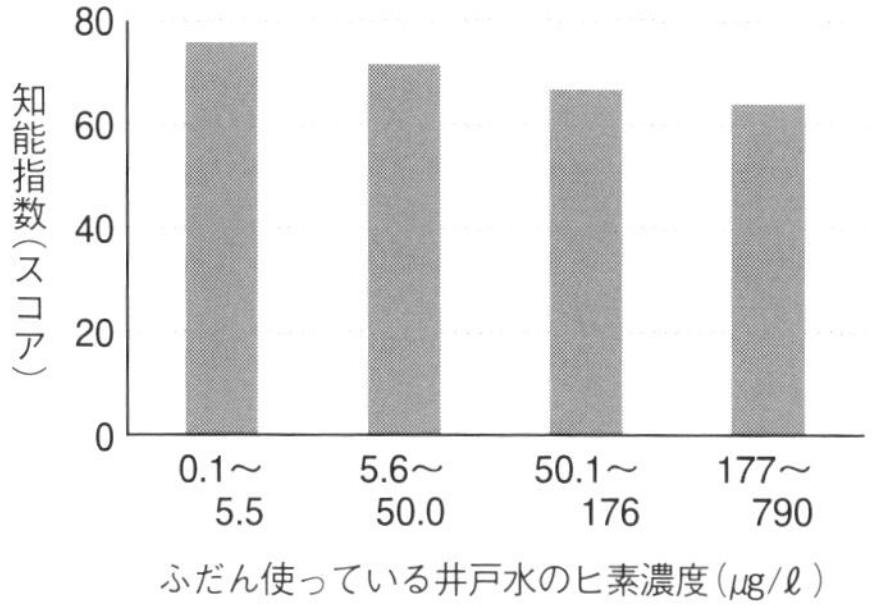

図3 バングラデシュとインド西ベンガル州におけるヒ素汚染地域を示す地図　出典❺

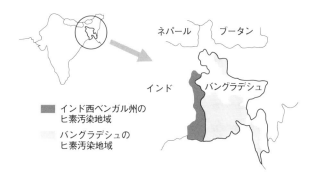

されている（図2 出典④）。

ガンジス川とヒ素汚染

世界保健機関（ＷＨＯ）は、飲み水のヒ素濃度の上限値を10μg／ℓと決めている。これは日本の水道水でも同じだ。

じつは、ヒ素は土壌中にごく普通に含まれる元素である。普通はそれほど集中して存在することはないが、バングラデシュの管井戸の取水点付近にある地下水では、そのおよそ5割がＷＨＯの基準を超えていると報告されている。これは、地下に巨大なヒ素の鉱脈があるというわけではなく、ヒマラヤに近いところに鉱脈があり、その地域の岩石や砂がガンジス川によって浸食・運搬され、下流域に堆積したものと考えられている。したがって、汚染域は最下流域にあたる、バングラデシュの南半分とインド西ベンガル州の一部、いわゆるガンジスデルタに集中している（図3 出典⑤）。この危険にさらされている人はなんと1億人を超えていると推測される。

ちなみに、川や池の水、地表面に近い地下水のヒ素濃度はきわめて低い。また、地下数百メートルにある深層地下水にもヒ素はほとんど含まれていない。

代替井戸で問題は解決するか？

１９８３年、ガンジスデルタで最初の慢性ヒ素中毒者がバングラデシュの隣、インド西ベンガル州で見つかった。バングラデシュからの報告は１９９４年だから、それほど古いことではない。それが、あっという間に世界最悪の環境汚染といわれるまでになり、現在、中毒患者数は政府が公表しているだけでも3万人を超えているらしい。

そこで、管井戸は6か月ごとに調べられ、バングラデシュの上限値（50㎍／ℓ）を超えるとその井戸は赤色に塗られ、飲用以外に用いるようにとする規則が定められた。基準値を下まわれば、安全な井戸であることを示す緑色に塗られる。

ヒ素汚染の心配がない水源は3つある出典6。1つめは、深層地下水を使う深管井戸だ。水量の豊富さが魅力だが、細菌汚染や人為的な汚染が逆行性に、つまり地表から地下に向かって一度広がってしまうと、とり返しがつかなくなる危険が大きいという問題点がある。川や池の水を浄水して使う方法もある。比較的安定して水量が得られるのはため池だが、これは養魚池として利用され、私有物でもあるため提供者が少ないという難点がある。最後の手段は、普通の管井戸にヒ素除去装置をとりつけた改良型井戸にかえることだ。

ところが、問題はほかにもある。

水くみは女性の仕事とみなされているが、宗教上の理由から、妻が他人の土地に入ったり横切ったりするのを好まない夫がいるという。そのため、赤い井戸だと知りつつも、近くの井戸を利用する女性も多い。お金をかけて安全な井戸を作れば、それで解決というものではないのだ。

安全な水はただではない

飲み水なしでは人は生きていけない。幸い日本はきれいな水に恵まれた国である。このところミ

バングラデシュ
赤い井戸とヒ素汚染

ネラルウォーターを飲む人が増えているようだが、水道水がおいしくなくなったという理由が大きいのだろうか。少なくとも水質基準に関しては、わが国の水道水はまちがいなく世界一級である。「おいしい」「まずい」といえるのは、衛生が確保されているからなのだ。

もしも自分の家の蛇口からヒ素に汚染された水が出てきたとしたら……。しかも、知らないうちにそれが全国規模で起こっていたとしたら……。

この「もしも」の恐ろしさを少しだけでも考えてもらえるとありがたい。

バングラデシュの例を引かずとも、蛇口をひねりさえすれば、そのまま飲めて料理にも使える水がいつでもどこでも得られる国は、世界でもそうたくさんはないのである。

出典

① Kabir M, et al. Infant and child mortality levels and trends in Bangladesh. J Biosoc Sci 1995; 27: 179-92.

② Edmunds WM, et al. A review of arsenic and its impacts in groundwater of the Ganges-Brahmaputra-Meghna delta, Bangladesh. Environ Sci Process Impacts 2015; 17: 1032-46.

③ Ahsan H, et al. Arsenic exposure from drinking water and risk of premalignant skin lesions in Bangladesh: baseline results from the Health Effects of Arsenic Longitudinal Study. Am J Epidemiol 2006; 163: 1138-48.

④ Wasserman GA, et al. Water arsenic exposure and children's intellectual function in Araihazar, Bangladesh. Environ Health Perspect 2004; 112: 1329-33.

⑤ 安藤正典．インド・バングラディシュにおける地下水ヒ素汚染と健康影響．公衆衛生研究 2000; 49: 266-74.

⑥ 谷正和。村の暮らしとヒ素汚染—バングラデシュの農村から。九州大学出版会。2005 年。

1

カドミウムとヒ素
日本のお米は危ないか？

問い

次の重金属の中から、毒性があり、
その健康被害に注意すべき重金属を選んでください。
４種類あります。
重金属とは、比重（同じ体積の水に比べた重さ）が
４から５以上の金属とします。
なお、必須栄養素でも過剰に摂取すると
健康被害が生じるものもあります。

- □ クロム
- □ マンガン
- □ 鉄
- □ 銅
- □ 亜鉛
- □ ヒ素
- □ モリブデン
- □ カドミウム
- □ 水銀
- □ 鉛

＊答えは本文中にあります。

金属、特に重金属には、産業に不可欠なものが多い反面、人体に有害なものも多いという困った特徴があります。意外かもしれませんが、日本はもともと重金属の豊富な国だったそうです。佐渡の金、石見《いわみ》の銀、足尾や別子《べっし》の銅、神岡や小坂の亜鉛、釜石の鉄と、歴史を少しふり返ればうなずけます。

カドミウムの慢性中毒

岐阜県北部を源流とする高原川は、富山県境で宮川と合流すると神通川と名前を変え、富山平野を経て富山湾に注ぎます。夏にはアマゴやヤマメも釣れる渓流だそうです。

高原川沿いにあった神岡鉱山の廃液が川に捨てられ、その中に高濃度に含まれていたカドミウムが神通川下流域に堆積し、そこで育つ稲に移り、そのお米を食べ続けた人たちが犠牲となったのがイタイイタイ病です。カドミウムはおもに腎臓に蓄積し、徐々にその機能を障害します。この状態が進むと体内のカルシウムやリンが排泄されてしまい、骨がもろくなり、折れやすくなります。イタイイタイ病の原因がカドミウムだと国が認めたのは1968年のこと、公害病第1号となりました。わが国の産業発展の陰で起こった、忘れてはならない負の歴史です。

ここで疑問が湧きます。どのくらいまでならカドミウムを摂取しても安全かです。なぜなら、微量のカドミウムなら、量の差はあれ、どこでとれたお米にも含まれているからです。

食の安全を世界レベルで支えている機関があります。コーデックス委員会です。その中の食品添加物・汚染物質部会が、98年に、お米（精白米）の中のカドミウムの最大基準値を1kgあたり0・2mgにするという案を出しました。当時の日本の基準値は2倍の0・4mgでしたが、両方ともその根拠は不充分で、1kgあたり0・2mg以上で0・4mg未満のカドミウムを長期にわたって摂取してきた人たちの腎機能をていねいに調べた研究はほとんどなかったのです。

お米のカドミウム

そこで、カドミウム含有量の異なるお米がとれる地域を5つ選び、その土地でとれるお米を長い間食べてきた人たちにお願いして、カドミウム摂取量と腎機能との関連を調べる疫学研究が日本で行なわれました 出典❶。

図1上左が、コーデックス案や日本の基準値を超えていたお米の割合です。地域Aでは問題となるお米は1つも発見されませんでした。これが対照地域です。**図1上右**は、カドミウム摂取量（地域ごとの平均値）です。お米由来、総摂取量ともに、地域Aからほぼ順にカドミウム摂取量が多くなっていました。

最後の**図1下**は、β2-ミクログロブリンという物質が基準値よりもたくさん尿に出ていて、腎機能の低下が疑われた人の割合です。ただし、これだけで腎臓病だというわけではありません。ごらんのように、腎機能に地域差は認められませんでした。これは、「地域Eの人たちと同じお米を食べ続けても、70歳まではだいじょうぶそうだ」ということを示しています。この結果を受けて、日本政府はコーデックス委員会に対して日本の基準を提案し、委員会もこの案を受け入れました。

まずはカドミウムについて見てみましょう。

図1　カドミウム摂取量と腎機能との関連

出典❶

カドミウム含有量の異なるお米がとれる地域を日本国内から５つ選び、
それぞれの土地でとれるお米を長い間食べてきた人たち（中高年女性1381人）
を対象として、カドミウム摂取量と腎機能との関連を調べた日本の疫学研究。

対象者の人たちが日常的に食べていたお米におけるカドミウム含有量。コーデックス委員会の案（１kgあたり0.2mg未満）や日本の基準値（１kgあたり0.4mg未満）を超えていたお米の割合。地域のあとのカッコ内の数字は対象者数。

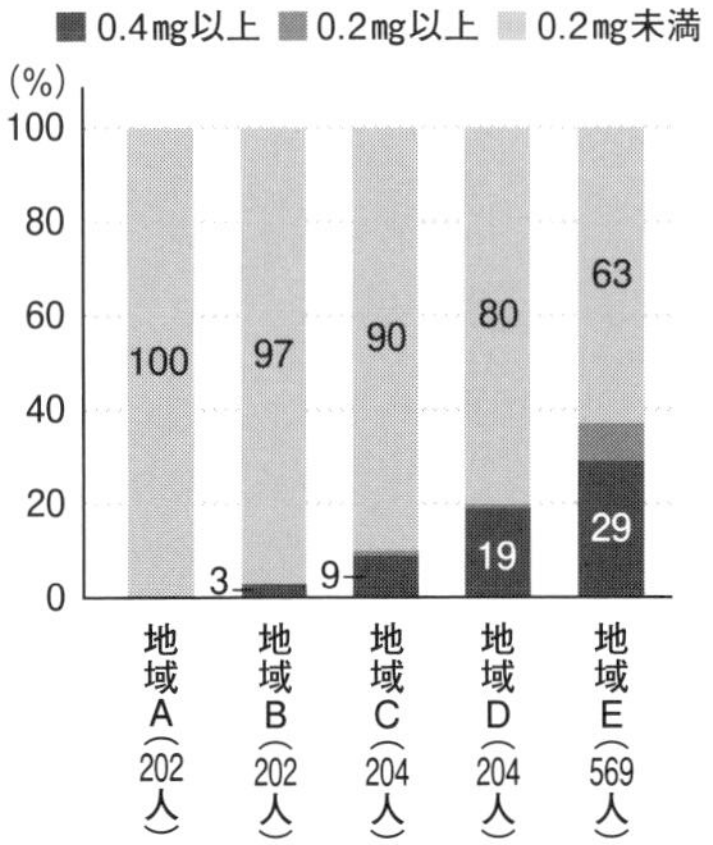

お米由来ならびに総カドミウム摂取量（過去１か月間の摂取量）の地域別に見た平均値。

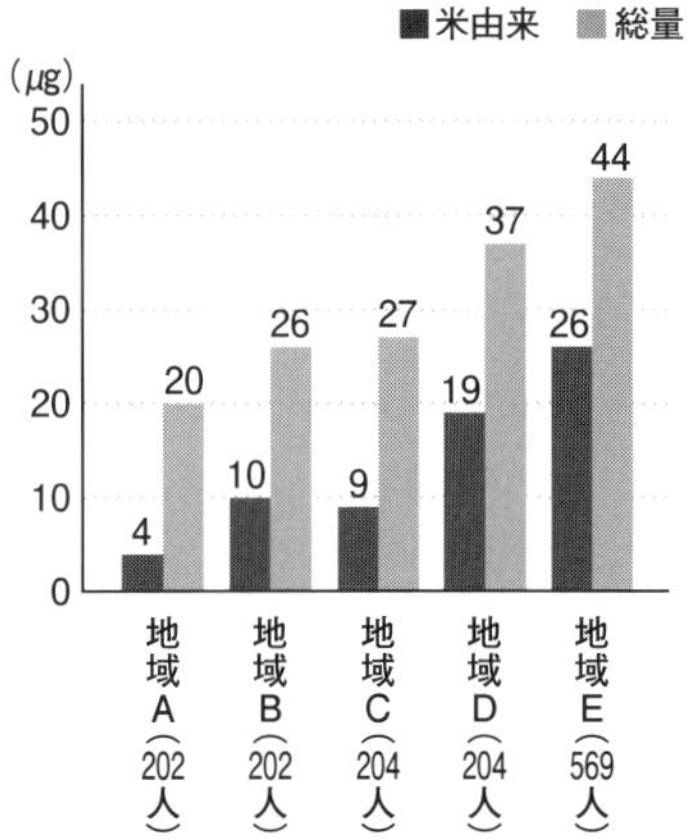

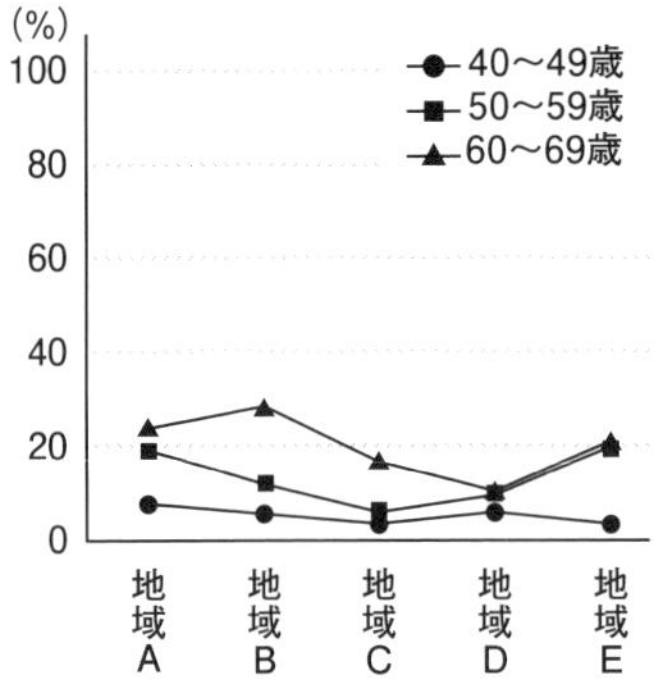

β2-ミクログロブリンという物質が基準値（尿中クレアチニン１gあたり0.3mg）以上に尿に出ていた人の割合。地域別、年齢階級別に見た結果。

少なくとも、お米のカドミウム含有量や習慣的なカドミウム摂取量がこの範囲内であれば、腎機能に目立った地域差は認められませんでした。

ところで、カドミウムはお米以外の食べ物からも摂取しています（**図１上右**）。でも、お米のカドミウム濃度はほかの食品よりも高めなうえに、日本人はお米をほかの食品よりも大量に食べます。そのため、カドミウムによる健康被害のカギをお米が握っているというわけです。

このような研究を経て、現在、１㎏あたり０・４㎎を超えるお米は市場に流通しないようにきびしい管理体制が敷かれています。

無機ヒ素とがんとお米

ヒ素は発がん物質です。特に皮膚、肺、膀胱のがんの原因となります。有機ヒ素と無機ヒ素に分かれますが、危ないのはおもに無機ヒ素だと考えられています。調査によって結果はやや異なりますが、日本人が食物から摂取する無機ヒ素の二大摂取源はお米とひじきで、この２つだけで全体のおよそ９割を占めているそうです出典❷。

お米に含まれる無機ヒ素の問題は、２０１５年にスウェーデン政府が、お米や米でできた食品は乳幼児には食べさせないほうがよいという勧告を出したことで話題になりました。無機ヒ素には子どもの神経、特に認知機能の発達を妨げる疑いがあるためです出典❸。しかし、その解釈は研究者や国によって少しずつ異なり、むずかしいようです。子どもたちの問題は別の機会にとり上げてみたいと思います。

お米は危ないか？

無機ヒ素の習慣的な摂取量とがんの発症率との関連を調べた疫学研究が日本にあります出典❹。無機ヒ素の習慣的な摂取量を個人レベルで調べるのはむずかしく、結果の信頼性に疑問が残るものの、疫学研究の結果はたいせつな参考情報となります。無機ヒ素摂取量の信頼度が女性は低かったので、ここでは、男性の結果を肺がんと膀胱がんについて**図2上**に示します。皮膚がんがないのは日本人では少ないためです。

無機ヒ素の摂取量が増えるにつれて肺がんの発症率が少し増えるように見えますが、統計学的には増えるとはいえないそうです。膀胱がんはなんともいえません。

続いて、肺がんの結果を喫煙習慣の有無で分けてみると、喫煙者群でだけ、無機ヒ素摂取量が多いほど肺がん発症率が上昇していました（**図2下**）。この結果は、喫煙者が食べ物から無機ヒ素を多量に摂取すると危ないことを示しています。逆にいえば、タバコを吸わなければ無機ヒ素はあまり問題にならないというわけです。

とはいえ、カドミウムも無機ヒ素も少ないに越したことはありません。炭水化物以外の多くの栄養素は、胚乳、つまり白米よりも、胚芽やお米の外側（いわゆるぬか）のほうに豊富です。ビタミンB_1（足りないと脚気にかかります）と食物繊維はこの代表です。すると、カドミウムや無機ヒ素も胚芽やぬかに多いはずで、玄米や胚芽精米はあまり食べないほうがよいだろうと予想されます。**図3上**は玄米など精製度の低いお米に含まれるおもな栄養素を精白米と比べた結果です。**図3下**

次に、ヒ素について見てみましょう。

図2　ヒ素の摂取量と肺がん・膀胱がんの発症率との関連　出典④

日本国内に住む成人男性4万2029人をおよそ11年追跡して、ベースライン調査における食事からの習慣的な無機ヒ素の摂取量とその後の肺がんと膀胱がんの発症率との関連を調べたコホート研究。肺がんと膀胱がんの発症人数はそれぞれ599人と141人だった。

横軸：ベースライン調査時の無機ヒ素摂取量によって、４群または３群に分けた。
縦軸：無機ヒ素摂取量が最低だった群における発症率に比べた相対的な発症率（相対危険）ならびにその95%信頼区間。

無機ヒ素摂取量とその後の肺がんまたは膀胱がん発症率の関連

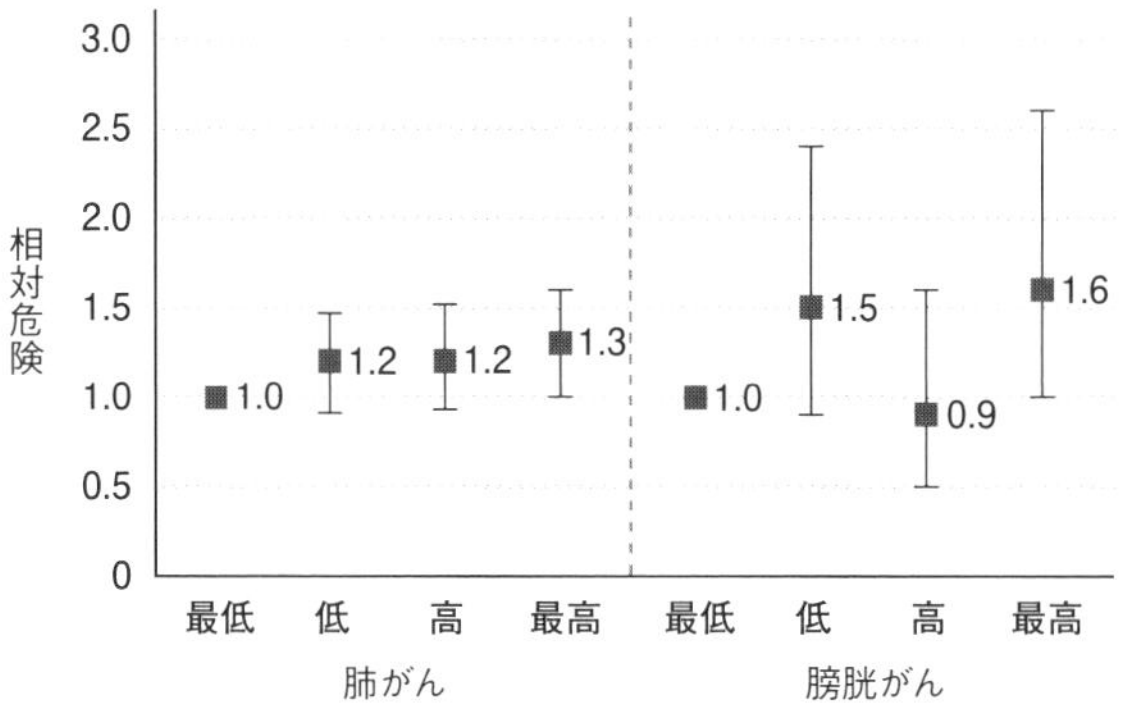

無機ヒ素摂取量と肺がん発症率の関連を非喫煙者（ベースライン調査時、それまで一度もタバコを吸ったことがない人）と喫煙者（ベースライン調査時に喫煙習慣があった人）に分けた場合。

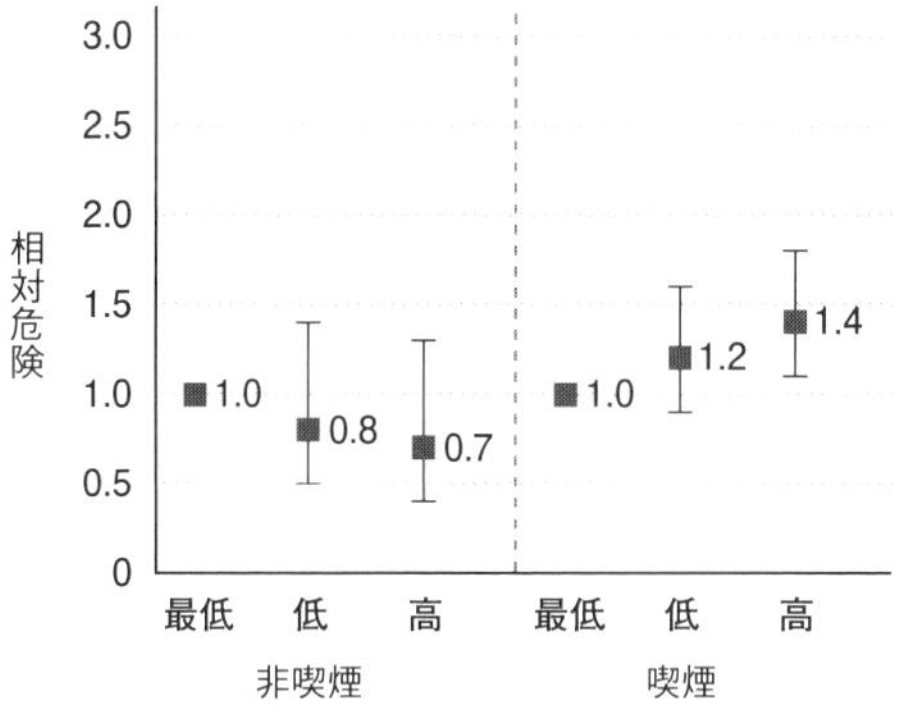

無機ヒ素の摂取量が増えるにつれて肺がんの発症率が少し増えるように見えますが、統計学的には増えるとはいえないそうです。ところが、喫煙習慣の有無で分けてみると、喫煙者群でだけ、無機ヒ素摂取量が多いほど肺がん発症率が上昇していました。

図3 お米の精製度別に比べてみると…

おもな栄養素の含有量

「日本食品標準成分表2015年版（七訂）」による。
縦軸：精白米中の含有量に比べた含有量（比）。同じ重量で比べた場合。
横軸：精白米100ｇあたりの栄養価。

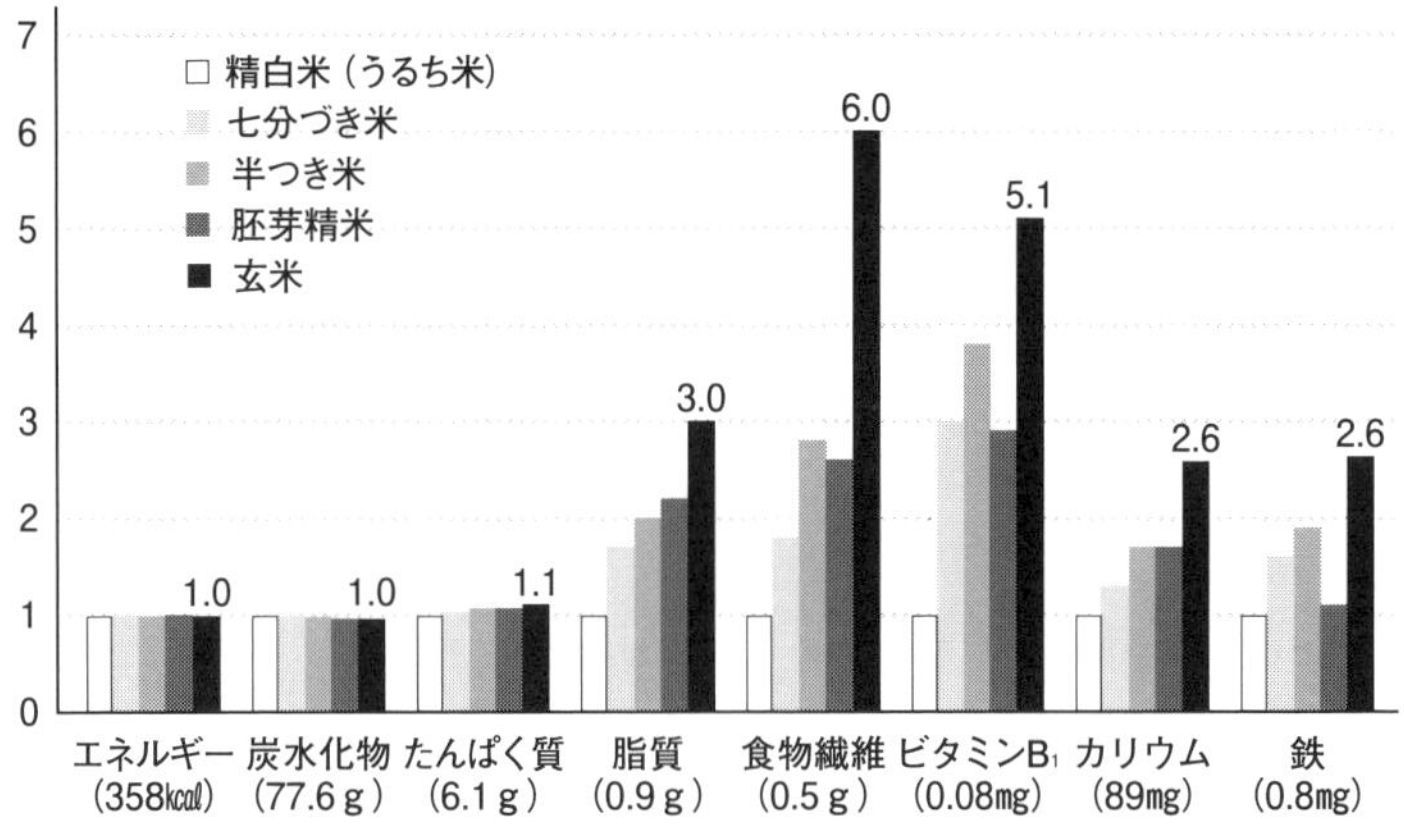

カドミウムと無機ヒ素の含有量
（精白米に比べた玄米の含有量の比）

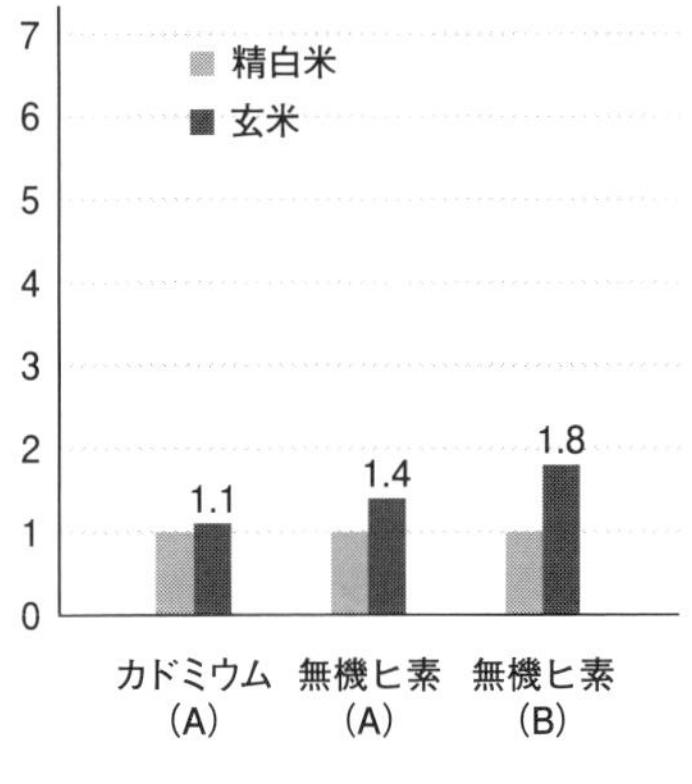

測定（A）は同じ試料を使って玄米のままで測定した場合と精米してから測定した場合（試料数は48）出典❺。測定（B）は玄米と精白米とで異なる試料を使ったと思われる出典❻。試料数はともに600。

カドミウムの含有量は玄米でも精白米でもほとんど同じで、無機ヒ素は玄米のほうが５割程度多いという結果でした。食物繊維は６倍、ビタミンB_1は５倍ですから、これに比べたら少し多い程度といえるでしょう。

はカドミウムと無機ヒ素です（出典56）。ただし、玄米と精白米の比較だけです。カドミウムと無機ヒ素の含有量はお米の産地や測定方法によってかなりばらつきがあるのですが、私たちが普通に食べているお米では、意外なことに玄米のカドミウムは精白米とほとんど同じです。無機ヒ素は玄米のほうが5割程度多いという結果でした。玄米の食物繊維は精白米の6倍ですから、これに比べたら、玄米に含まれるカドミウムと無機ヒ素は、精白米に含まれる量よりも少し多い程度といってよいでしょう。

リスクとベネフィットのバランス

冒頭の問いはわかりましたか？　健康被害に注意すべき重金属は、ヒ素、カドミウム、水銀、鉛です。ただし、基本的な栄養素をしっかりとりながら、毒性のある重金属はできるだけ避けたい……そのためには、それぞれのリスク（危険）やベネフィット（利益）を別々に考えるのではなく、プラス面（ベネフィット）とマイナス面（リスク）の両方を考えて食べ物を選びたいものです。

お米については、玄米も含めて、主食としての役割に加え、食物繊維による生活習慣病予防への大きなプラス面（第1章で紹介〈56ページ〉）と、科学的根拠に基づいたきびしい食品管理体制、そして、無機ヒ素によるわずかなマイナス面を足し引きして、少なくとも成人ではマイナス面よりプラス面が勝っていると結論します。

結論

リスクのバランス感覚をみがきたい。

リスクはゼロにはできません。お米でも同じです。お米には（お米にも）カドミウムやヒ素といった毒性を持つ重金属が含まれています。でも、ごはんはあらゆる主菜・副菜と相性のよい主食ですし、玄米や胚芽精米には食物繊維をはじめ、われわれの健康を支えてくれる栄養素が豊富に含まれています。たいせつなのは、できるだけプラスを大きくしてマイナスを小さくすることです。リスクのバランス感覚が問われる時代です。

出典
① Horiguchi H, et al. Dietary exposure to cadmium at close to the current provisional tolerable weekly intake does not affect renal function among female Japanese farmers. Environ Res 2004; 95: 20-31.
② Oguri T, et al. Inorganic arsenic in the Japanese diet: daily intake and source. Arch Environ Contam Toxicol 2014; 66: 100-12.
③ Tsuji JS, et al. Low-level arsenic exposure and developmental neurotoxicity in children: A systematic review and risk assessment. Toxicology 2015; 337: 91-107.
④ Sawada N, et al. Dietary arsenic intake and subsequent risk of cancer: the Japan Public Health Center-based (JPHC) Prospective Study. Cancer Causes Control 2013; 24: 1403-15.
⑤ 小野塚春吉、他。玄米と精米中のカドミウム、銅、ヒ素の含有濃度比較。東京衛研年報 2000; 51: 150-4.
⑥ 農林水産省。http://www.maff.go.jp/j/syouan/nouan/kome/k_as/occurrence.html（２０１６年8月2日アクセス）

2

カルシウム
「充分に」とはどれくらいか？

問い

カルシウム消費量と骨折との関連を
国ごとに見たのが下の図です。
2つあります。
どちらが本当のデータに基づいた
図でしょうか？

図 カルシウム消費量と骨折

出典❶

横軸は、国民１人あたり１日あたりのカルシウム消費量（mg）。

カルシウム消費量はその国で消費された食料全体から計算しました。

縦軸は、成人女性における大腿骨近位部骨折の発症率（１万人あたり）。

とり上げた国（地域）は、香港、シンガポール、ユーゴスラビア、オランダ、アメリカ、イスラエル（エルサレム）、イギリス、スウェーデン、フィンランド、ニュージーランドです。

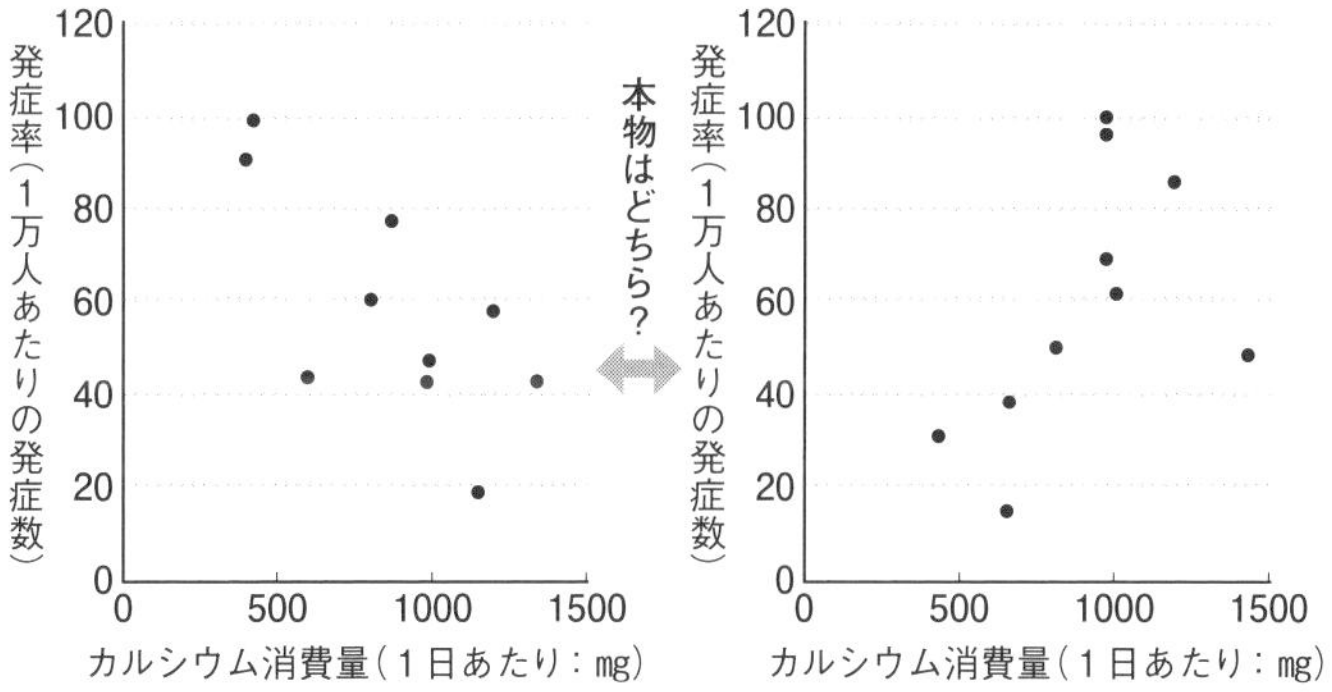

＊答えは本文中にあります。一方は作り物の図です。

骨折は、女性、特に閉経後の女性にとって深刻な健康問題です。そして、骨の健康といえばほぼすべての人が「カルシウムですね」と答えます。

骨の中で、折れやすく、生活習慣との関連が深いのは2か所、足のつけ根にある骨（大腿骨近位部）と背骨、特に腰の部分の背骨（腰椎）です。今回は研究数の多い、大腿骨近位部の骨折についておもに考えてみます。

カルシウムの消費量と女性における大腿骨近位部の骨折率との関連を国ごとに見たのが**問いの図**です出典❶。答えはわかりましたか？　カルシウム消費量が多い国のほうが骨折する人が多い傾向にある、つまり右の図が本物です。不思議だと思いませんか？　説明を考えてみました。

【仮説1】カルシウムをとると骨が強くなるというのはじつは嘘で、本当は骨が弱くなるから。

【仮説2】カルシウム消費量が多い国ほど、カルシウム以外に、多い（または少ない）なにかがあり、それがカルシウムよりも骨折に強く影響しているから。

【仮説1】は意外性があって世間受けしそうですが、世界の科学者のコンセンサスは【仮説2】のほうです。その理由を探ってみます。

骨折と関係がある生活習慣は？

骨、特に大腿骨近位部の骨が折れやすくなる生活習慣の筆頭は運動不足です出典❷。スポーツだけでなく、通勤や家事など生活の中での運動もたいせつなようです出典❷。続いてやせすぎ出典❸。

骨は自分の体の重さを受けて強くなります。やせていると充分に重みがかからず、骨は弱くなってしまいます。そして、ころんだときなどいざというときに耐えられずに折れてしまうというわけです。ほかには喫煙も忘れてはいけません［出典4］。栄養素では、子どものくる病に関係するビタミンDがあります。くる病だけでなく、骨粗鬆症や成人や高齢者の骨折との関連も考えられていますが、結論はまだ得られていません［出典5］。

原因はカルシウム不足だけではない

ビタミンDは不思議な栄養素です。第2章でも紹介しましたが、食品から摂取するだけでなく、日光（紫外線）を受けて皮膚（皮下）でも合成されるからです。つまり、ビタミンDは摂取量＋皮下合成量で考えないといけません。高緯度に位置する国ではビタミンDの合成不足が問題になります。さらに、女性の社会進出が早くに進んだ北欧諸国は、皮肉なことに女性の喫煙率が比較的高いという問題もかかえていました。そして、忘れてはならないのが運動です。**問いの図**で骨折率が高かったのは、上からアメリカ、ニュージーランド、スウェーデンでした。逆に、骨折率が低い国は下からシンガポールと香港で、二か国とも紫外線の強い低緯度にある国でした。

この解釈は、骨の健康の鍵はカルシウム以外にたくさんあることを示しています。しかし、意外性があって魅力的な【仮説1】（カルシウムは骨を弱くする）を否定できたわけではありません。

カルシウムとの関連が見えない

【仮説1】と【仮説2】のどちらが正しいかを知るためには、体重も運動習慣も喫煙習慣もビタミンD摂取量も調べ、これが骨折に及ぼす影響をとり除いたうえで、カルシウムが骨折に与える影響を見なくてはいけません。つまり、骨が折れていないたくさんの人についてこれらを調べ、その後この中のどの人の骨が折れるかを観察するコホート研究が必要です。骨折はそれほど珍しい健康障害ではありませんが、それでも、このようなことをくわしく調べるためには、少なくとも数百人、場合によっては数千人以上の人の協力が必要ですし、少なくとも数年、長い場合には十数年を要します。

このような課題をクリアした代表的な研究の結果を**図1**にまとめました出典❻。研究ごとに、カルシウム摂取量が最も少なかった群における骨折発症率を基準として、ほかのカルシウム摂取量の群における骨折発症率を相対的な数値として表わしました。相対危険です。たいせつなのは、運動習慣や喫煙習慣、身長に体重、ビタミンD摂取量が骨折に及ぼした影響をとり除いて計算してある（影響が考慮されている）ことで、ここが**問いの図**と大きく異なる点です。

結果は研究ごとに大きく異なります。つまり、「カルシウムをたくさん摂取することと大腿骨近位部骨折との間には、じつは関連はないかもしれない」ことをこの図は示しています。しかし残念なことに、これらはカルシウム摂取量が全体的に日本人よりも多い欧米諸国で行なわれた研究ばかりをまとめたものです。したがって、カルシウム摂取量が多めの国ではという条件つきであること

骨折と関係のある生活習慣の影響をとり除いて、カルシウム摂取量と骨折との関係を見てみましょう。

図1 欧米諸国で行なわれたカルシウム摂取量と大腿骨近位部骨折の関連を調べた13の疫学研究のまとめ 出典⑥

それぞれの研究ごとに、カルシウム摂取量が最も少なかった群における
骨折発症率を基準として、それぞれのカルシウム摂取量の群における
骨折発症率を相対的な数値（相対危険）として表わしたもの。
実線はコホート研究、点線は症例対照研究という研究方法で行なわれた。
すべての研究で、年齢や身長・体重、運動・喫煙習慣の影響は考慮されている。
ビタミンD摂取量は一部の研究でだけ考慮されている。

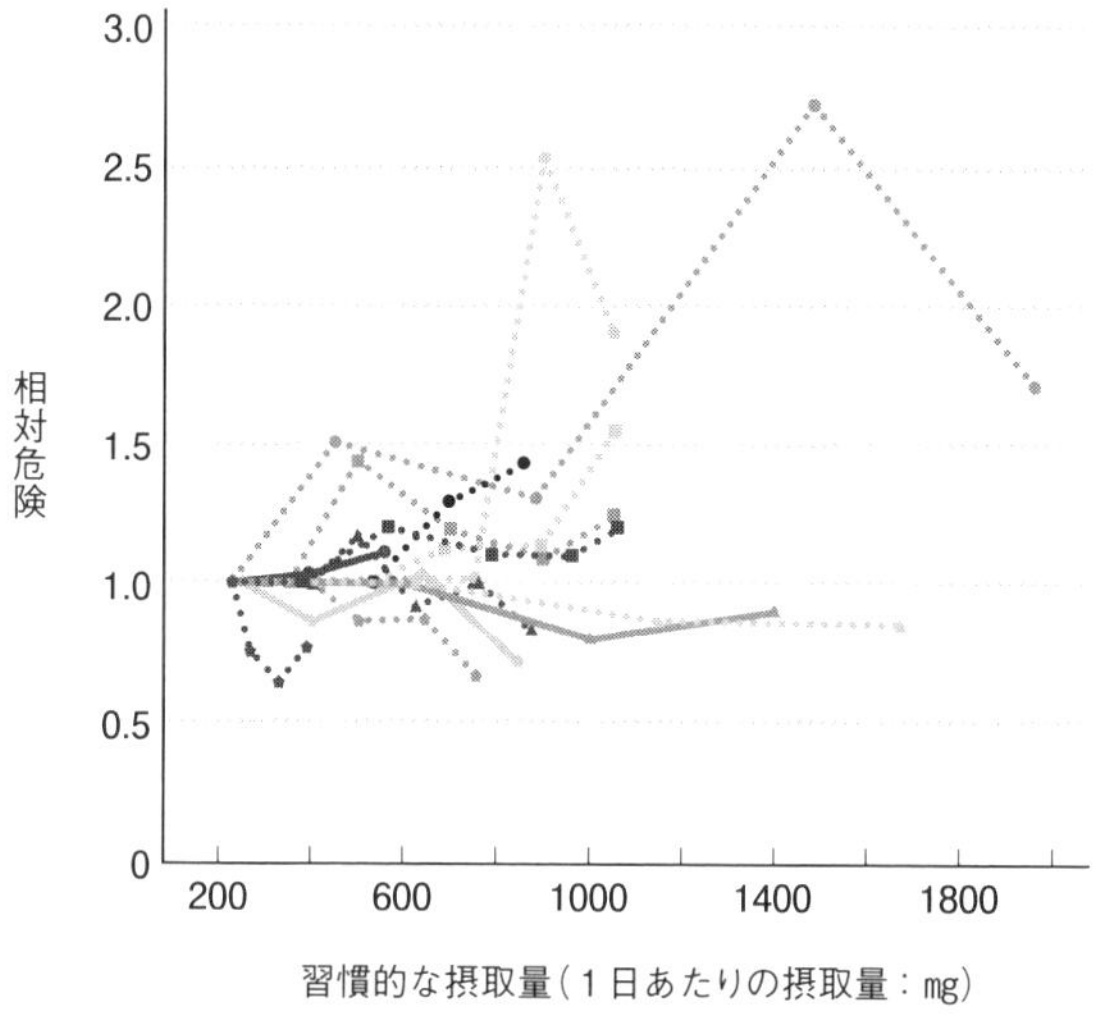

結果はずいぶんばらついています。カルシウムは骨折を防ぐのか増やすのか結論はくだせません。

を忘れてはいけません。

摂取量が少ないことが問題

では、カルシウムの摂取量が比較的少ない人たちではどうなのでしょうか？

この疑問へのヒントになる研究結果がスウェーデンから発表されています（図2 出典⑦）。平均年齢54歳の女性およそ6万人を、その後19年間追跡してカルシウム摂取量とその後の大腿骨近位部骨折の発症との関連を調べたものです。カルシウム摂取量によって6万人を5つの群に分けて、中くらいのカルシウム摂取量だった群における骨折発症率に比べた、それぞれの群における骨折発症率が示されています。

真ん中の群の摂取量が1日あたり922㎎で、この群で骨折率が最も低く、摂取量がそれよりも少なくても多くても骨折が多かったことがわかります。特に、摂取量が多いよりも少ないほうで骨折率が上がっていた点が目を引きます。

骨折の部位が腰椎なので比べるのはむずかしいのですが、日本女性を対象としたコホート研究も上書きしてみました（図2 出典⑧）。スウェーデン人女性と日本人女性でカルシウム摂取量の範囲をたどると、日本人女性のカルシウム摂取量の少なさがよくわかります。もう一つ、注目すべき結果は、カルシウム摂取量が少ない群ほど腰椎骨折の発症率が高かったことです。

この2つの研究結果からだけではカルシウムは何ミリグラム以上とるべきかを決めるのはむずかしいですが、日本人全体としてはもっとカルシウムをとるほうがよいだろうと考えられます。

カルシウム摂取量が少ない人ではどうでしょうか。

図2 カルシウム摂取量と骨折の関連を調べた スウェーデンと日本のコホート研究の結果

出典⑦⑧

研究対象とした骨折の部位は、スウェーデンの研究が大腿骨近位部、
日本の研究は腰椎だった。
比較基準群の骨折発症率に比べた、相対的な各群の発症率（相対危険）と
その95%信頼区間。

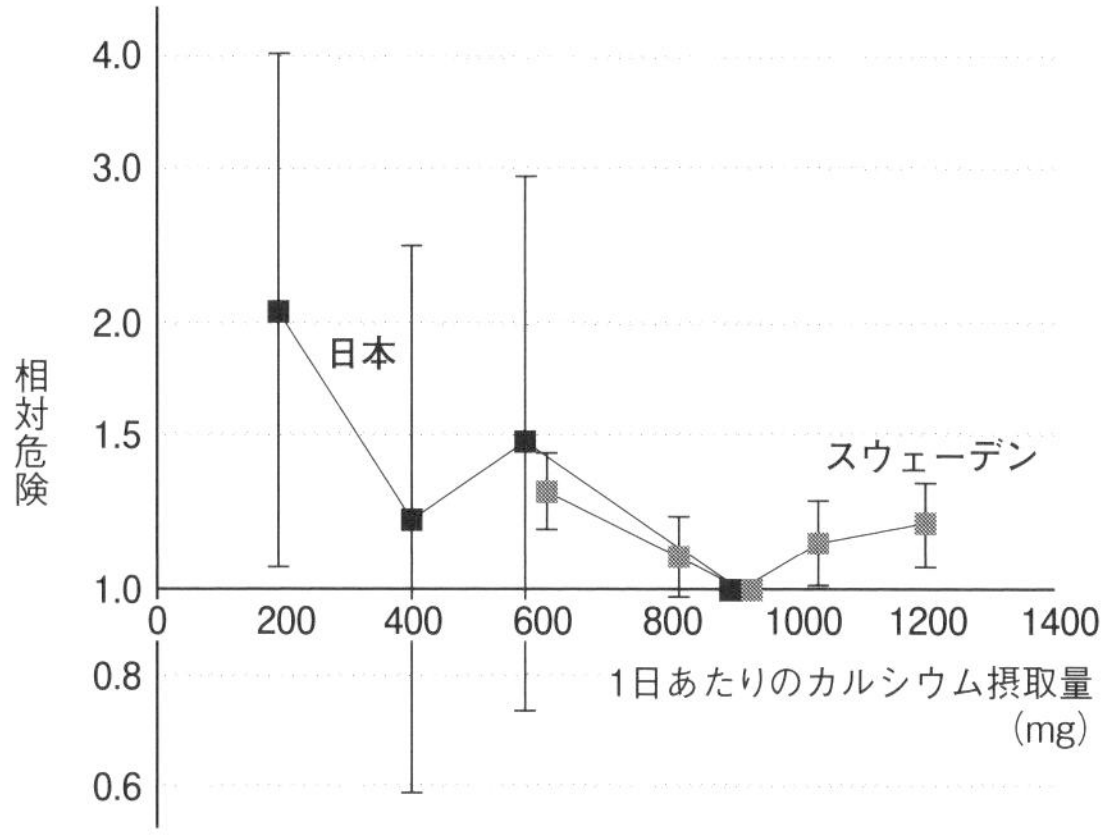

	日　本	スウェーデン
人数	18,524	61,433
骨折部位	腰椎	大腿骨近位部（初発のみ）
発症数	150	3,871
追跡期間	10年	19年
追跡開始時年齢	49歳	54歳
1日あたりの平均カルシウム摂取量（mg）	512	911
基準とした群の1日あたりのカルシウム摂取量（mg）	890	922

骨折の部位が違うので比べるのはむずかしいですが、カルシウムをたくさんとるほど骨折を防げるというよりも、摂取量が少ないと骨折が起こりやすいと読めます。

カルシウムの適正摂取量は？

最後に、「日本人の食事摂取基準（2015年版）」を見ておきましょう。望ましい摂取量は性別と年齢によって異なるので、成人女性（70歳未満）を例にあげます（**図3**）。この人たちでは、推定平均必要量が1日あたり550mg、推奨量が650mgとされています。

推定平均必要量とは、この量を満たしていても半数の人で体の中のカルシウムが減っていってしまうおそれがある摂取量です。半数の人とされているのは、個人差があるためです。推奨量は、体の中のカルシウムが減っていってしまうおそれがほぼだれにもないと考えられる摂取量です。通常はこの摂取量が「推奨」されます。そして、650mgを超えて食べれば食べるほど安心度が上がるわけではないことをこの図は示しています。

ところで、この図の左半分の形が**図2**と似ていることに気づきましたか？　似ているのは当然で、「食事摂取基準」はこのような研究結果をたくさん集めて作られているからです。なお、**図3**の右半分はサプリメントなどの過剰摂取による害に関するリスクで今回の話題とは異なります。

「多いほどよい」ではなく「少ないと怖い」というカルシウムの性質がおわかりになったでしょうか。じつはこのような性質を持った栄養素は、ほかにもたくさんあります。多いほどよいのではなくて少ないのが怖い。栄養と健康を考えるときのキーワードの一つです。

最後に、日本人が目指したい量を定めた「食事摂取基準」を見てみましょう。

図3　カルシウム摂取量と健康障害のリスクとの関連を示す概念図

「日本人の食事摂取基準（2015年版）」のカルシウムにおける
推定平均必要量と推奨量を説明する図（18〜69歳の女性）。

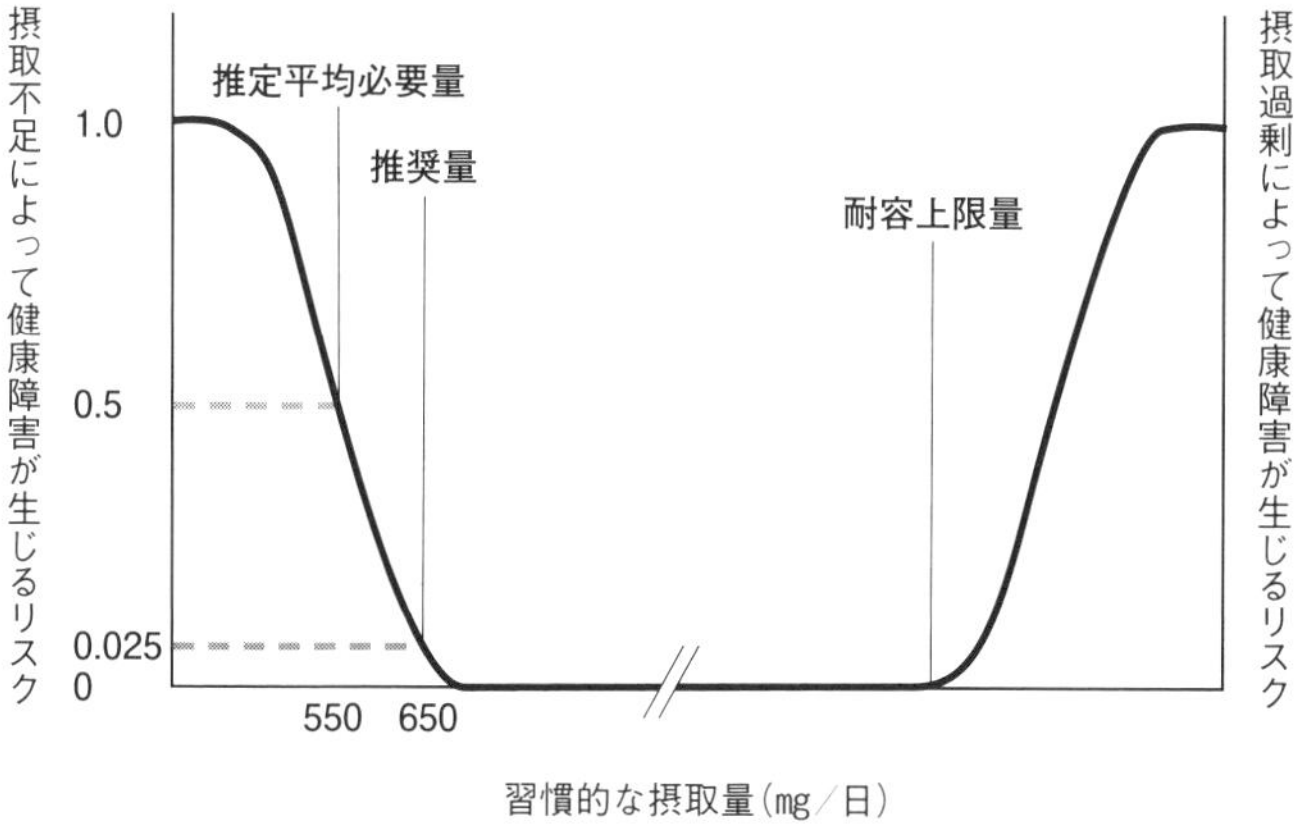

成人女性の場合、１日あたりあたり650mg摂取できれば、骨折などのリスクがかなり低いことがわかります。一方で、650mgを超えて多くとっても、安心度がさらに上がるわけではないこともわかります。

結論

カルシウムは多くとるほどよいわけではありません。

カルシウム摂取量と骨折の関連は、直線ではなく曲線だというところがポイントです。特に、「多くとるほどよい」ではなく、「少ないとこわい」という特徴を正しく理解したいものです。そして、総合的に考えれば、「日本人の食事摂取基準（２０１５年版）」の推奨量かそれを少し上まわる程度の摂取量を充分な量として確保したうえで、ほかの危険因子にも注意を払うことをおすすめします。

出典

① Hegsted DM. Calcium and osteoporosis. J Nutr 1986; 116: 2316-9.
② Feskanich D, Willett W, Colditz G. Walking and leisure-time activity and risk of hip fracture in postmenopausal women. JAMA 2002; 288: 2300-6.
③ Johansson H, et al. A meta-analysis of the association of fracture risk and body mass index in women. J Bone Miner Res 2014; 29: 223-33.
④ Kanis JA, et al. Smoking and fracture risk: a meta-analysis. Osteoporosis Int 2005; 16: 155-62.
⑤ Lai JK, et al. Hip fracture risk in relation to vitamin D supplementation and serum 25-hydroxyvitamin D levels: a systematic review and meta-analysis of randomised controlled trials and observational studies. BMC Public Health 2010; 10: 331.
⑥ Xu L, et al. Does dietary calcium have a protective effect on bone fractures in women? A meta-analysis of observational studies. Br J Nutr 2004; 91: 625-34.
⑦ Warensjö E, et al. Dietary calcium intake and risk of fracture and osteoporosis: prospective longitudinal cohort study. BMJ 2011; 342: d1473.
⑧ Nakamura K, et al. Calcium intake and the 10-year incidence of self-reported vertebral fractures in women and men: The Japan Public Health Centre-based Prospective Study. Br J Nutr 2009; 101: 285-94.

3

鉄
貧血の原因は食事か体質か？

問い

表の〔A〕のような頻度で5つの食品を食べている人がいたとします。鉄の吸収率まで考慮したとき、表の中の数字を見ながら、〔E〕の「体で有効に使われる鉄の量（1日あたり㎎）」の空欄を計算して、この人にとって最も重要な鉄の摂取源となっている食品をこの中から1つあげてください。

＊この表の中の数字はあくまでも目安と考えてください。

食 品	1週間あたりにして何回くらい食べていますか？（回）※1 〔A〕	1回に食べる標準的だと思われる量（g）〔B〕	鉄の含有量（食品100gあたり㎎）〔C〕	およその鉄の吸収率（%）〔D〕	体で有効に使われる鉄の量（1日あたり㎎）〔E〕
レバー（鶏）	0.25	40	9.0	37	?
緑の濃い葉野菜	7	70	1.6※2	5	?
魚	5	80	1.2※3	37	?
肉	5	80	0.8※4	37	0.17
納豆	5	50	3.3	5	0.06
食パン	21※5	95	0.6	5	0.09
ごはん（精白米）	21※5	150	0.1	5	0.02

※1　1日に2回以上食べる場合にも、それぞれの回数を足し合わせてください
※2　小松菜（葉・生）、ほうれん草（葉・生）、にら（葉・生）、ブロッコリー（花序・生）の平均値
※3　シロサケ（生）、ミナミマグロ（赤身・生）、ブリ（成魚・生）、サンマ（生）の平均値
※4　輸入牛肉（肩・脂身つき・生）、豚・大型種肉（肩ロース・脂身つき・生）、若鶏肉（もも・皮つき・生）の平均値
※5　仮にそれぞれ毎日3食食べるとした。

＊答えは172ページにあります。

貧血は、鉄欠乏性貧血や悪性貧血（巨赤芽球性貧血）など、いくつかの種類に分かれます。体内の鉄の不足によって起こり、最も頻度の高い貧血が鉄欠乏性貧血です。

ところで、生活習慣の乱れが原因となって起こる病気が生活習慣病です。厳密には、生活習慣だけでなく、遺伝素因や生活習慣以外の環境要因も原因となりえます。したがって、「生活習慣の乱れがおもな原因となって起こる病気」くらいに考えておくのがよさそうです。生活習慣といえば食習慣ははずせません。したがって、鉄欠乏性貧血は代表的な生活習慣病といえそうですが、どうでしょうか。

鉄欠乏性貧血は生活習慣病か？

鉄欠乏性貧血とは、体内の鉄、具体的には赤血球に含まれるヘモグロビンの中の鉄が不足して起こる貧血です。体全体からいえば、体外への鉄の損失量が鉄の摂取量を上まわった状態です。このように、摂取量と体外への損失量（排泄量）のバランスのことを出納《すいとう》と呼びます。家庭や会社でのお金の流れと同じで、要するに鉄が赤字なわけです。

これに対して、生活習慣病は、栄養素の出納のアンバランスによって起こるのではありません。たとえば、ナトリウム（食塩）をとりすぎて体内にナトリウム（食塩）がたまり、そのために血圧が上がって高血圧症になるのではありません。飽和脂肪酸のとりすぎが一因となる脂質異常症でも、食物繊維摂取量の不足によってリスクが上がる心筋梗塞でも同じことです。

もう一つ。高血圧症も脂質異常症もその原因は一つではありません。生活習慣病は、肥満や運動不足など食事以外の要素も含めて、複数の種類の栄養素の摂取量が複雑にからみ合って起こります。一方、鉄欠乏性貧血は体内の鉄が不足して起こる病気です。ほかの栄養素の過不足では起こらず、肥満も運動不足も直接には関係しません。これは、脚気や壊血病などの古典的な栄養欠乏症に似ています。脚気と壊血病はそれぞれ、体内でのビタミンB_1、ビタミンCの出納が負になって起こる病気です。

さらにもう一つ。生活習慣病の特徴の一つに、かかってから数年後、場合によっては数十年後に症状が現われるということがあります。その典型はがんでしょう。そして、一度かかってしまった生活習慣病を食習慣の改善だけで完全に治すのはむずかしく、その進行をゆるやかにすることさえかなりの苦労と時間（年数）を要する場合があります。一方、赤血球の寿命はおよそ１２０日ですから、鉄の出納が負になれば数か月で貧血になることもあるけれど、出納を正にしてやれば数か月で完全に治すことも理論的には可能です。

以上、３つの理由から、鉄欠乏性貧血は生活習慣病ではないといったほうがよさそうです。では、なぜ鉄は不足するのでしょうか？

女性特有の問題

鉄の摂取量を調べることは意外にむずかしく、また、鉄欠乏性貧血の診断もむずかしいために、意外なほど研究がありません。さらに、鉄欠乏性貧血は食料不足に悩む開発途上国で特に大きな問題であるために、わが国での研究が乏しいという現実もあります。

ところで、女性の場合、鉄の体外損失のほとんどは生理（月経）のときの出血（月経血）によるものです。しかし、月経血の量（容量や重量）を測ることは現実的にはとてもむずかしく、これも、鉄欠乏性貧血の研究をむずかしくしていました。

図1は、自己申告による生理のときの出血量と鉄欠乏性貧血の有無の関連です出典①。出血量が「少ない（軽い）」と答えた人が貧血であったリスクは、出血量が「普通」と答えた人が貧血であったリスクのわずか3割で、逆に、「多い（重い）」と答えた人では2倍近くになりました。「多い（重い）」と答えた人が貧血にかかっていたリスクを「少ない（軽い）」と答えた人と比べると、じつに6倍近くにも上っていました。女性にとって生理のときの出血が鉄欠乏性貧血の大きな原因になっている様子がよくわかる結果です。

ヘム鉄と非ヘム鉄

私たちが食品から摂取している鉄は、ヘム鉄と非ヘム鉄に分かれます。ヘム鉄とはヘモグロビンの中にある鉄で、わずかでも血液が含まれる食品、つまり、レバー（肝臓）を代表として、肉や魚に含まれます。非ヘム鉄はそれ以外の鉄で、通常、鉄そのものの形で食品に含まれていて、植物性食品にも広く含まれています。ヘム鉄と非ヘム鉄では腸からの吸収率が異なり、ヘム鉄はおよそ3割から4割が吸収されて体内で使われますが、非ヘム鉄の吸収率は5％程度だと報告されています出典②。これが、鉄欠乏性貧血の予防や治療のための食事にレバーがすすめられる理由です。

生理のときの出血量と鉄欠乏性貧血との関連はどうでしょうか。

図1 生理のときの出血量（自己申告による）と鉄欠乏性貧血の有無の関連

出典❶

出血量が「普通」の人に比べた「軽い」人と「重い」人の鉄欠乏性貧血のリスク（オッズ比）。日本人の女性の大学生（18〜25歳）1019人の結果。血清フェリチン濃度が1㎖あたり12ng※未満の人を鉄欠乏性貧血と判断した。鉄の有効摂取量、肥満度、飲酒量、習慣的な運動量、生理の頻度などが同じとして、生理のときの出血量の影響を計算した。■はオッズ比、縦線はその95%信頼区間。

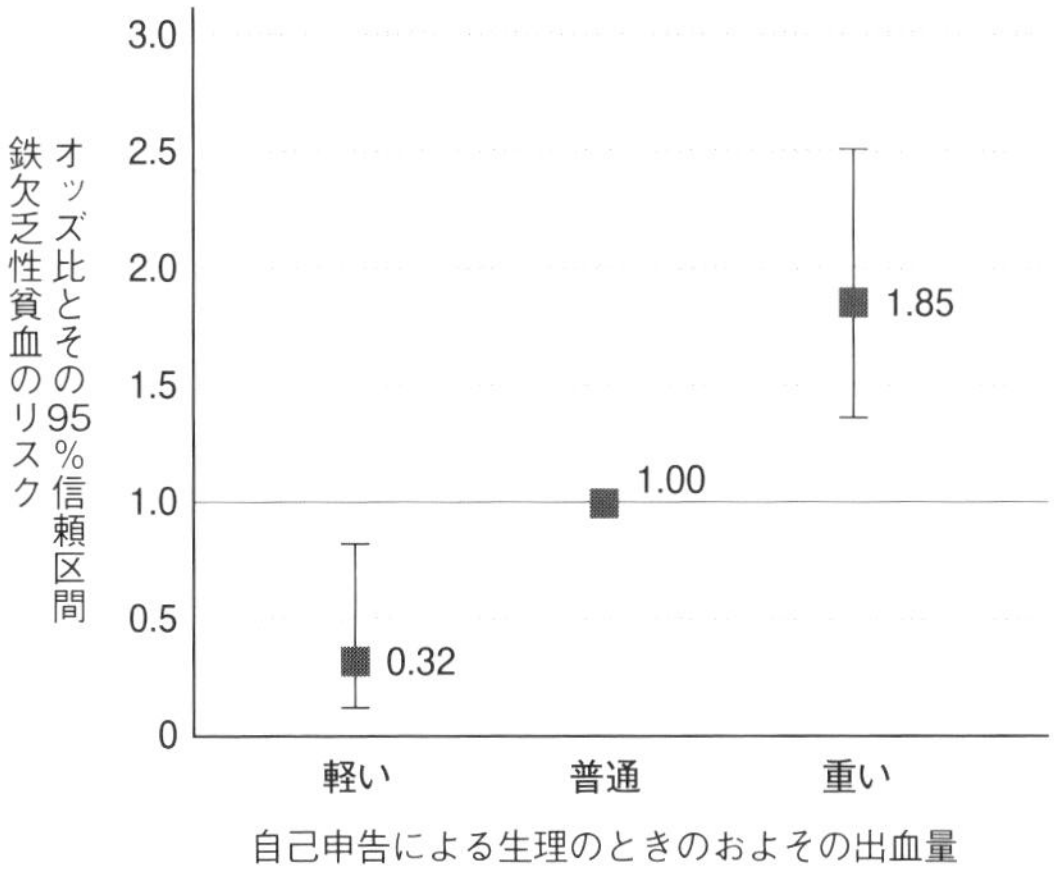

全体の24.5%である、250人が鉄欠乏性貧血でした。出血量が多いと答えた人では、少ないと答えた人の6倍近くも貧血にかかるリスクが高いという結果でした。

※　1ng（ナノグラム）は1μgの1000分の1、1㎎の100万分の1。

さて、**図2**は、**図1**と同じ人たちで、鉄の摂取量と鉄欠乏性貧血の有無の関連を見たものです**出典1**。**上**が鉄全体の摂取量との関連、**下左**がヘム鉄摂取量との関連、**下右**が非ヘム鉄摂取量との関連です。それぞれ、摂取量によって対象者を均等に5つの群に分けて、最も摂取量が少なかった群における貧血のリスクに比べた相対的なリスク（相対危険）をグラフにしてあります。鉄の摂取量は、ヘム鉄であろうと非ヘム鉄であろうと、貧血のリスクにはまったく関連していないことを示しています。

図1と**図2**から導かれる解釈は、「鉄欠乏性貧血は、鉄の摂取量よりも生理のときの出血量のほうの影響をより強く受けているようだ」ということでしょう。

日本人女性は鉄の摂取が少ない

以上より、生理のある女性については、次のようにまとめられます。

①生理のときの出血量が少ないか普通で、鉄欠乏性貧血の経験がない人は、鉄欠乏性貧血にかかりにくいので、鉄の食べ方にはそれほど神経質にならなくてもよい。（注：まったく気にしなくてよい、という意味ではありません。念のため）

②生理のときの出血量が多い人は鉄欠乏性貧血にかかりやすいので、積極的に鉄を食べる努力をすべきである。

③生理のときの出血量にかかわらず、すでに鉄欠乏性貧血にかかっているか、今までにかかった経験がある人は、かかりやすい体質だと考えて、積極的に鉄を食べる努力をすべきである。

鉄の摂取量と鉄欠乏性貧血の関連は？

図2　鉄の摂取量と鉄欠乏性貧血の有無の関連　出典❶

総鉄摂取量（上図）、ヘム鉄摂取量（下左図）、非ヘム鉄摂取量（下右図）のそれぞれを、摂取量（mg／1000kcal）によって５つの群に分け、最も摂取量が少なかった群に比べたそれぞれの摂取量の群の鉄欠乏性貧血のリスク（オッズ比）。対象者や鉄欠乏性貧血の判断基準は図１と同じ。肥満度、飲酒量、習慣的な運動量、生理の頻度、生理のときの出血量などが同じとして、鉄の摂取量の影響を計算した。

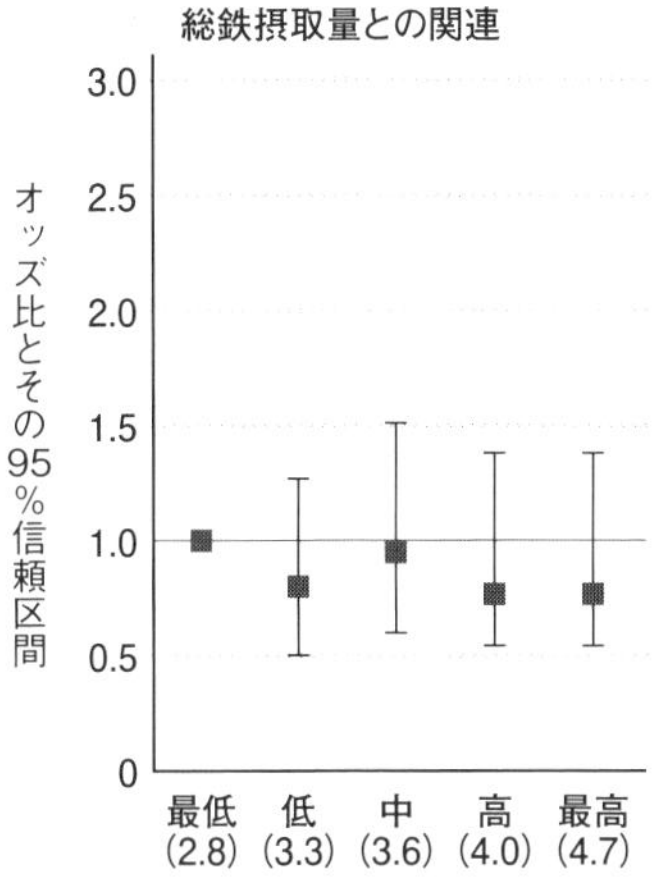

鉄の摂取量は、ヘム鉄であろうと非ヘム鉄であろうと、また鉄全体の量も、貧血のリスクに関連していないようです。

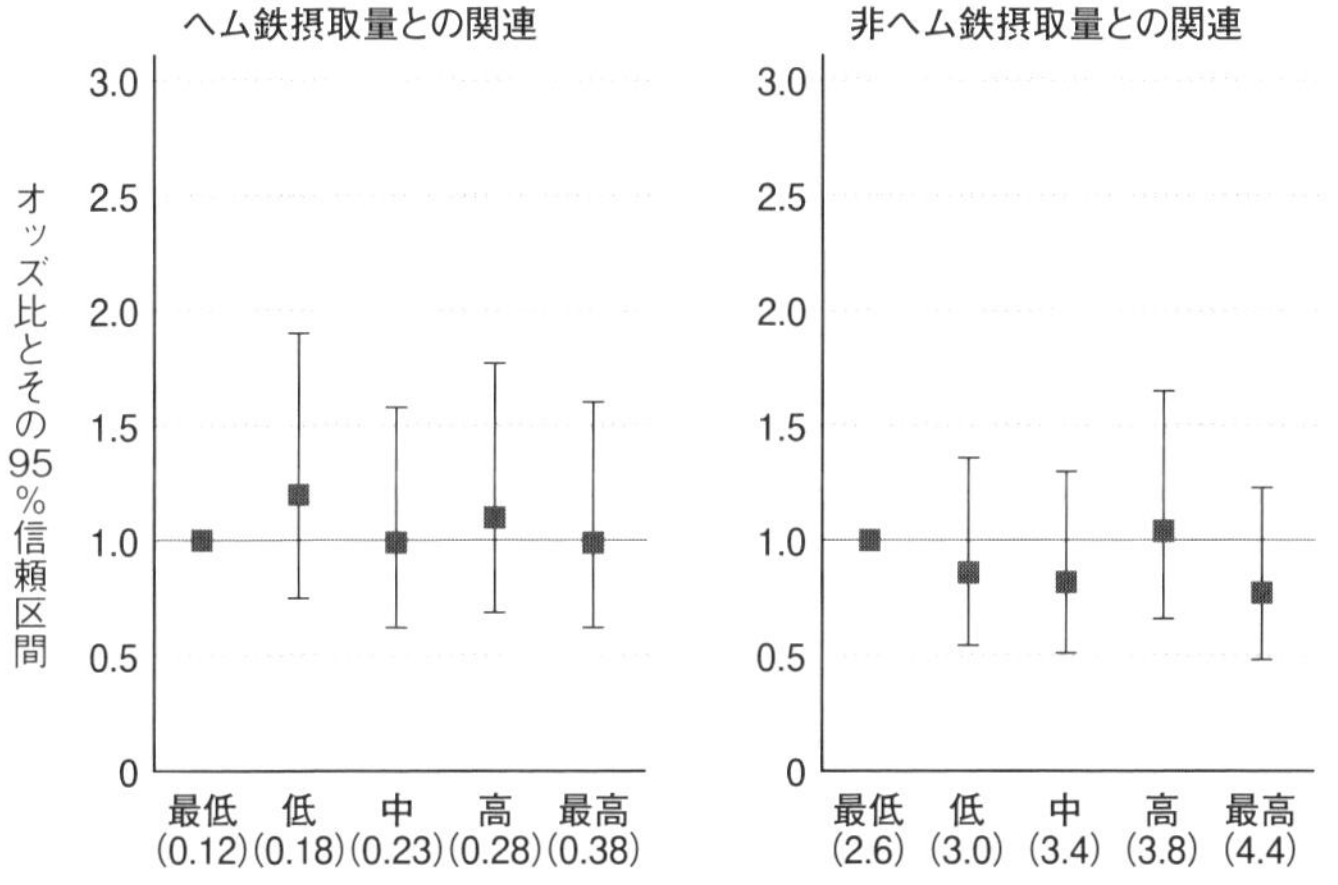

横軸：鉄の摂取量
［カッコ内は、その群における摂取量の中央値（mg/1000kcal）］

日本人はどのくらい鉄をとっているでしょうか。

図3 健康な成人女性（40〜59歳）における鉄摂取量の国際比較 出典❸

ていねいな24時間食事思い出し法を４回くり返した調査。
鉄欠乏性貧血の人がいるかどうかは不明。
■は平均値、縦線は95％信頼区間。

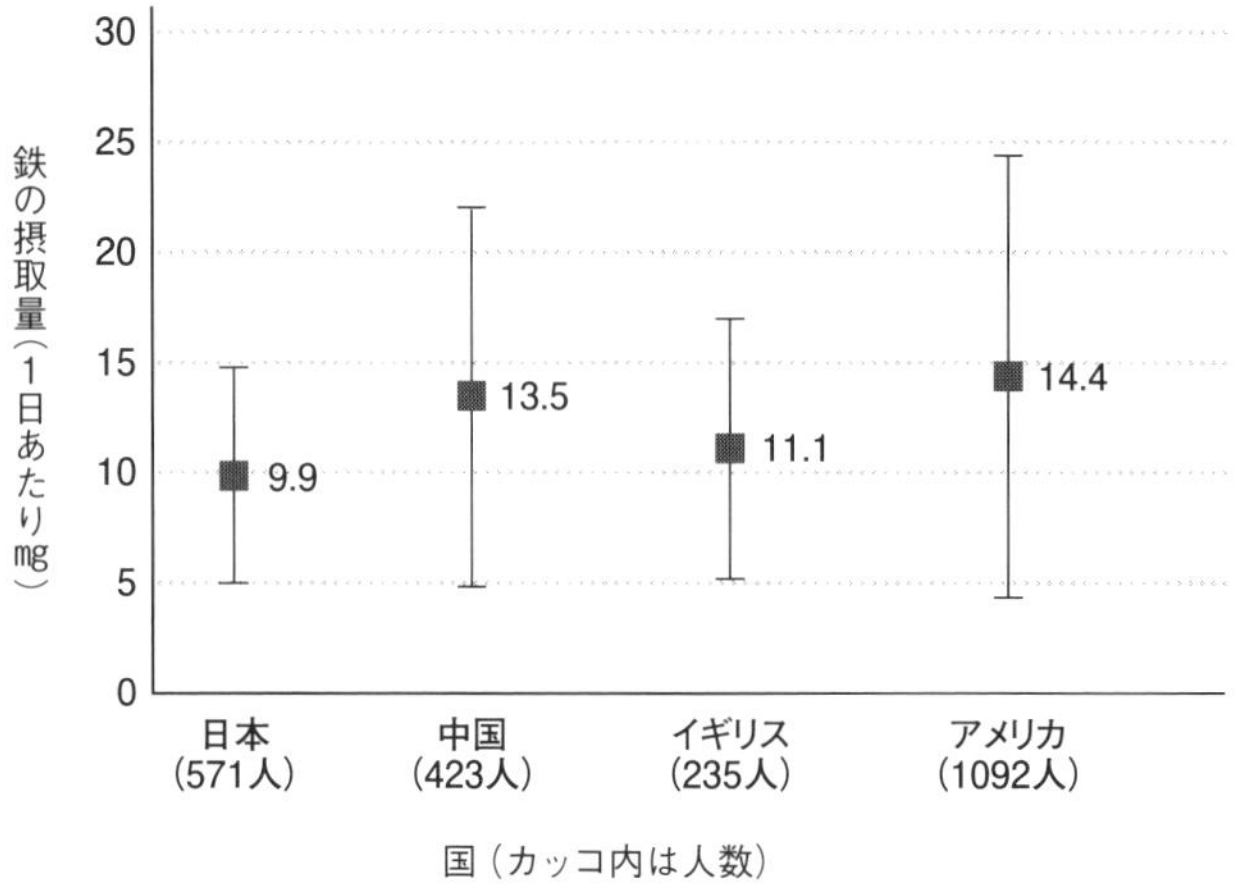

４か国の比較では、日本人が最も鉄摂取量が少ないという結果でした。日本人にとって鉄を豊富に摂取することはむずかしいのかもしれません。

165ページの質問の答え：魚

食品	体で有効に使われる鉄の量（１日あたりmg）〔E〕
レバー（鶏）	0.05
緑の濃い葉野菜	0.06
魚	0.25
肉	0.17
納豆	0.06
食パン	0.09
ごはん（精白米）	0.02

ところで、日本を含む4か国の中年女性を対象として、同じ調査方法を使って栄養素摂取量をていねいに調べた研究によると、日本人女性の鉄摂取量が最も少ないという結果でした（**図3** 出典3）。統計学的に考えると、95％信頼区間の上限（ここでは1日あたり15㎎）を超えて鉄を摂取している人は全体の2・5％（100人に2・5人）、多めに見積もっても100人にわずか3人です。このような人たちでも、中国人女性やアメリカ人女性の平均にしかすぎません。日本人の鉄摂取量がいかに少ないかがわかります。

ところで、冒頭の計算はいかがでしたか？ **図3の下の表**をごらんください。正解は「魚」です。そして、2番目は「肉」でした。「○○は鉄が豊富」という情報以上に、ふだん食べている動物性食品のたいせつさがよくわかる結果です。

でも、この結果は人によって違います。表の〔A〕にご自分の摂取頻度を入れてみてください。自分の好みを生かしながら、賢く鉄をとっていただきたいと思います。

地域食環境との関連

ところで、日本人の主食であるごはん（精白米）は鉄をほとんど含んでいません。冒頭の**問いの表**に加えておきました。そのために毎食欠かさずごはんを食べても、体で有効に使われる鉄は1日あたり0・02㎎しかとれません。これはほかの穀類や穀類を主材料とするお菓子でもほぼ同じですが、パンと比べてもごはんがさらに不利なことがわかります。

鉄欠乏性貧血は、ほかの栄養不足と同じく、穀類に依存した食事をとっていて、かつ、動物性食品が乏しいアフリカや南アジア、東南アジアで特に大きな健康問題となっています出典④。その土地で育ちその土地でとれる食べ物が、かならずしもその土地で生きる人たちの健康に最もふさわしいわけではありません。地産地消を活かしつつそこに生きる人たちの健康を守るためには、双方からの信頼度の高い科学的根拠とそれに基づくおちついた議論が必要なのだと思います。鉄欠乏性貧血は「レバー」で解決するほど単純な問題ではなさそうです。

結論

鉄欠乏性貧血は生活習慣病とは少し違います。

鉄はすべての人が気をつけるべき栄養素ではないようです。女性の場合、鉄欠乏性貧血のおもな原因は生理のときの出血です。したがって、鉄欠乏性貧血になりやすいかどうかは、ある程度予測がつきます。ご自分の生理の特徴と食品の好みを把握したうえで、賢く鉄をとっていただきたいと思います。

出典
① Asakura K, et al. Iron intake does not significantly correlate with iron deficiency among young Japanese women: a cross-sectional study. Public Health Nutr 2009; 12: 1373-83.
② Björn-Rasmussen E, et al. Food iron absorption in man. Applications of the two-pool extrinsic tag method to measure heme and nonheme iron absorption from the whole diet. J Clin Invest 1974; 53: 247-55.
③ Zhou BF, et al. Nutrient intakes of middle-aged men and women in China, Japan, United Kingdom, and United States in the late 1990s: the INTERMAP study. J Hum Hypertens. 2003; 17: 623-30.
④ Kassebaum NJ, et al. A systematic analysis of global anemia burden from 1990 to 2010. Blood 2014; 123: 615-24.

4

電化製品と減塩
胃がんの減少に最も貢献した職業はなにか？

問い

胃がん検診が普及し、
手術などの治療技術が進歩しても
減らすことができないものは
次のうちどれでしょうか。

- □ 発症者数
- □ 治療数
- □ 死亡者数

＊答えは本文中にあります。

食塩といえば高血圧。でも、「食塩といえば胃がん」も忘れてはいけません。つまり、減塩はこの二大生活習慣病をまとめて予防してくれる一石二鳥の切り札です。

胃がん死亡率の推移

かつては不治の病だった胃がんも、早期発見・早期治療の普及によって、治せる病気になってきました。

図1上は、わが国における過去半世紀の胃がんの発症率と死亡率の推移です出典❶。人口の高齢化による結果のゆがみを考慮して、ここではつねに1985年当時の人口構成（人口ピラミッド）であったと仮定してそれぞれの年の発症率と死亡率を計算してあります。これを年齢調整と呼びます。60年ごろにピークを迎えた死亡率はその後下がり始め、2000年には男性はピーク時の4割程度にまで下がりました。

1983年、胃がん検診が始まり、早期発見・早期治療への道が開かれました。ところが、この前後で死亡率の低下速度に目立った変化は認められていません。一方、発症率に対する死亡率の比（死亡率÷発症率）は徐々に小さくなっていますから、治癒率が上がったことがわかります。このように、早期発見・早期治療の普及は胃がん死亡率の低下にある程度貢献したようですが、もっと根本的で影響力の大きな変化が日本人に起こったはずです。問題は、それがなんだったかです。

ところで、胃がんの検診が普及すれば発見数と治療数が増え、治療技術が進歩すれば治癒数が増

胃がんの発症率と死亡率の推移を見てみましょう。

図1　わが国における胃がんの発症率と死亡率（上）ならびに発症者数と死亡者数（下）の推移

出典①

黒い線は実測値、薄い線は予測値。
上図（発症率と死亡率）は年齢調整ずみの値。
年齢調整とは年齢ごとの人口をあらかじめ決めておいて、
つねに（どの年の人口構成も）その人口構成と変わらないと
仮定した場合の率を計算する方法。
この図では1985年のわが国の人口構成を基準として用いている。
高齢化など、人口構成の変化が及ぼす影響を除外して
死亡率や発症率などの推移を評価したいときに用いる。

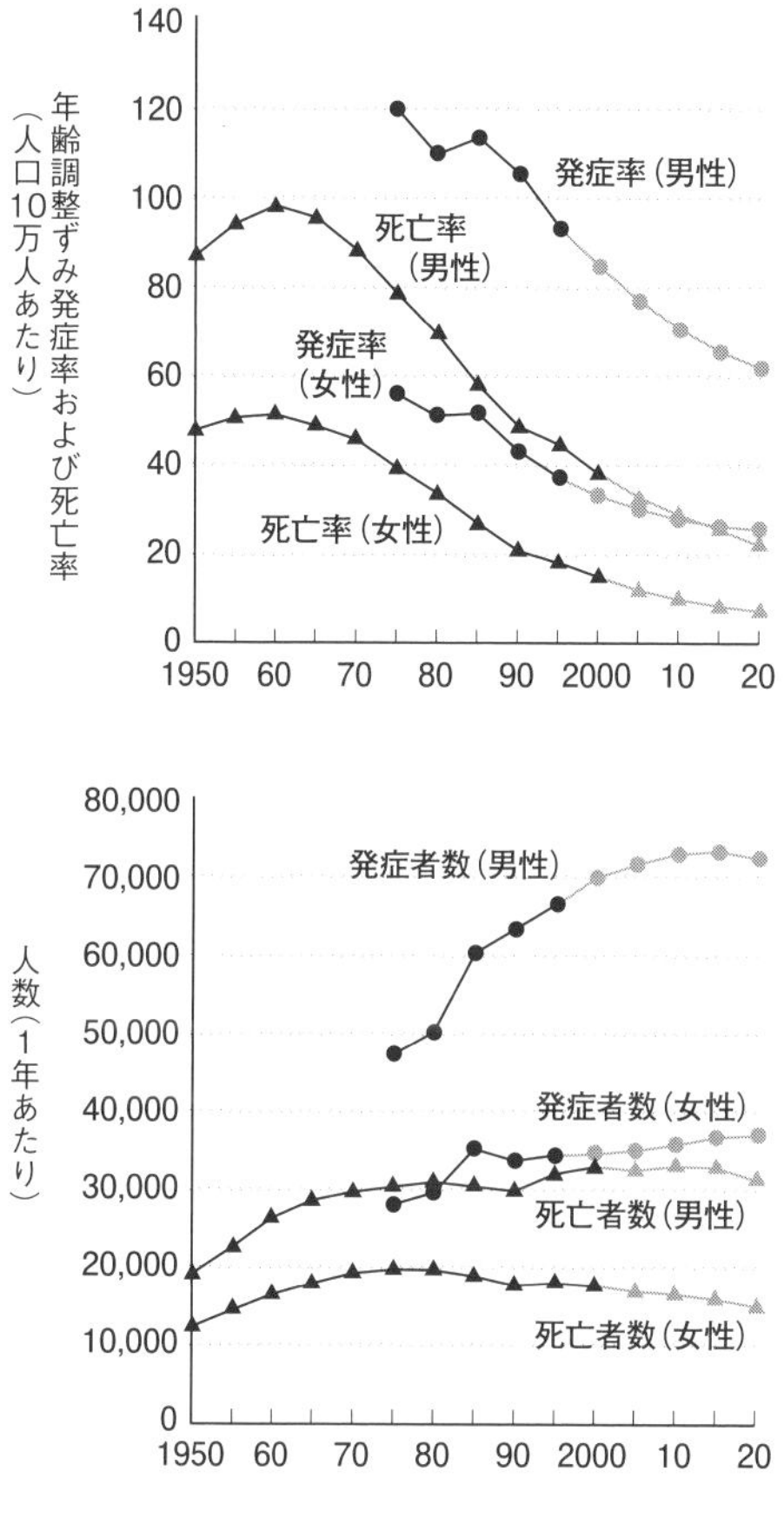

1960年ごろにピークを迎えた死亡率はその後下がり始め、2000年には男性は1960年ごろの４割にまで下がりました。胃がん検診が始まったのが83年でしたが、死亡率の低下はそれほど加速しませんでした。一方、急激な高齢化のために、実数としては、発症者数は増え、死亡者数はほぼ横ばいとなっています。

えます。これらの結果として死亡者数の減少が期待できます。しかし、胃がんの発症そのものを減らすことはできません。つまり、冒頭の質問の答えは発症者数です。

図1下は、発症者数と死亡者数の推移です。発症者数は男性では4割以上も増え、わずかですが女性でも増えています。そして、死亡者数はほぼ横ばいです。急激な高齢化による高齢者人口の増加が、発症率や死亡率の低下を上まわっているのです。この病気が今もって大きな社会問題であることがわかります。

胃がんとピロリ菌

胃の中には塩酸（胃酸）があって、pH（ピー・エイチ）で1から1・5程度と非常に強い酸性に保たれています。ところが、わざわざ胃の中にすみついている細菌がいます。ヘリコバクター・ピロリ、通称ピロリ菌です。

細菌やウイルスといった微生物で起こるがんがあります。代表は、ヒトパピローマウイルスが起こす子宮頸がんと、ピロリ菌が起こす胃がんです。**図2**は、胃潰瘍などの患者さん1526人の胃の中を調べ、ピロリ菌の有無を確かめたうえで、胃がんが起こるかどうかを平均8年弱観察した結果です 出典❷。観察期間中、36人に胃がんが発症しました。ところが、すべてピロリ菌がいた人たちからで、ピロリ菌がいなかった人たちからの発症はゼロでした。ピロリ菌の有無と胃がんの発症との関連を調べた研究はほかにもあり、これほどはっきりした結果が得られたのはまれですが、ピロリ菌と胃がんとの関連は確実と考えてよさそうです。

胃がんとピロリ菌との関連はどうでしょうか。

図2　胃がんとピロリ菌

出典❷

胃潰瘍などの患者1526人の胃の中を調べ、ピロリ菌の有無を確かめたうえで、
胃がんが起こるかどうかを平均８年弱（最短は１年間、最長は10.6年間）観察した結果。
1990年から約10年間かけてわが国で行なわれた研究。

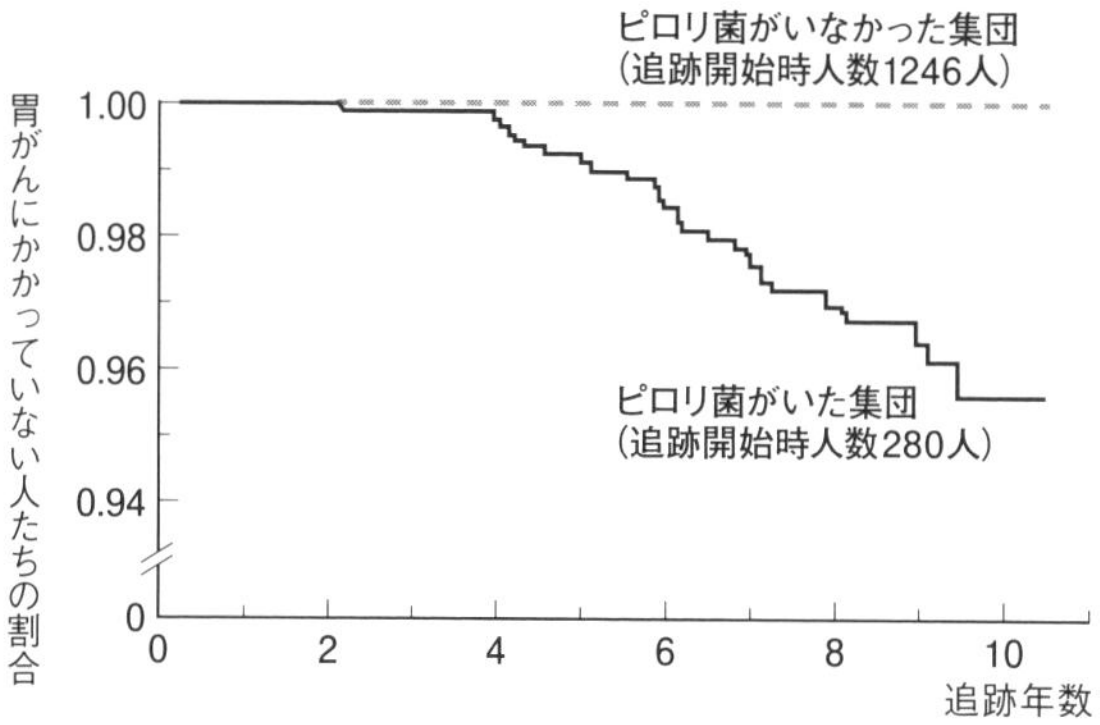

観察期間中、36人に胃がんが発症しましたが、すべてピロリ菌がいた人たちからで、ピロリ菌がいなかった人たちからの発症はゼロでした。

日本人は遺伝的に胃がんになりやすいでしょうか。

図3　胃がん発症率の比較

出典❹

日本在住の日本人、アメリカ（ハワイ、サンフランシスコ、オークランド、
ワシントン州北西部）に移住した日本人ならびにその子孫、
アメリカ（同じ地域）在住の白人における胃がん発症率（1973～86年）の比較。

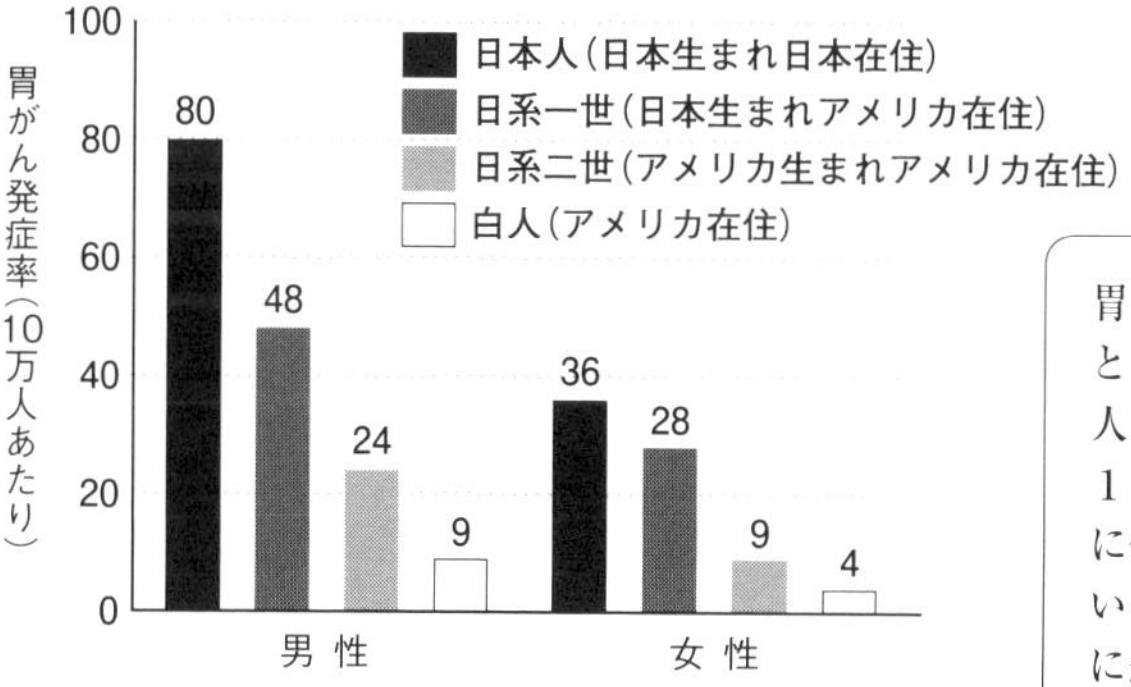

胃がん発症率は男女ともに日本在住日本人が最も高く、日系1世、日系2世と順に低くなり、最も低いアメリカ在住白人に近づいていきます。

幸いなことに、今ではピロリ菌は除菌できます。除菌してしまえば安全、安心と考えたいところですが、残念ながらそうともいいきれないようです。除菌によって胃がんの発症を減らせるのは確かですが、ゼロにはできないからです。たくさんの研究のまとめによると、ピロリ菌がいない人からの胃がんの発症率は、ピロリ菌がいる人の胃がんの発症率の3分の1から半分程度はあるとされています出典③。これは、別の予防対策も必要だということを示しています。

遺伝子よりも生活習慣

ところで、胃がんは日本人にとって多いがんの代表ですが、ほかの国ではかならずしもそうではありません。たとえば、アメリカ人やカナダ人における発症率は日本人のわずか8分の1です。そして、世界的には、日本、韓国、中国などの東アジア諸国に特異的に多いがんとして知られています出典③。遺伝子の違いもあるかもしれませんが、アメリカに移住した日本人の子孫の胃がん発症率は、アメリカに住む白人並みに低くなっていくことも知られています（図3出典④）。この事実は、遺伝子よりも生活習慣の影響のほうが大きいことを示しています。

胃がんと食塩

図4は、食事習慣と胃がん発症率との関連を検討した結果です出典⑤。この研究は、漬物、タラコ・スジコ、干物・塩蔵魚から摂取した食塩量が多かった人ほど胃がん発症率が高かったことを示しています。すなわち、食塩は高血圧と胃がんという日本人にとって特に注意すべき2つの生活習

慣病に関連しているらしいと考えられます。ところが不思議なことに、みそ汁から摂取した食塩量や、調理や卓上で使う食塩量とは関連が認められませんでした。そして、食品すべてから計算した総食塩摂取量とも関連が認められていません。

かならずしもすべての研究結果が一致しているわけではありませんが、これまでに行なわれた研究結果をまとめると、「総食塩摂取量よりも、塩辛い食品の摂取量や摂取頻度のほうが胃がんの発症に強く関与しているようだ」となります。

食塩は発がん物質ではありません。それにもかかわらず、なぜ、食塩は胃がんの原因になるのでしょうか？　そして、なぜ、食塩の総摂取量よりも、塩辛い食品から摂取する食塩のほうが胃がんの原因になるのでしょうか？　くわしいメカニズムはまだ明らかになっていませんが、胃の壁が高濃度の食塩にさらされると胃の粘膜が傷つけられ、発がん性を持つ物質に触れやすくなり、がんの発症率が上がるのではないかとする仮説があります。しかし、私たちに必要なのは、細かいメカニズムではなくて実効策、つまり、「食塩濃度の高い食品は控える」ことです。

お医者さんより電気屋さん

ところで、日本も含めいくつかの国で、家庭用冷蔵庫が普及するにつれて胃がんが減る傾向が認められています。『佐々木敏の栄養データはこう読む！』で、家庭用冷蔵庫の保有率の年次推移をお見せしました（99ページ）。１９６０年にはわずか1割だった保有率は、その後わずか10年で９割に達しました。同じころ、洗濯機とテレビも急速に普及したので、胃がん死亡率の推移（**図１**）を冷

胃がんと食事習慣との関連はどうでしょうか。

図4 胃がんと食事習慣

出典⑤

食塩ならびに食塩を高濃度に含む代表的な食品の習慣的摂取量と胃がんの発症率の関連。日本国内11地域の45歳から74歳までの男女7万7500人を7.7年にわたって追跡した結果。食塩またはそれぞれの食品の摂取量（1日あたりg）によって、ほぼ均等な人数になるように群を分け、摂取量が最も少なかった群からの胃がん発症率に対する相対的な発症率（相対危険）を計算したもの。習慣的な摂取量は研究開始時に質問票を用いて調べた。性別、年齢、喫煙習慣、飲酒習慣、身体活動量などが胃がん発症率に与える影響は統計学的に除外した計算結果を示してある。

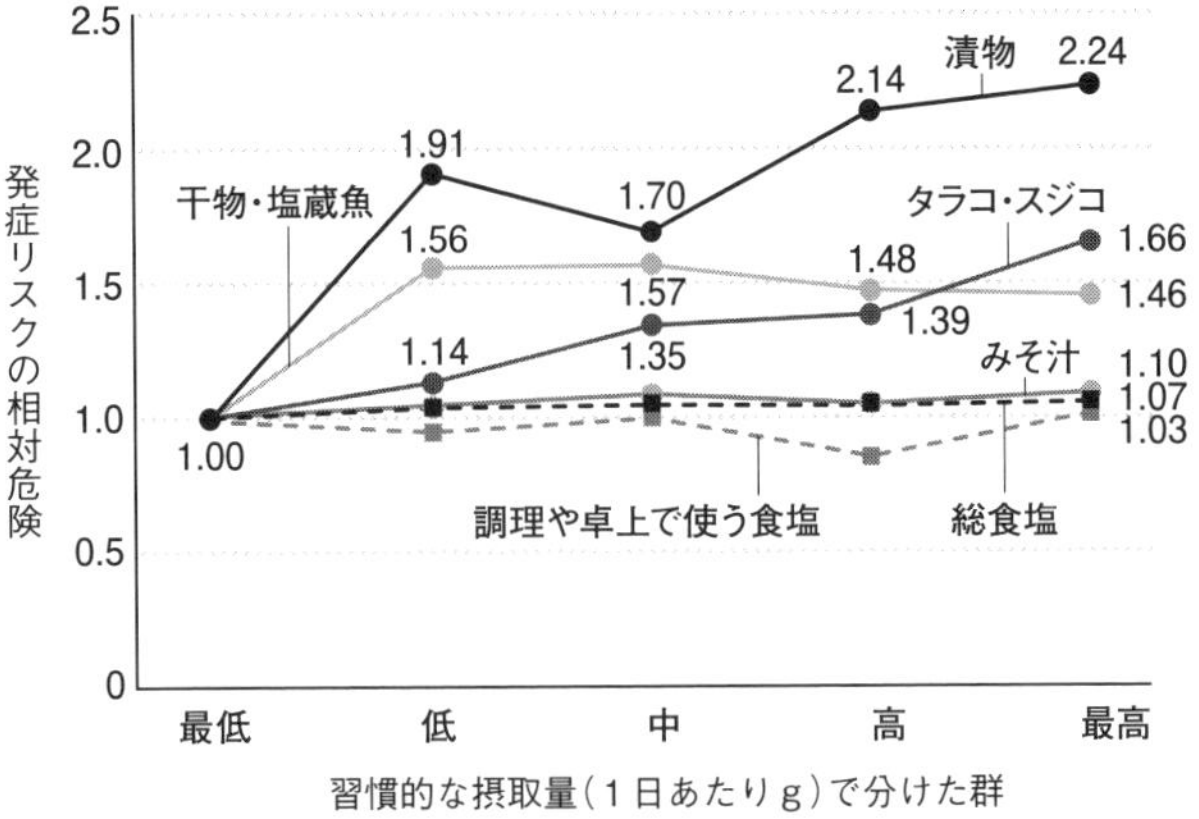

研究の概要

地域	日本国内11地域
追跡開始時年齢（歳）	45 ～ 74
追跡年数	7.7
人数 男性 女性	77,500 35,730 41,770
胃がん発症数	867

習慣的な摂取量（1日あたりg）

食品名	最低群	最高群
総食塩	7.8	17.4
漬物	3.3	85.0
干物・塩蔵魚	0.5	43.0
タラコ・スジコ	0.0	4.7
みそ汁	42	458
調理や卓上で使う食塩	2.3	8.0

漬物、タラコ・スジコ、干物・塩蔵魚の摂取量が多かった人ほど胃がん発症率が高かったことを示しています。逆に、みそ汁や、調理や卓上で使う食塩の摂取量とは関連が認められていません。やや意外ですが、食品すべてから計算した総食塩摂取量も関連していませんでした。

蔵庫保有率の推移と安易に結びつけてはいけませんが、ほかの研究成果も考慮すれば、冷蔵庫の普及↓塩蔵保存の必要性の低下↓高食塩食品摂取量の減少↓胃がん発症率の低下（↓死亡率の低下）という流れが想像されます。……というわけで、胃がんの減少に最も貢献した職業はお医者さんではなくて、街の電気屋さんだったかもしれないというお話です。

結論

胃がんの減少に最も貢献した職業は電気屋さんかもしれません。

幸い、家庭用冷蔵庫が普及するにつれて胃がんはその死亡率も発症率も下がっています。しかし、高齢化の影響もあり、実数では減っておらず、依然として日本人にとって注意したいがんの代表です。予防法は、漬物や干物・塩蔵魚など食塩濃度が高い、いわゆる塩辛い食品を避けること。総食塩摂取量が問題となる高血圧と、高食塩食品が問題となる胃がん、少しだけ違いますが「塩に注意」は同じですから、一石二鳥をねらいたいところです。

出典
① Inoue M, et al. Epidemiology of gastric cancer in Japan. Postgrad Med J 2005; 81: 419-24.
② Uemura N, et al. Helicobacter pylori infection and the development of gastric cancer. N Engl J Med 2001; 345: 784-9.
③ Cavaleiro-Pinto M, et al. Helicobacter pylori infection and gastric cardia cancer: systematic review and meta-analysis. Cancer Causes Control 2011; 22: 375-87.
④ Kamineni A, et al. The incidence of gastric carcinoma in Asian migrants to the United States and their descendants Cancer Causes Control 1999; 10: 77-83.
⑤ Takachi R, et al. Consumption of sodium and salted foods in relation to cancer and cardiovascular disease: the Japan Public Health Center-based Prospective Study. Am J Clin Nutr. 2010; 91: 456-64.

5

社会と減塩

イギリスはなぜ成功したのか？

問い

味覚は生理学的には５種類あるとされています。
その５種類を次の中から選んでください。

- □ 甘味
- □ 酸味
- □ 辛味
- □ 塩味
- □ 渋味
- □ えぐ味
- □ 苦味
- □ 臭味
- □ うま味

＊他の味覚の存在を提案した研究もあります。

＊答えは本文中にあります。

味覚は、従来、甘味、酸味、塩味、苦味の4つで構成されていると考えられてきました。それに日本で発見されたうま味が加わり、合計5つで構成されています。これが冒頭の問いの答えです。なお、渋味やえぐ味は広い意味で苦味の一種と考えられているようです。さらに、本当は味ではなくて痛み、つまり痛覚である辛味がこれに加わり、私たちは合計6つをいわゆる味として認識しています。

味わう塩と隠れた塩

味覚はおもに、舌の表面に並んだ味蕾《みらい》という小さな器官に味覚の元である化学物質が付着することによって感じます。塩味なら塩化ナトリウムです。逆にいえば、たとえ食べ物の中に食塩（塩化ナトリウム）があっても、その食塩が味蕾に付着しない限り塩味は感じません。でも、体の中に入ってしまえば血圧を上げます。つまり、損な塩です。

パンは生地を作るときに少しだけ食塩を加えます。そのため、パンの中にはほぼ均等に食塩が含まれています。一方、スライスしたじゃが芋を揚げてから塩をふったポテトチップスでは、食塩は表面にしかありません。塩味が隠れているのがパンで、食塩を効率的に味わえるのがポテトチップスです。でも、ほとんどの加工食品やインスタント食品が、後者だけでなく前者の問題も有していることは容易に想像がつきます。この隠れた塩は、英語でもヒドゥン・ソルト（hidden salt ＝隠された塩）と呼びます。

日本人はなにから塩をとっているか？

日本人はなにから塩をとっているでしょうか？　**図1**は、23の道府県に住む成人男女392人の食塩摂取源をていねいに調べた結果です 出典❶。しょうゆ、食塩（調理に使った塩も含む）、みそはおなじみです。他の調味料とは、だしや風味調味料をまとめたものです。一方、漬物の順位は意外に低く、パンと同じです。これは、減塩のためには漬物とパンが同じ重みを持っていることを示しています。

でも、漬物とパンが同じとは意外に感じませんか？　「塩といえば漬物」くらいに注意喚起がなされてきました。ひょっとしたら、私たちは味わう塩ばかりに気を配り、隠れた塩のことを忘れていたのかもしれません。

減塩パンは気づかれるか？

食パンの塩を少しずつ減らしていったらどこで気づかれるか、どこでおいしくないといわれるかを調べた研究がオーストラリアにあります（**図2** 出典❷）。

この研究が優れている点は、**図2上左**のように、食パンの塩味がうすくなっていく介入群だけでなく、同じ塩味の食パンを食べ続ける対照群を設け、2つの群で結果を比べたことです。**図2上右**のように両群とも、研究前半の3週では半分以上の人が、研究後半の3週でも半分近い人が「今週食べたパンは先週食べたパンと違う」と答えています。「自分は食パンの食塩を減らしていく研究

日本人はなにから塩をとっているでしょうか。

図1　日本人の食塩摂取源

出典❶

23の道府県（21地域）に住んでいる成人（20〜69歳）男女392人を対象とした４日間の秤量式食事記録によって明らかにされた食塩摂取源。

総食塩摂取量（平均：１日あたり10.2ｇ）に占めるそれぞれの食品に由来する食塩の割合（%）。

折れ線グラフはその累積曲線（%）。

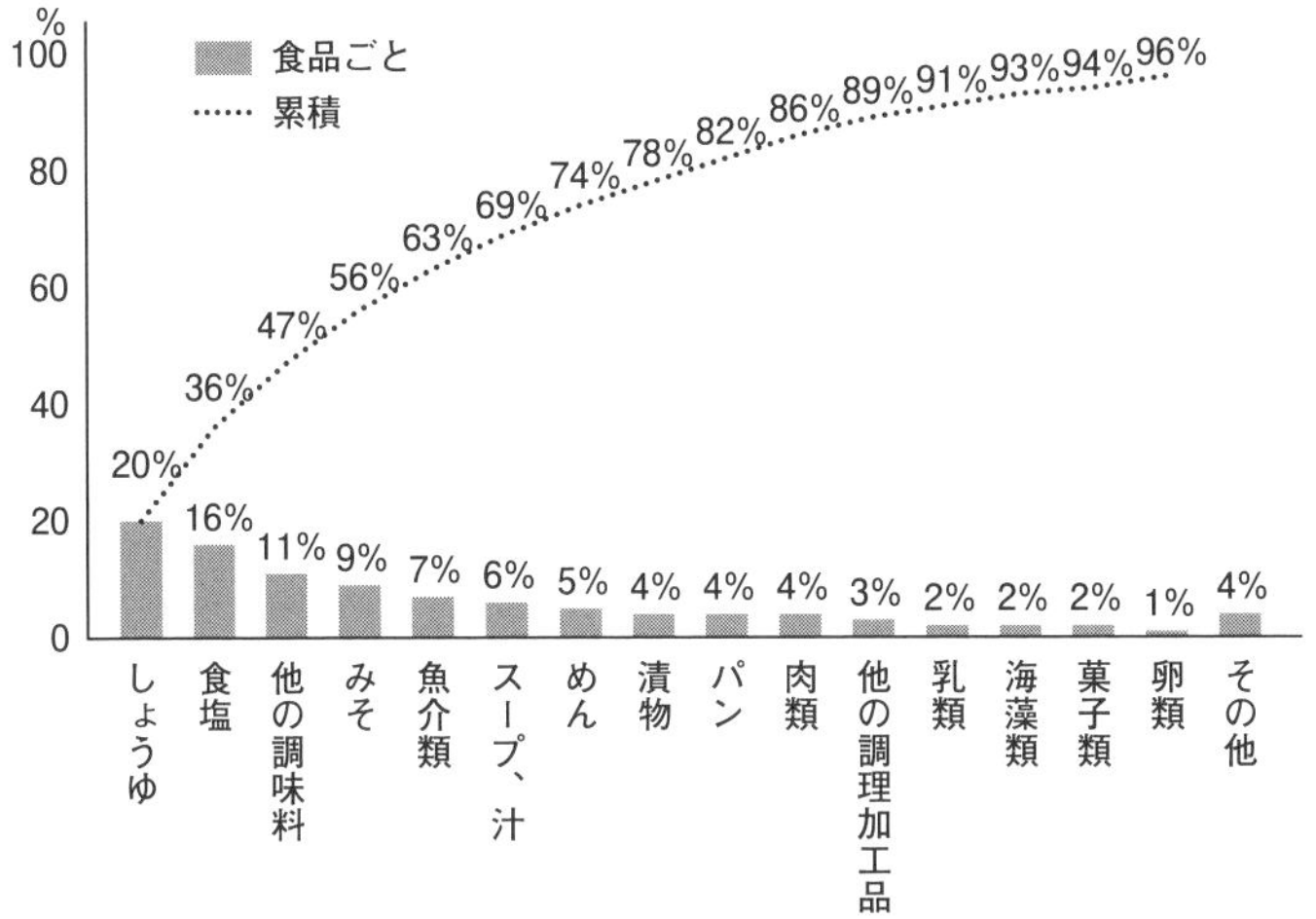

しょうゆ、食塩（調理に使った塩も含む）、みそはおなじみの摂取源です。一方、漬物の順位は意外に低く、パンと同じでした。

パンを減塩したら、食べる人にわかるでしょうか。

図2 パンの食塩を少しずつ減らしたら… 出典❷

食パンの塩を少しずつ減らしていったらどこで気づくか、好み（おいしさ）や感じる塩味はどのように変化するかを調べたオーストラリアでの無作為割付比較試験。参加者は病院の勤務者、110人（平均年齢39歳、女性が87人）。55人ずつ無作為に介入群（減塩した食パンを食べる群）と対照群（減塩しない食パンを食べる群）に分けられ、６週間にわたって、各週の初日に１週間分の食パンを与えられた。そして、いつも食べている食パンをすべて与えられた食パンにかえてもらった。食べなかった分は翌週初めに返却。どちらの食パンを食べているかは研究が終わるまで参加者には知らされなかった。

研究の進め方

それぞれの週における食パンの食塩濃度。

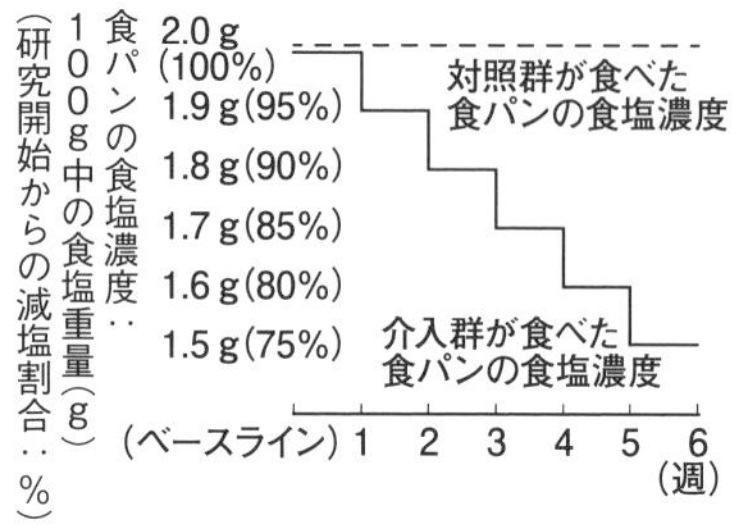

「今週食べた食パンは先週食べたものと違っていた」と答えた人の割合

実線は介入群の、
破線は対照群の変化を表わす線。

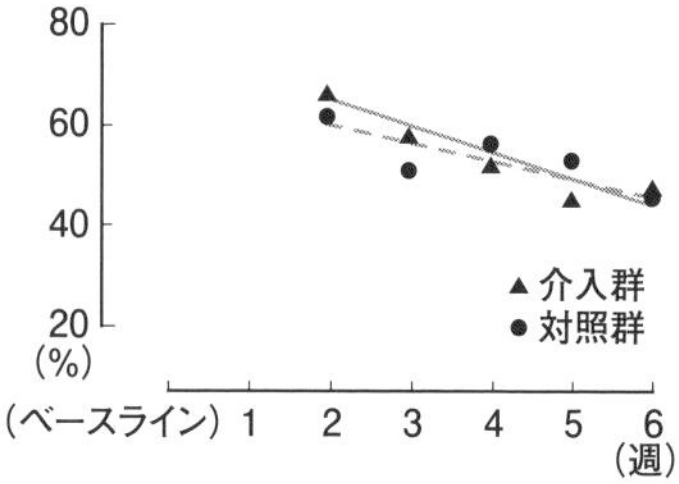

今週食べた食パンの好み

「とても嫌い」を0点、
「とても好き」を100点とした場合の評価を点数で答えてもらった。
２本の線の意味は右上図と同じ。

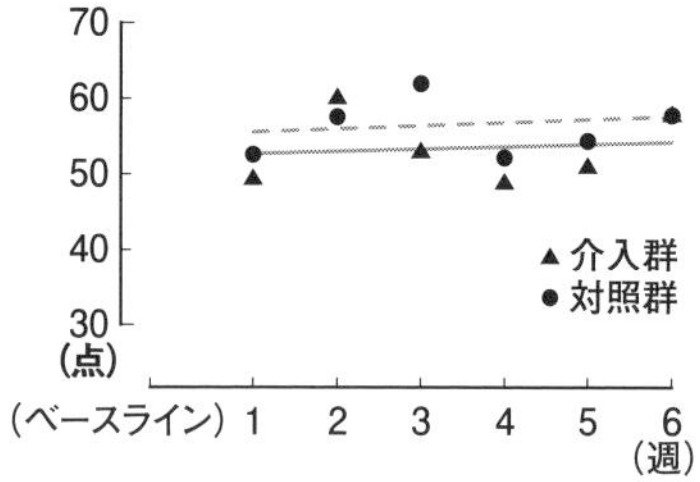

塩味の強さ

「まったく塩辛くない」を0点、
「とても塩辛い」を100点とした場合の評価を点数で答えてもらった。
２本の線の意味は右上図と同じ。

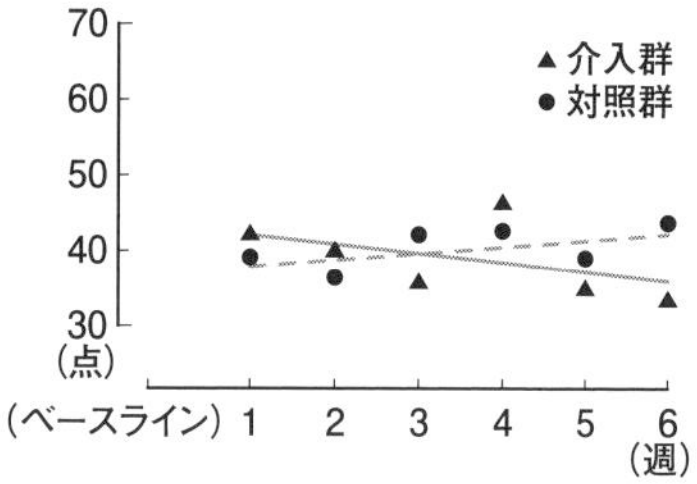

減塩した食パンを食べた群と減塩しない食パンを食べた群で
3つの質問ともすべてなんの違いもありませんでした。

に参加している」という状況下の人間心理がよく表われています。そして、この心理状態は両群で同じように起こりました。さらに、図2下のように、食パンへの好み（おいしさ）も、塩味への評価も、両群に違いはありませんでした。この結果は、段階的に少しずつ減らしていけば、少なくとも25％減までなら「ばれない」ことを示しています。おいしくないとも感じません。

大成功したイギリスの減塩作戦

もっと長い期間をかけてもっと少しずつ減らしていけば完全にだれも気づかず、だれもまずいとも感じないだろうという作戦に出た国があります。イギリスです。２０００年ごろからおよそ10年間をかけて、国じゅうのパンの食塩濃度をごくわずかずつ下げる試みを行ないました。

しかし、売り上げの伸びない商品変更に食品業者が簡単に応じるはずはありません。減塩食品なら差別化という手もありますが、気づかれずにすべての食パンの塩を減らそうという計画ですから、それも無理です。そもそも大手メーカーの団結も不可欠でした。

決め手は、「少しずつみんなで下げれば怖くない」でした。売り上げは伸びないが減りもしない、しかも、国民の健康増進に貢献できるというしくみです。科学者を中心とした非営利組織による この計画に、大手パンメーカーが賛同し、着実に実行に移されました。それも、国民に強制的に食べさせたのではなく、ふだん食べている食パンを対象として、ただ静かに少しずつ食パンに含まれる食塩が減らされました。この計画は食パンだけでなく、ハムやソーセージ、チーズ、ポテトチップスなどでも進められました。

なぜ、これらの食品がターゲットになったのか？　それは食事調査の結果、これらがイギリス人にとっておもな食塩の摂取源であることが明らかになっていたからです。減塩でたいせつなのは、特別な食べ物ではなく、毎日なにげなく（結果として大量に）食べている食べ物を対象にすることなのです。このように、この計画は科学的な調査結果に基づき、緻密に計算されたものでした。

さらに念が入っていたのは、研究グループが数年ごとにスーパーマーケットで食パンを買って食塩濃度を測り、その達成度をチェックしたことです（**図3左上** 出典④）。数百人から1000人以上の人にお願いして1日間（24時間）に尿に排泄される食塩量も測りました（**図3左下** 出典⑤）。その結果、およそ10年間で食パンの食塩濃度は20％下がり、イギリス人成人の食塩摂取量は1日あたりおよそ15％減ったことが明らかになり、この作戦は見事成功を収めました。

イギリス人は減塩でどんな成果を得たのか？

でも、パンの減塩もイギリス人の減塩もこの計画の最終的なゴールではありません。それによってイギリス人の血圧が下がり、その結果として、心筋梗塞や脳卒中で亡くなる人を減らすことが目的でした。

図3右上・右下がその結果です 出典⑥。03年からの9年間で最高血圧が3㎜Hg、およそ2％下がり、心筋梗塞と脳卒中の死亡率はともにおよそ4割も下がりました。これは驚くべきことです。この間に喫煙率や血中コレステロール値も改善しましたから、すべてが減塩のおかげとはいえませんが、この減塩作戦が大きな役割を果たしたことは確かです。

長期にわたって少しずつ減塩を試みた イギリスの戦略とは？

図3　イギリスの減塩作戦の結果

出典④⑤⑥

食パンの食塩濃度

スーパーマーケットで売られていた食パンの食塩濃度（平均）出典④。
カッコ内は測定したパンの数。

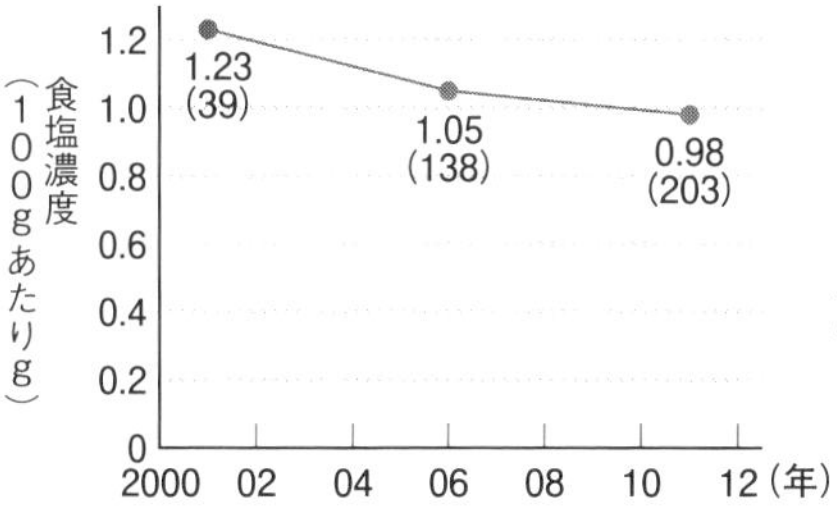

血圧

４回の全国調査における成人男女の血圧（平均値）の推移 出典⑥。

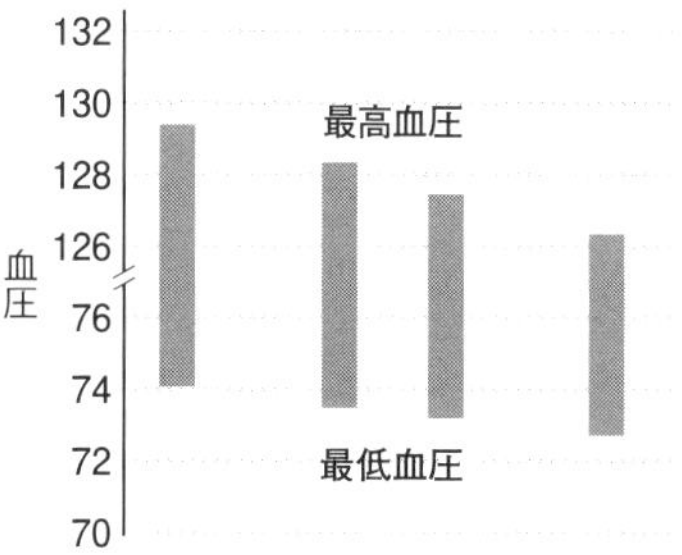

食塩摂取量

イギリス人成人（19〜64歳）男女全体から無作為に選んだ人にお願いして１日間（24時間）に尿に排泄される食塩を測った結果（平均値）出典⑤。
●は尿に排泄された食塩量。カッコ内は対象者数。
■は、摂取した食塩のおよそ86%が尿に排泄されるという性質を利用して、尿に排泄された食塩量から推定した食塩摂取量。

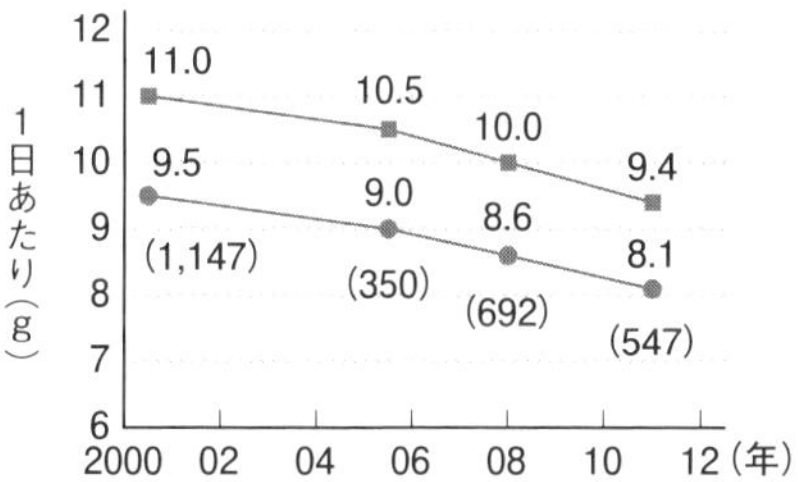

心筋梗塞や脳卒中

成人男女における心筋梗塞ならびに脳卒中の死亡率（人口10万人あたり１年あたりの死亡数）の推移 出典⑥。

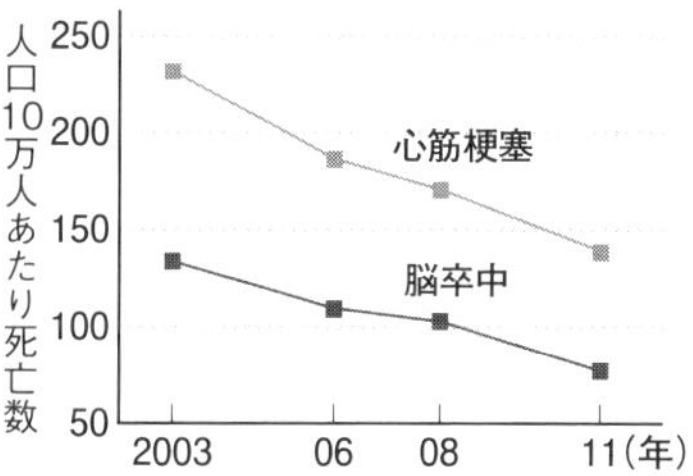

およそ10年間で、食パンの食塩濃度は２割下がり、食塩摂取量は15%減り、最高血圧は２%、心筋梗塞と脳卒中の死亡率はともにおよそ４割も下がりました。

イギリスが恵まれていたのは、穏れた塩から多くの食塩をとっていた点です。一方、日本人のおもな食塩摂取源は塩味を味わう調味料です。日本でしょうゆやみその食塩濃度を下げたら消費者はどのように反応するか？　これは未知です。イギリスの方法そのままでは日本の減塩はうまく進まないでしょう。

しかし、日本人も漬物からと同じ量の食塩をすでにパンからとっています。ハムもソーセージもチーズも日常的に食べています。この事実は、日本人には味わう塩と隠れた塩、双方からの減塩が必要なことを示しています。つまり、調理や調味に気をつける家庭レベル・個人レベルでの減塩と、食品産業が一丸となった社会レベルの減塩、双方からのアプローチをこの国は求められているのです。

研究者主導型社会改革

ところで、イギリスのこの成功を先導したのは、ＣＡＳＨ（塩と健康に関するコンセンサス行動）という１９９６年に設立された非営利団体でした出典37。特筆すべきは、研究者（学者）が中心役を担っていて、このイギリス特有の減塩作戦を科学的見地から食品産業と政府の両方に提案して実施まで導いたことです。日本では研究者といえば（ぼくの偏見かもしれませんが）、日々の暮らしにはあまり役に立たないことに興味を持っていて、むずかしい話ばかりしている人といった印象かもしれません。しかし本来の研究者は、社会の進歩のために真理を追究し、その結果を社会に提供し、社会を未来に向けて導いていく人であるべきです。ここに研究者の本来あるべき姿、すなわち、大人の研究者を見た思いがしました。

結論

「みんなで少しずつ減塩」に大人の国、イギリスを見た。

日本で減塩といえば、減塩料理の作り方に苦労し、減塩食品は普通の食品との差別化が売りでした。10年もかけて国じゅうの食パンの食塩濃度を2割（1年に100gあたり0・03gずつ）下げるという発想はコロンブスの卵です。でも、このアイデア以上に、この計画に協力したたくさんの食品産業の関係者と、たくさんの調査に協力した国民に、新しい意味での紳士の国、大人の国を見た思いです。それに対して、隠れた塩に対する日本の消費者の問題意識の低さと食品企業の腰の重さ。今この国にこそ、イギリス以上に大人の対応が求められています。

出典

① Asakura K, et al. Sodium sources in the Japanese diet: difference between generations and sexes. Public Health Nutr 2016; 19: 2011-23.
② Girgis S, et al. A one-quarter reduction in the salt content of bread can be made without detection. Eur J Clin Nutr 2003; 57: 616-20.
③ MacGregor GA, et al. Salt - overwhelming evidence but still no action: can a consensus be reached with the food industry? CASH (Consensus Action on Salt and Hypertension) BMJ 1996; 312(7041): 1287-9.
④ Brinsden HC, et al. Surveys of the salt content in UK bread: progress made and further reductions possible. BMJ Open 2013; 3: e002936.
⑤ He FJ, et al. Salt reduction in the United Kingdom: a successful experiment in public health. J Hum Hypertens 2014; 28: 345-52.
⑥ He FJ, et al. Salt reduction in England from 2003 to 2011: its relationship to blood pressure, stroke and ischaemic heart disease mortality. BMJ Open 2014; 4: e004549.
⑦ Consensus Action on Salt and Health (CASH)。http://www.actiononsalt.org.uk/ （2017年12月20日アクセス）

第3章 まとめ

無機物──危ない？ 足りない？ 気にしない？

ミネラルとは無機物のことです。無機物とは有機物に対する言葉です。有機物とは「生物に由来する炭素原子を含む物質の総称」（『広辞苑』第七版による）ですから、これ以外が無機物と考えられます。そして、栄養学では特に、「栄養素として生理作用に必要な無機物」（同前）という意味でミネラルという用語を使うことが多いようです。その中で、その必要量（人がどれくらい食べるべきかの量）がわかっているものは、「日本人の食事摂取基準（２０１５年版）」によれば13種類あります。一方で、食品に含まれる有毒な無機物もあり、特に注意すべきものとして、ヒ素、カドミウム、水銀、鉛の４種類があります。

メンデレーエフの周期律表（または周期表）を初めて習ったのは中学校だったか高校だったか思い出せないのですが、「元素ってなんかいっぱいあるなぁ」と感じた記憶が残っています。それに比べたら17種類はずいぶん少ないです。しかし、この17種類の元素は私たちの体の中でとても大きな仕事をしたり、私たちの生命を危険にさらしたりしています。

初めに、プロローグと第1話で水や食べ物を通して摂取する重金属による慢性中毒をとり上げました。急性中毒は世間の耳目を集めますが、気づかないうちにじわじわと忍び寄るのが慢性中毒です。しかもそれが水とお米という、私たちが最もたくさん摂取しているとても身近なものに含まれていたという話でした。無関心では困ります。その一方でゼロにするのは無理ですし、その必要もありません。したがって過剰反応は慎むべきです。このバランスを考えてみました。

続いて第2話と第3話では、足りない（と多くの人が思っている）ミネラルの代表として、カルシウムと鉄をとり上げ、「足りない」と単純にはいえない複雑さを紹介しました。「足りないといわれている」からといって、かならずしも「自分も足りない」というわけではないのです。このむずかしさを理解するためのカギは、カルシウムでは、食べれば食べるほど健康になるわけではない、つまり、摂取量と健康との関連は直線ではなく、むしろU字型だという点でした。鉄では、食べるほうばかりでなく、体から出ていくほうにも目を向けなくてはならないという話でした。

ところで、人は「足りない」という情報には敏感なのに、「食べすぎ」の情報には目をそらせ耳をふさぎがちです。そのため、「足りない」の情報は過大に評価され過剰に紹介されるのに、「食べすぎ」の情報が目に触れる機会は少なく、問題は過小に評価されます。これは認知バイアスです。そこで、この章では、ナトリウム（食塩）の過剰摂取にまつわる話をあえて2つ選びました。

意外に知られていないのが食塩の胃がんへの影響です。幸いなことに、がん全体に占める胃がんの割合は近年減ってきました。それを医学、特に手術の進歩のおかげだと思っている人が多いのではないでしょうか。それもあるとは思いますが、それよりも大きな貢献をした社会変化が、1960年代の日本で起こっていたというのが第4話でした。食生活環境の改善が私たちの健康にいかに大きく寄与するかを示した歴史の一こまだと思います。だからといって自宅の今の冷蔵庫をさらに大型にかえてもさらなる効果は期待できません。いま私たちに必要な生活環境の改善はなにか？　その実例をイギリスに求めたのが第5話でした。

どのミネラルが本当に足りないのか、とりすぎているのは本当はどのミネラルなのか、どのミネラルが本当に危険なのか、本当に食べたいミネラル、本当に避けたいミネラルはなにかを考えていただくのがこの章の目的でした。

第4章

伝統と流行と科学のはざまで

炭水化物・糖

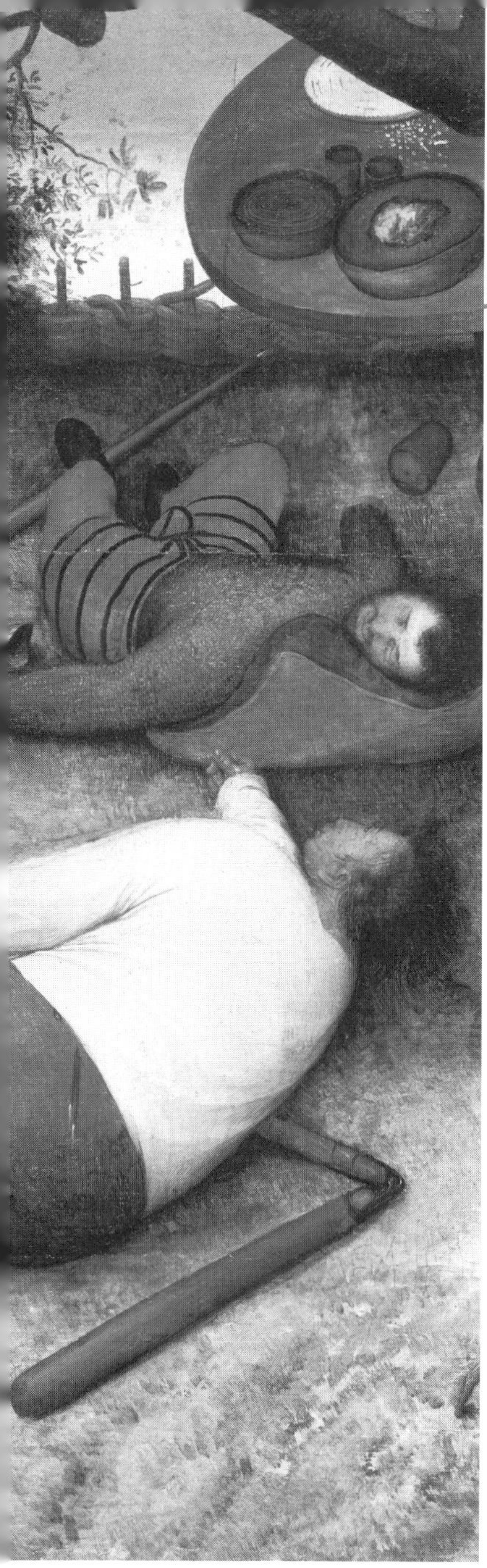

兵士と農民が寝そべっている。頭上のテーブルにはミートパイがある。遠くに3本見える杭にはソーセージが巻かれている。

ペルー
インカの本当の黄金

その昔、独自の文明を発展させ
南米大陸に君臨したインカ帝国は、
金や銀に魅せられた侵略者によって
滅亡の歴史をたどりました。
黄金帝国ともいわれた大帝国に
繁栄をもたらしたものとは、
いったいなんだったのでしょうか……。
今なお多くのなぞが残るインカの、
〝真の黄金〟を探ります。

空に近い世界遺産

ある調査によると、最も多くの日本人が行きたいという世界遺産はペルーのマチュピチュだそうだ。マチュピチュは、かつてのインカ帝国の首都クスコから、アンデス山中へくだった所にある石のみで作られた都市遺跡である。

クスコの標高は３０００m以上もあり、海岸沿いのペルーの首都リマから飛行機で直接入ると高山病にかかる人もいる。マチュピチュも標高２０００mを超え、ふもとからはその姿を見ることは

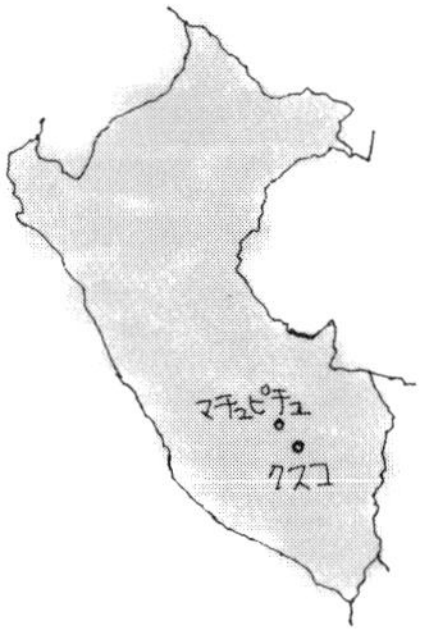

できない。急峻な山道を登っていくと、突如目の前に現われるので、「空中都市」と呼ばれたりもする。

南米アンデス山脈の高地で栄えたインカ帝国がスペイン人ピサロに征服された話は有名だが、文字を持たなかったインカの歴史は今も多くのなぞに包まれており、マチュピチュもその一つだ。異論もあるが、1911年、アメリカの歴史学者ハイラム・ビンガムによって発見された。初めてそれを目にしたビンガムは、さぞ驚いたことだろう。今では、ふもとの鉄道駅から出るバスに20分も乗っていればすわったまま世界遺産にたどり着ける。

でも、ぼくはビンガムの感動を追体験したくて、迷わず草むらの山道を登った。汗だくになったものの、遺跡が目の前に現われた瞬間は20年近くたった今でもはっきりと覚えている。

このとき、目の前に広がる遺跡を見渡して不思議に思ったことがある。それは、こんな山の上にどうやって1500人とも5000人ともいわれる人が住んでいたのかということだ。いったい彼らはなにを食べていたのだろうか。マチュピチュにはきれいな段々畑の跡も残っているが、ここにはなにが植えられ、なにが実っていたのだろうか……。

低地のとうもろこしと高地のじゃが芋

もともと新大陸には米も麦もなかったが、とうもろこしとじゃが芋があった。とうもろこしは、中央メキシコから南米アンデス山脈中部に至るまで、広い範囲で主食として利用されていたとされるが、本来は暖かい気候を好む植物である。インカ帝国のあったペルー周辺では、現在、標高

3000m付近まではとうもろこし畑が広がり、それ以上ではじゃが芋畑に変わる。これを裏づけるように、じゃが芋の野生種はアンデス高地で集中して見つかっている。

標高だけで判断すれば、マチュピチュはとうもろこし地帯とじゃが芋地帯の中間に位置するが、クスコはじゃが芋地帯に属する。クスコの少し東に、今でも伝統的な暮らしが残っているマルカパタという村がある。その村で、食事の主材料を1か月にわたって調べたところ、延べ214の料理が記録され、その半数以上がじゃが芋を主材料としたものであることがわかった（図 出典❶）。ちなみに、チューニョとは高地特有の寒暖差と低い湿度を利用してじゃが芋を凍結乾燥させた保存食品。いわば、高野豆腐のじゃが芋版だ。

じゃが芋を中心に、とうもろこしやその他の穀類、芋類を少しずつ組み合わせて利用している様子がうかがえる。しかも、なんと彼らは、たった一つの畑に20種類以上もの品種のじゃが芋を混栽し、それぞれの味を区別して楽しんでいるのだというからすごい。

ヨーロッパに渡ったじゃが芋

インカ帝国を滅亡に追い込んだスペイン人は、山のような黄金を本国に持ち帰ったといわれている。その後、彼らは現在のボリビアで銀山を発見し、膨大な量の銀がヨーロッパに送られることになる。そんな歴史の陰で、じゃが芋もひっそりとヨーロッパ大陸に渡っていた。「ひっそり」というのは確かな記録が残っていないからだが、1570年ごろだと考えられている 出典❷。

図　マルカパタ村での食事の主材料の割合（朝・昼・夕食の合計） 出典❶

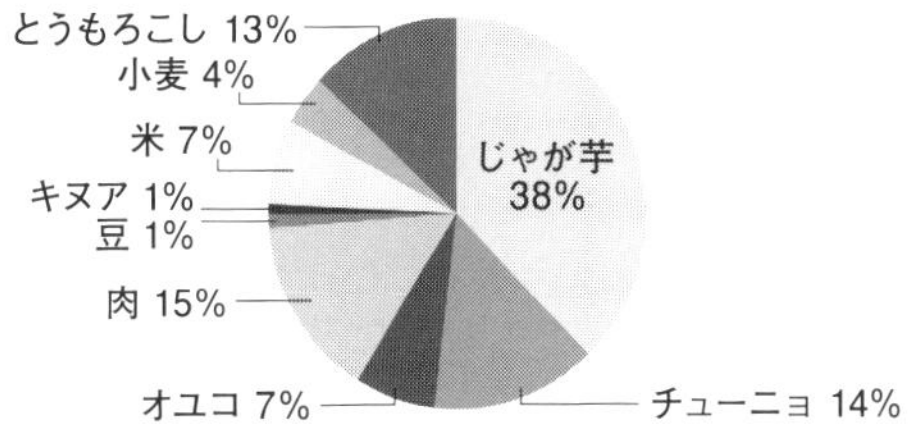

1か月間、食事の主材料の種類を登場回数で調査。総数は214。

オユコは芋類、キヌアは穀類でともにアンデス原産。

表1　おもな主食の栄養価

（エネルギー1000kcalを食べたときに摂取できる栄養素重量）

	炭水化物（g）	脂質（g）	たんぱく質（g）	カリウム（mg）	鉄（mg）	ビタミンB_1（mg）	ビタミンC（mg）	食物繊維（g）
小麦	207	4	23	300	1.4	0.3	0	7
とうもろこし	210	8	18	551	1.7	0.4	0	5
米	217	3	17	249	2.2	0.2	0	1
じゃが芋	232	1	21	5,395	5.3	1.2	461	17
さつま芋	238	1	9	3,582	4.5	0.8	216	16
里芋	226	2	26	11,034	8.6	1.2	103	40
推奨量または目標量※1	–	–	50	2,600〜	10.5	1.1	100	18〜
日本人の平均摂取量※2	221.4	55.1	60.7	1,937	6.5	0.78	71	12

「日本食品標準成分表2015年版（七訂）」の値を用いて計算

※1　40歳代女性の一日あたり。「日本人の食事摂取基準（2015年版）」による。
※2　40歳代女性の一日あたり。「平成28年国民健康・栄養調査報告」による。

表2　国別に見た国民1人あたりのじゃが芋の年間消費量　出典❹

（2003年、FAOSTAT。順位は調査46国中のもの。消費量はkg）

順位	国	消費量	順位	国	消費量	順位	国	消費量
1	ベラルーシ	173.0	17	オランダ	86.5	38	中国	35.2
2	キルギスタン	140.6	19	スペイン	78.6	42	日本	22.3
3	ウクライナ	140.3	20	ペルー	72.1	43	インド	17.2
4	ラトビア	139.8	21	ドイツ	72.1	44	メキシコ	17.2
5	ポーランド	130.1	22	ニュージーランド	70.2	46	韓国	9.1
6	ロシア	125.6	24	フランス	64.8		世界平均	32.9
7	ポルトガル	124.7	25	アメリカ	63.7			
8	イギリス	120.8	26	北朝鮮	60.7			
9	エストニア	120.7	28	ボリビア	55.8			
10	アイルランド	119.7	36	イタリア	40.9			

偏見の食べ物から主食の座へ

じゃが芋が伝わるまで、ヨーロッパの人たちは「芋」というものを知らなかった出典❷。インカで初めてじゃが芋を見たスペイン人が、きのこの一種と思って描いた図も残っている。土の中にできる丸いものであることから、松露《しょうろ》の一種と考えたらしい。

フランスでは、じゃが芋は聖書に記述がないという理由で食べ物ではないとされていたし、イギリス人は、人の食べ物は小麦で作られたパンであるという考えに固執していた。そんな中、冷涼な気候とやせた土地で苦労していたアイルランドの農民がじゃが芋に目をつけた。そして、その後オランダやドイツ、ポーランド、ロシアへと広まっていくこととなる。

小麦・大麦・裸麦など麦類に比べるとじゃが芋の生産効率はずば抜けている。1760年のイングランドでは、同じ面積の畑で18倍も収穫できたという記録が残されている出典❸。穀類は乾燥しているがじゃが芋は水分を多く含むので、乾燥重量（水以外の重量、事実上、糖といいかえられる）で比べると、およそ4倍になる。簡単にいえば、じゃが芋は同じ畑で麦類に比べて4倍の人口を養えたことになる。

しかし、1845年7月、ベルギーでじゃが芋に疫病が発生した。8月にはアイルランドに上陸し、あっという間に国じゅうのじゃが芋が枯れ、地下の芋は腐ってしまった出典❹。じゃが芋大飢饉である。1841年にはおよそ818万人だったアイルランドの人口は51年の調査では655万人となっている。通常の人口増加率を加味すると、およそ250万人が消えた計算になるそうだ。

この間、およそ１００万人が移民として海を渡り、残りの人は命を落とした。１つの作物に頼りすぎた悲劇である。この悲しい歴史を乗り越え、じゃが芋は再び世界各地で命を支える主食となり、今に至っている。

じゃが芋は、調理のしやすさでも穀類よりも優れている。パンと違って、粉ひきも発酵も必要ないし、土を落としてただゆでるだけだ。オランダ人の画家ゴッホが１８８５年に描いた「じゃが芋を食べる人々」には、納屋のように暗くよごれた家で、ゆでたじゃが芋だけで食事をする農民の姿が描かれている。わずか１００年ちょっと前のことだが、当時の農家の台所にあったのはなべだけで、「ゆでる」のが唯一の調理法に近かったのだ。このように、じゃが芋はヨーロッパの貧しい農民の糧となっていった。

穀類に勝るじゃが芋の栄養価

主食の必要条件は、安くて保存が容易なこと、味が淡泊で食べ飽きないこと、ほかのどんな食材とも相性がよいこと、そして、栄養学的には炭水化物に富み、エネルギー源として有用なこととされる。

ところが、この「味が淡泊で食べ飽きない」性質は、ビタミンやミネラルといった微量栄養素が乏しいことにつながってしまう。これらの栄養素は、それぞれの食べ物に特有な味やこく、苦味やえぐ味の中に含まれることが多いからだ。主食と主菜だけでは食事にはならず、副菜が必要な理由はここにある。

穀類と芋類の栄養価を比べてみたい。比較しやすいように、40歳代の女性が必要なエネルギー（1日あたり2000㎉）の半分をそれぞれの穀類または芋類でとった場合を想定してみた（**表1**）。総エネルギーの6割程度を炭水化物から摂取することがすすめられており、炭水化物を豊富に含む食品は穀類と芋類だけだから、「総エネルギーの半分」という仮定はほぼ適切なものと思われる。

人類が生きていくためには、新旧大陸の別なく、充分なエネルギーの安定した確保が必要だった。特に、人口が集中する都市が成立するためには不可欠だった。ほとんどの文明はそのために穀物を選んだが、インカ文明はそこにじゃが芋を加えた。そして、高地に文明を築いた。

芋類を主食に選ぶと、エネルギーだけでなく、カリウム、ビタミンB_1、ビタミンC、食物繊維もかなり豊富にとれることがわかる。これらは穀類ではとりにくい栄養素ばかりだ。つまり、「芋類＋主菜」だけで、かなり栄養バランスのとれた食事になるという優れ物なのである。

世界のどこでも庶民の味方

じゃが芋は、新大陸を起点に東まわりで地球を半周して日本にやってきた。そして、今や世界全体で、小麦、とうもろこし、米に次いで4番目に多く生産される主食になっている。ＦＡＯ（国連食糧農業機関）の集計によると、生産量の第1位は中国。一人あたりの消費量ではベラルーシを筆頭に、旧ソ連邦の国が上位を占めている（**表2** 出典④）。ベラルーシの年間消費量は173㎏。これは、2日に1㎏近くを食べていることになるから驚きだ。

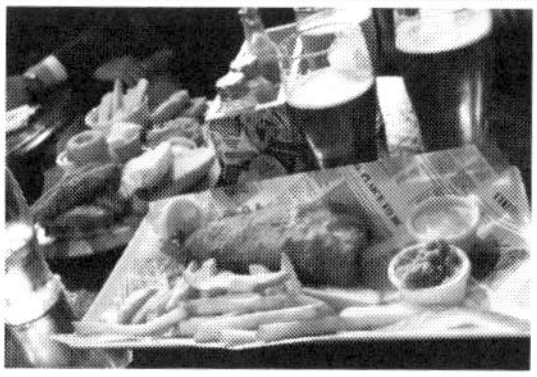

フィッシュ&チップス。パブでもじゃが芋は欠かせない。
2016年3月1日　イギリス　ロンドンのジョン・スノウ・パブにて。

ヨーロッパで最初にじゃが芋をとり入れた国、アイルランドは今でも10位、フィッシュ&チップス（写真。チップスといっても薄切りのポテトチップスのことではなくて、フライドポテトのことを指す）のイギリスが8位。ペルーは20位、ペルーの南にあるボリビアは28位だから、アンデスからはるか離れたところでも、じゃが芋がいかにたくさんの人の食を支えているかがわかる。

じゃが芋を使った料理は、どこの国でも庶民に愛されている。日本の肉じゃがもその例にもれない。フライドポテトやポテトチップスが不健康な料理の矢面に立たされることもあるが、これも、庶民の味方を貫いてきたじゃが芋の一面とも解釈できるだろう。

インカの人たちが世界に遺してくれた本当の黄金とは、金銀の財宝ではなく、じゃが芋なのだとぼくは思っている。

出典

①『ジャガイモとインカ帝国――文明を生んだ植物』 山本紀夫著、東京大学出版会、2004.

②『じゃがいもが世界を救った――ポテトの文化史』 ラリー・ザッカーマン著、関口篤（訳）、青土社、2003.

③『1493　世界を変えた大陸間の「交換」』 チャールズ・C・マン著、布施由紀子（訳）、紀伊國屋書店、2016.

④『ジャガイモの世界史』 伊藤章治著、中公新書、2008.

1

低糖質ダイエット
糖尿病※の予防と管理に有効か?

問い

日本人成人の健康な人(5人)と糖尿病の人(16人)を対象として、下の4種類の食事をとっていただき、その後2時間の血糖値(各対象者全員の平均値)を測ったら折れ線グラフのようになりました。4種類の食事の栄養素の構成は円グラフのとおりです。円グラフの中の数字はそれぞれの栄養素が総エネルギーに占める割合(%)です。折れ線グラフのAとBがそれぞれどの食事だったかを答えてください。

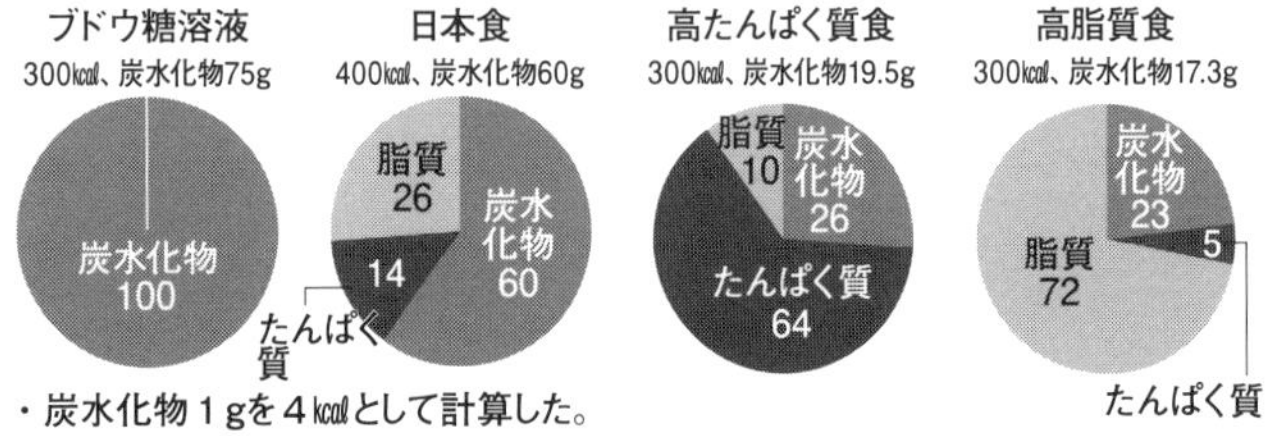

・炭水化物1gを4kcalとして計算した。

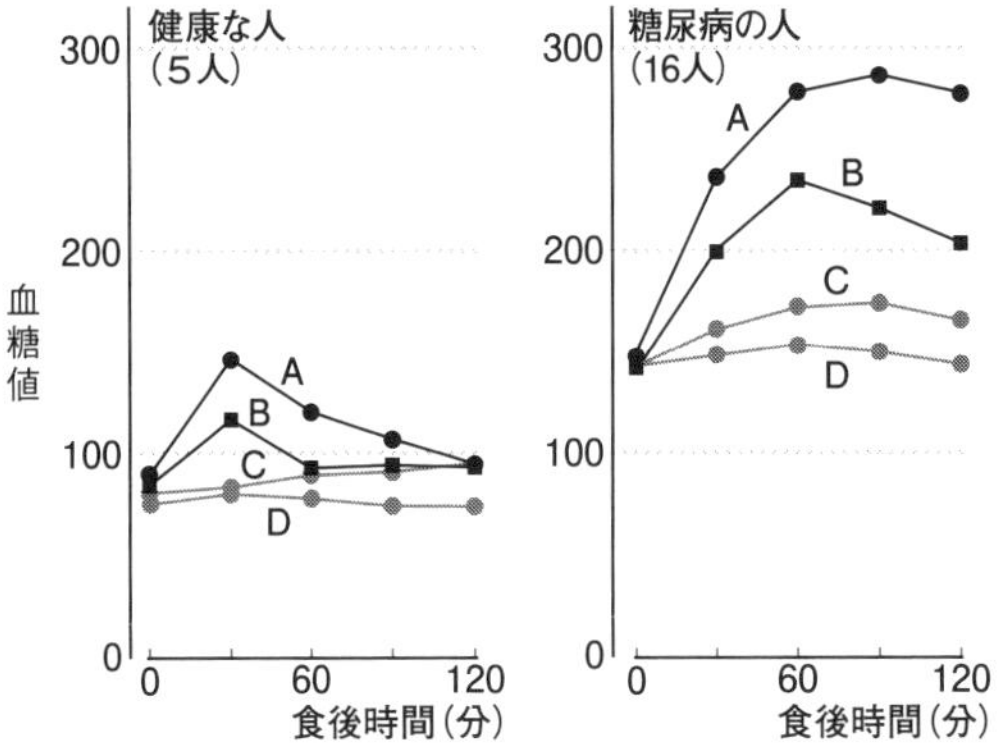

＊答えは本文中にあります。

※　本書では2型糖尿病を扱います。

糖尿病という病名は少し不思議です。糖が尿に出てくるのがその由来ですが、糖が尿に出てくるのなら糖をもっととらないと（食べないと）いけないのではないかという考えも成り立ちそうです。たとえば、月経のある女性における鉄欠乏性貧血（第３章〈165ページ〉）のおもな原因は、月経血に鉄がたくさん出ていってしまい、体内、特に赤血球の中の鉄が足りなくなるためですから、この病名は名は体を表しています。しかし、糖尿病の場合は体外から見てわかる症状の一つに着目した病名にすぎず、血液中の糖の量が増え（血糖値が上がり）、それが体のさまざまなところでさまざまな問題を起こす病気です。糖が尿に出てくるのはこの病気の本質ではありません。

ところが、血糖値が高いことが問題だと聞くと、今度は「糖を食べなければよいのだ」と考えがちです。どうも私たちの思考はあまりに単純で、行動は極端です。

血糖値はどうして上がるのか？

食事をとり、その中の栄養素が消化され吸収されると、その中の糖によって血糖値が上がります。その一例が冒頭の問いでした出典❶。血糖値が最も上がったAはブドウ糖溶液だけを摂取した場合で、続いてBが日本食です。高たんぱく質食（C）も高脂質食（D）も血糖値を上げる力はほとんどありません。

ということは、エネルギー摂取量はそのままでも、糖だけ減らせば、そして、その分のエネルギー（カロリー）を脂質やたんぱく質でとれば、すなわち、低糖質ダイエットをすれば、やせなくても、糖尿病を予防したり血糖値を下げたりできそうです。

ところで、糖と食物繊維を合わせたものが炭水化物ですが、日本人が食べている炭水化物の94%は糖で、残りの6%が食物繊維です（平成28年国民健康・栄養調査）。さらに、糖を糖質と呼ぶこともあります。そこで今回はこれらを区別せずに、それぞれの研究論文で用いられていた語をそのまま使うことにしました。

低糖質ダイエットで糖尿病は改善するか？

糖尿病の患者さんに低糖質ダイエットをお願いして経過を見れば、低糖質ダイエットで糖尿病が改善するかどうかがわかります。しかしそれには、総エネルギー摂取量を下げずに、低糖質でない食事をとる群も作って結果を比べたり、2つの群は食事法だけが違っていてその他はすべて同じにするといった条件も守らなくてはなりません。これらの条件をすべて守って行なわれた研究は世界じゅうにかなりあります。その中で特にていねいに行なわれていた9つの研究についてその結果をまとめたメタ・アナリシスを見てみましょう出典③。

ところで、糖尿病は生活習慣病の一つであり、治す病気というよりもむしろうまくつき合うことが重要な病気です。食後高血糖に注意することもたいせつですが、長期間の糖尿病管理はさらにたいせつです。そのための指標が血液中のヘモグロビンA1cの濃度です。

糖質摂取量をいくらにすればヘモグロビンA1c濃度がどれくらい下がるかを見たのが**図1**です。図の中の■は研究ごとの結果です。

低糖質ダイエットで糖尿病は改善するでしょうか。

図1　低糖質ダイエットとヘモグロビンA1cとの関連

出典❸

低糖質ダイエットが糖尿病を改善させるかどうかについて、ヘモグロビンA1cを指標として検証した合計9つの無作為割付比較試験をまとめたメタ・アナリシス。対照群には一般的な糖質量の食事が用いられた（内容は研究ごとに違っていた）。

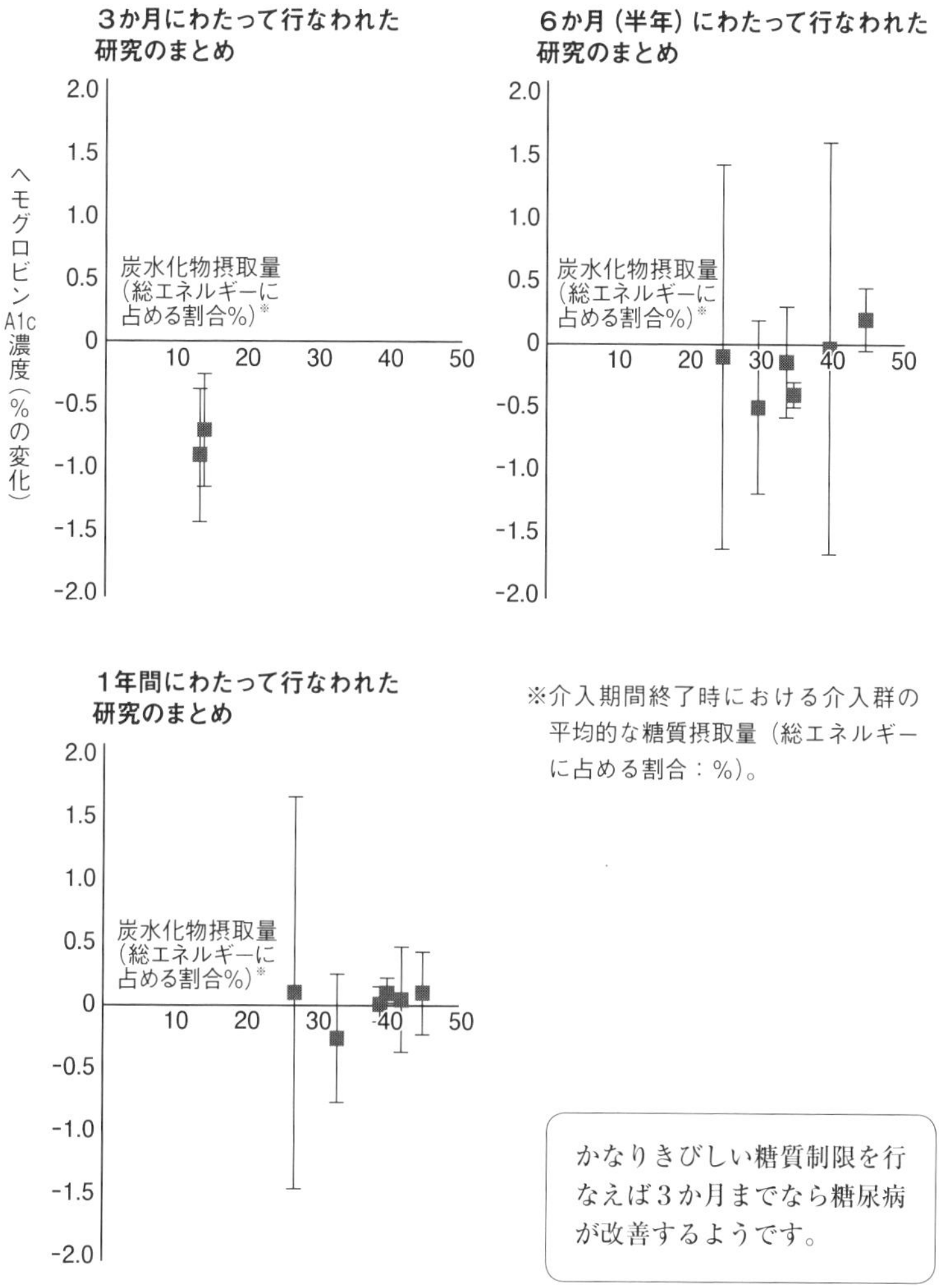

※介入期間終了時における介入群の平均的な糖質摂取量（総エネルギーに占める割合：%）。

かなりきびしい糖質制限を行なえば3か月までなら糖尿病が改善するようです。

図1上左は、総エネルギーに占める糖質の割合を14%にして3か月行なわれた研究です。ヘモグロビンA1c濃度が0・7%くらい下がっています。健康な成人（50歳代以上）の平均ヘモグロビンA1c濃度は5・7%くらいで（平成28年国民健康・栄養調査）、6・5%以上だと糖尿病が疑われますから出典④、この改善度はこの差にほぼ一致します。かなり大きな改善といってよいでしょう。日本人成人の炭水化物の摂取割合は平均で58%ですから（平成28年国民健康・栄養調査）、炭水化物を現在の4分の1にすることになります。

次に、半年または1年間にわたって行なわれた研究だけを選んだのがそれぞれ**図1上右**と**図1下**です出典③。半年間の研究では低糖質ダイエットの効果はかなりうすれてしまい、1年間の研究になるとまったく効果が認められなくなってしまいます。低糖質ダイエットを半年以上続けると低糖質ダイエットの効果が消えてしまうというよりも、「厳格な低糖質ダイエットを半年以上続けるのはむずかしそうだ」と読むべきかもしれません。

もう一度**図1上右**を見てください。それぞれの研究で95%信頼区間の上限を見ると、0を下まわっている研究、すなわちヘモグロビンA1cが下がったといえる研究は1つしかありません。これを除けば**図1上右**と**図1下**はそれほど違いがないようにも見えます。こう考えると、期間の問題ではなくて、やはり量の問題、つまり、糖質を相当にきびしく制限しないと効果は期待できないという読み方もできそうです。

低糖質ダイエットで糖尿病は予防できるでしょうか。

図2 炭水化物摂取量と糖尿病発症との関連（欧米）　出典⑤

健康な人の食習慣を調べ、その後の糖尿病の発症の有無を確かめた８つのコホート研究をまとめたメタ・アナリシス。

１日あたりの炭水化物摂取量がおよそ220ｇの人が糖尿病にかかった確率に比べた相対的な確率（相対危険）。

グレーの部分は95%信頼区間。

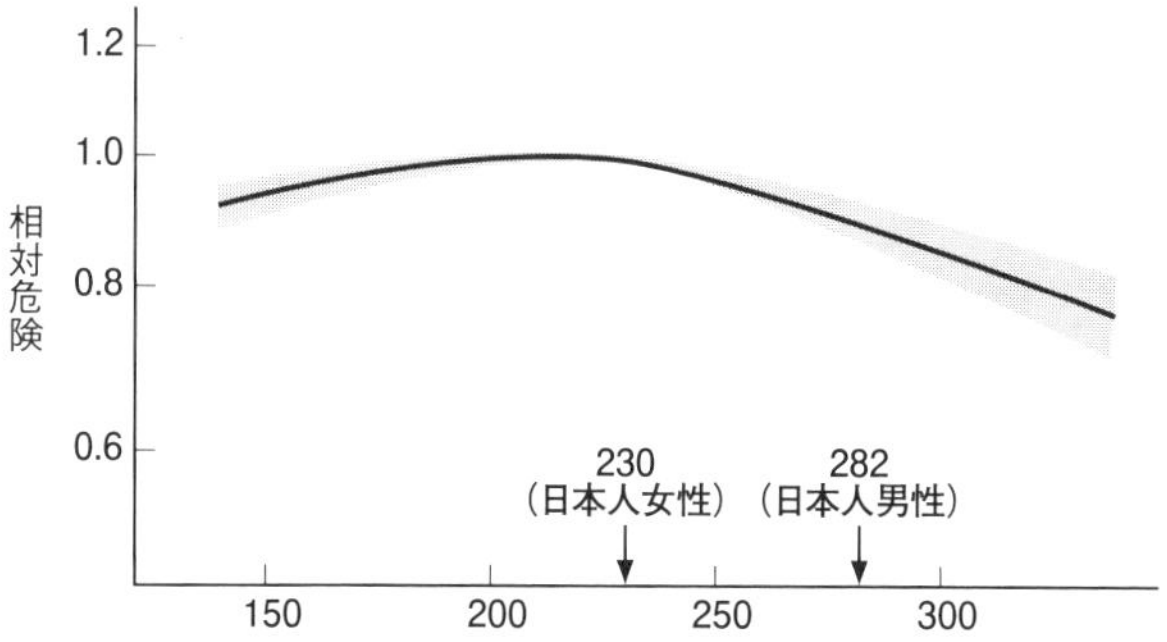

国	年齢（歳）※	性別	追跡年数	糖尿病発症数	対象者総数
オーストラリア	65	男女	10	138	3,654
オーストラリア	54	男女	4	365	41,528
アメリカ	61	女性	6	1,141	35,988
アメリカ	40～75	男性	6	523	42,759
アメリカ	40～65	女性	26	6,950	81,827
ドイツ	35～65	男性	7	846	27,548
フィンランド	50～69	男性	12	1,098	25,923
オランダ	51	男性	10	915	37,846
合　計（または平均）			12	11,976	297,073

※平均または範囲。

日本人は炭水化物をもう少し食べるほうが糖尿病にかかりにくくなることを示しています。

糖尿病の予防効果はあるか？

次は予防です。健康な人の食習慣を調べ、その後の糖尿病の発症の有無を確かめる研究、すなわちコホート研究が世界各地で行なわれています。その中から8つの研究の結果をまとめたのが**図2**です 出典❺。**下の表**が研究の概要で**上の図**がその結果です。1日あたりの炭水化物摂取量がおよそ220gの人が糖尿病にかかった確率に比べた相対的な確率（相対危険）として示してあります。

日本人の炭水化物摂取量は50歳代の平均で男性282g、女性230g（平成28年国民健康・栄養調査）ですから、むしろ炭水化物をもう少し食べるほうが糖尿病にかかりにくくなることをこの図は示しています。

ところで、日本人は炭水化物全体の半分近くをお米からとっています（平成28年国民健康・栄養調査）。一方、欧米諸国の主食はおもに小麦でしょう。甘味飲料の摂取量も日本は欧米諸国より少なめです。ですから、この結果は日本人には当てはめにくいように思われます。

日本人の研究もあります。まず、男女それぞれおよそ3万人を調べた**研究A**です（**図3上** 出典❻）。性別で結果が違っていて、女性では、炭水化物の摂取量が多いほど糖尿病の発症率が上がっていました。

続いて、男性約2000人を調べた**研究B**です（**図3下** 出典❼）。こちらは研究開始時における肥満（BMIが25以上）の有無で分けてあって、肥満だった人たちでは炭水化物摂取量が多いほど糖尿病の発症率が上がっていました。

続いて、日本人での研究結果も見てみましょう。

図3 炭水化物摂取量と糖尿病発症との関連（日本）　出典⑥⑦

健康な人の食習慣を調べ、その後の糖尿病の発症の有無を確かめた
日本の２つのコホート研究。

研究Ａ　男女それぞれおよそ３万人を調べて、男女別に結果を示した研究。

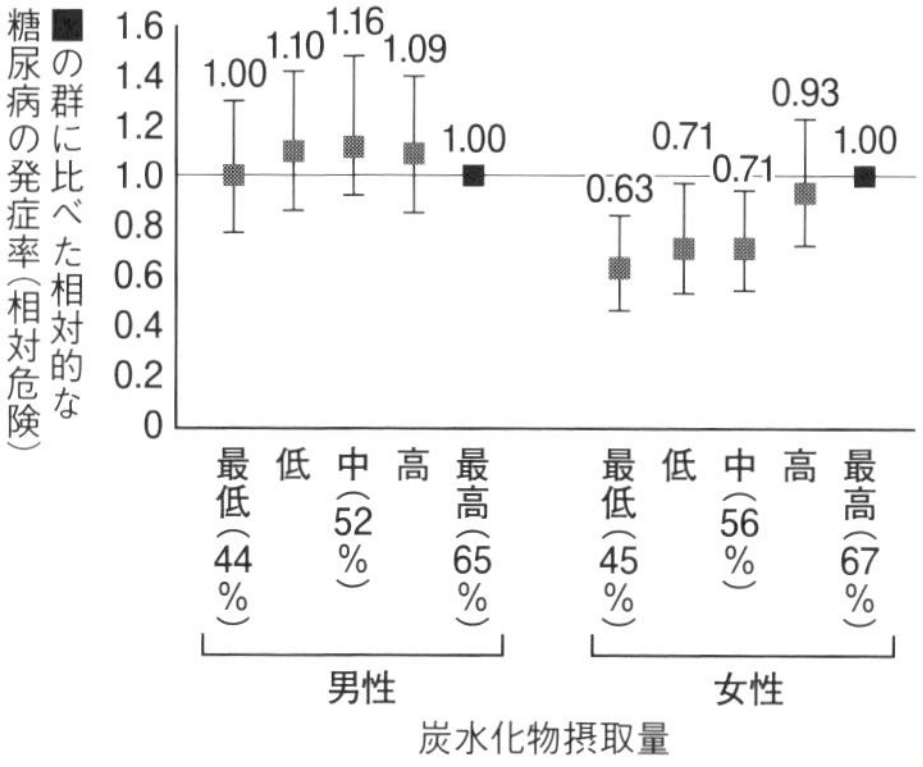

研究Ｂ　男性およそ2000人を調べて、肥満の有無で分けて結果を示した研究。

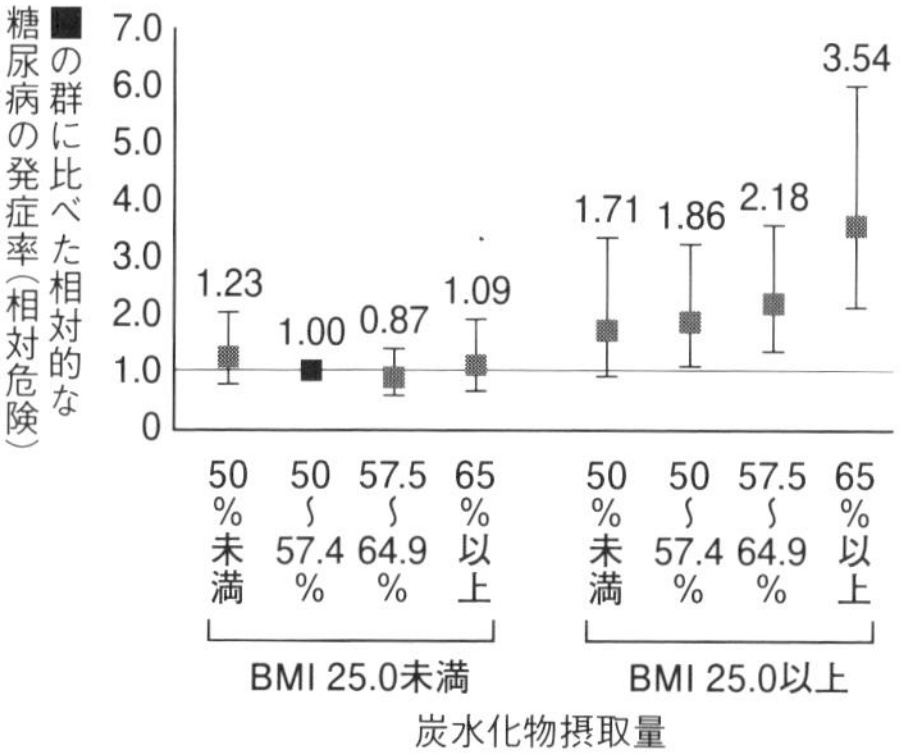

4つの結果のうち2つが低炭水化物のほうが糖尿病を予防できる可能性を示しています。

研究	年齢（歳）※	性別	追跡年数	糖尿病発症数	対象者総数
研究Ａ	45〜75	男性 女性	5	691 500	27,799 36,875
研究Ｂ	46	男性	10	232	2,006

※平均または範囲。

4つの結果のうち2つ、すなわち、研究Aの女性と研究Bの肥満だった人たちで、低炭水化物のほうが糖尿病を予防できる可能性を示しています。図2とは逆です。

エビデンスの確かさで優先順位を考えたい

私たちはどうしても「糖＝糖尿病」と単純に考えがちです。ところが、研究者のコンセンサスは、「少なくとも現時点では結論は出せない」のだそうです。糖尿病はその名前からは想像できないくらいに複雑な病気なのです。

けれども、結論がまだ出ていないからといって、なにをどれだけ食べてもよいというわけではけっしてありません。糖尿病には合併症があり、細小血管障害と大血管障害に分かれます。後者は高血圧や脂質異常症と深いつながりがあります。これらの予防と管理には、食事ごとのエネルギー（カロリー）管理に加え、減塩や飽和脂肪酸の制限が欠かせません 出典❹。

ところで、糖尿病の予防と管理は食事と運動が基本です。食事に比べると運動ではかなりしっかりとしたエビデンスが得られていて、1日におよそ25分のウォーキングで糖尿病の発症率は26％も減るという結果が出ています 出典❽。糖尿病予防・糖尿病管理の優先順位は、体重管理、運動、減塩、飽和脂肪酸を減らす、いくつか飛んで、ひょっとしたら低糖質、のようです。

結論

現時点ではなんともいえません。

糖尿病という名前とは裏腹に、糖の摂取量と糖尿病の関連は不思議なほど研究結果が一致しません。糖尿病はその名前からは想像できないくらいに複雑な病気のようです。現時点におけるエビデンスに基づけば、糖尿病予防・糖尿病管理の優先順位は、低糖質が筆頭ではなく、体重管理、運動、減塩、飽和脂肪酸制限の順のようです。

出典

① Kawai K, et al. Postprandial glucose, insulin and glucagon responses to meals with different nutrient compositions in non-insulin-dependent diabetes mellitus. Endocrinol Jpn 1987; 34: 745-53.
② Asia Pacific Cohort Studies Collaboration, et al. Body mass index and risk of diabetes mellitus in the Asia-Pacific region. Asia Pac J Clin Nutr 2006; 15: 127-33.
③ Snorgaard O, et al. Systematic review and meta-analysis of dietary carbohydrate restriction in patients with type 2 diabetes. BMJ Open Diabetes Res Care 2017; 5: e000354.
④ 日本糖尿病学会。糖尿病診療ガイドライン２０１６。南江堂，２０１６年。
⑤ Greenwood DC, et al. Glycemic index, glycemic load, carbohydrates, and type 2 diabetes: systematic review and dose-response meta-analysis of prospective studies. Diabetes Care 2013; 36: 4166-71.
⑥ Nanri A, et al. Low-carbohydrate diet and type 2 diabetes risk in Japanese men and women: the Japan Public Health Center-Based Prospective Study. PLoS One 2015; 10: e0118377.
⑦ Sakurai M, et al. Dietary carbohydrate intake, presence of obesity and the incident risk of type 2 diabetes in Japanese men. J Diabetes Investig 2016; 7: 343-51.
⑧ Smith AD, et al. Physical activity and incident type 2 diabetes mellitus: a systematic review and dose-response meta-analysis of prospective cohort studies. Diabetologia 2016; 59: 2527-45.

2

地球レベルで考える食事法

低糖質ダイエットの魅力と問題点

問い

2011年、地球の総人口は
70億人に達したと推定されています。
では、農耕が始まる前の、
人類が狩猟採集の生活をしていた旧石器時代、
たとえば、紀元前2万年ごろの地球の総人口は
何人くらいだったと思いますか?

- □ 5万人(現在の14万分の1)
- □ 50万人(現在の1万4000分の1)
- □ 500万人(現在の1400分の1)
- □ 5000万人(現在の140分の1)
- □ 5億人(現在の14分の1)

*答えは本文中にあります。

いくつかの説はあるものの、生物としてのヒトの歴史は、およそ200万年前に現われたホモ・ハビリスに始まり、分化や絶滅をくり返しながら、少なくとも20万年前にはホモ・サピエンスが出現して現代に至っているのではないかと考えられているそうです出典❶。その遺伝子はこの間にほぼ固定され、人類が農耕を始めたおよそ1万年前以後に変わったものはわずかだそうです出典❷。

一方、農耕の開始以後にそれに適応して遺伝子が変わった可能性を示す研究もあります出典❸。しかし、このような報告が少ないことは、私たちの体や遺伝子が今の食べ物や食べ方にではなく、いまだに狩猟採集民だったころの食環境に適応していることを示しています。

当時は水田も畑もありませんでしたから、植物性の食品は野生の草の種や芋、木の実でした。秋でもない限りふんだんに手に入ったとも思えません。したがって、穀物がおもなエネルギー（カロリー）源だったとは考えにくく、「主食」という概念はなかったと考えられます。しかも、野生の植物は繊維が多かったはずです。

このような推論に加えて、今も地球上で暮らしている狩猟採集民の食事を参考にして、これがよいのではないかと考案されたのが「パレオリシック・ダイエット（旧石器時代食）」です（**図1上**出典❷）。穀物が少なく炭水化物が少ないという点で、今でいうところの低糖質ダイエットに近いことがわかります。

農耕の開始と人口の関係

図1下は、地球の総人口の推移を紀元前4万年から現在まで推定したものです出典④。人口が急に増えた時期が2回あります。1回目は狩猟採集が始まった紀元前3万6000年ごろ、2回目が紀元前9000年以後です。旧石器時代には500万人前後で推移していた総人口は、農耕が始まり、広がると堰を切ったかのように増え始めます。これが冒頭の問いの答えでした。農耕開始以後の人口増加にはさまざまな理由が考えられていますが、一定面積から得られるエネルギーが増え、かつ、それが安定して得られるようになったことがあげられます。

しかし、誤解してはなりません。たくさんの人口を農耕で養えるようになったとしても、それだけでは、エネルギーの量だけでなく、その質、すなわちエネルギーバランス（炭水化物、脂質、たんぱく質のバランス）までも理想に近づいたという証拠にはなりません。それどころか、穀物中心の食事になり、エネルギーの多くを炭水化物からとるようになったことは、結果としてエネルギーの確保と引きかえにそのバランスを犠牲にしたのだとする推測も成り立ちます。

低糖質か低脂質か？

時代は下り、今や生きるために食べる時代ではなく、生きるためにやせる時代になりました。その結果、たくさんのダイエット法が提案されています。これらは、「低糖質」、「低脂質」、そして、その中間、いわゆるバランスのとれた食事（「バランス」と呼ぶことにします）の3種類に大別さ

狩猟採集民の食事がどんなものであったか見てみましょう。

図1 旧石器時代から現代までの世界総人口の推移（推定値）と狩猟採集民の栄養素摂取量（推定値）

現存する狩猟採集民の食事調査から類推した
主要栄養素摂取量と日本人の平均摂取量

出典❷

栄養素	旧石器時代人※1（農耕以前）	日本人※2
たんぱく質（%）※3	34	15
脂質（%）※3	24	27
炭水化物（%）※3	45	58
食物繊維（g）※4	45.7	14.2
食塩（g）※4	1.8	9.6

※1　動物と植物をそれぞれ35%65%の割合で摂取していると仮定した場合。
※2「平成28年国民健康・栄養調査報告」による。対象者全員（1歳以上、2万6133人）。
※3　総エネルギー摂取量に占める割合（%）。
※4　1日あたりの摂取量（g）。

旧石器時代から現代までの世界総人口の推移（推定値）

出典❸

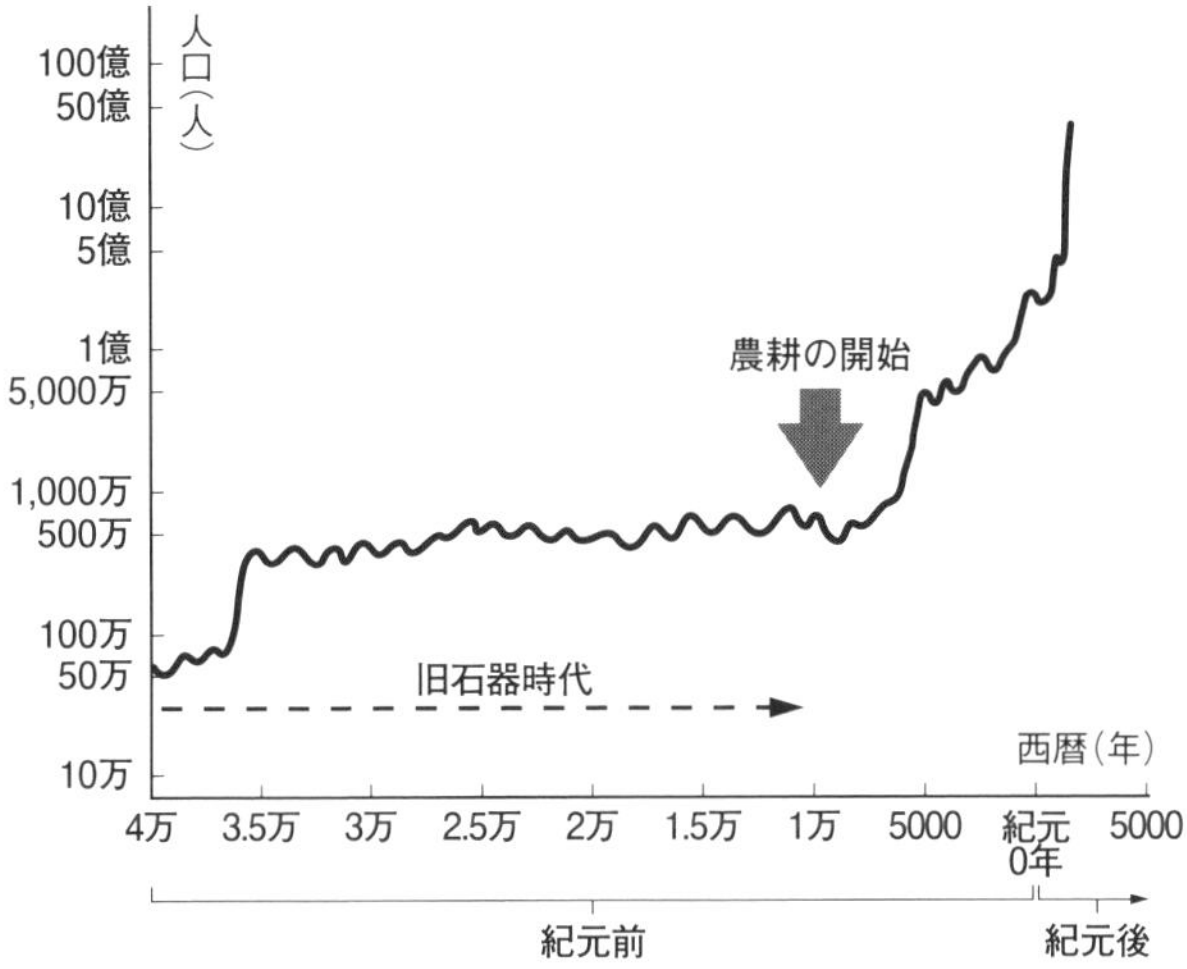

人類が農耕を始めると人口が急に増えました。そして、現代の日本人の食事と比べると、旧石器時代人の食事はたんぱく質と食物繊維が多く、炭水化物と食塩が少なかったと想像されています。

れます。これらの効果を調べた研究をまとめた報告（メタ・アナリシス）があります（図2 出典5）。

たくさんの論文を集めて、ていねいに読んで、それらを分類して結果をまとめて、というやっかいな作業に反して、結果はとても平凡なものでした。どれでも同じくらいやせるのです。「バランス」に比べて「低糖質」と「低脂質」では少し効果が大きいように見えますが、95％信頼区間を考慮すれば、あえてとり上げるほどの違いではないと見るべきでしょう。

低糖質ダイエットの魅力

ところで、低糖質の効果を検証した研究は30、低脂質の研究の5倍もありました。そのうち20がアトキンス・ダイエットでした。アトキンス・ダイエットは１９７０年代に提唱され、２００３年から04年にかけてアメリカを中心に大流行したダイエット法です。当時、アメリカではパスタや米などの売り上げが落ちたほどだったといいます。

低糖質ダイエットはなぜこんなに人気なのでしょうか？

- 脂質（肉の脂や揚げ物の油）の制限を強調していない。
- エネルギー制限が比較的ゆるい。
- パレオリシック・ダイエットに似ていて、人の体や遺伝子にとってこちらのほうが「自然」なように思える。

このあたりを思いつきました。

もう一つ。専門家の意見や政府のガイドラインは、現在の食べ方を考慮したうえで、低脂質をす

「低糖質」、「低脂質」、いわゆる「バランス」、3つのダイエットの効果を見比べてみましょう。

図2 代表的な3種類（低糖質、バランス、低脂質）のダイエット法による減量効果を比較したメタ・アナリシス 出典⑤

59の論文（48の介入試験、総対象者数は7286人※）をまとめた結果。
対象者の肥満度（BMI）の中央値は33.7、年齢の中央値は45.7歳。

3種類のダイエット法の特徴

分類	代表的なダイエット法※（カッコ内の数字は研究数）	栄養素バランス 炭水化物	たんぱく質	脂質	研究数※	対象者数※
低糖質	アトキンス(20)、サウスビーチ(1)、ゾーン(11)	40%以下	およそ30%	30〜55%	30	3,273
バランス	ビゲストルーザー(1)、ジェニークレイグ(2)、ニュートリシステム(2)、ボルメトリックス(1)、ウェイトウォッチャーズ(8)	およそ55〜60%	およそ15%	21〜30%	19	4,298
低脂質	オルニッシュ(1)、ローズマリーコンリー(2)	およそ60%	およそ10〜15%	20%以下	6	1,735

※　1つの研究が複数のダイエット法の減量効果を調べているため、分類ごとに見たダイエット法ごとの研究数と研究数の合計も、分類ごとの対象者数と総対象者数も一致しない。

3種類のダイエット法による体重の変化（平均値とその95%信頼区間）

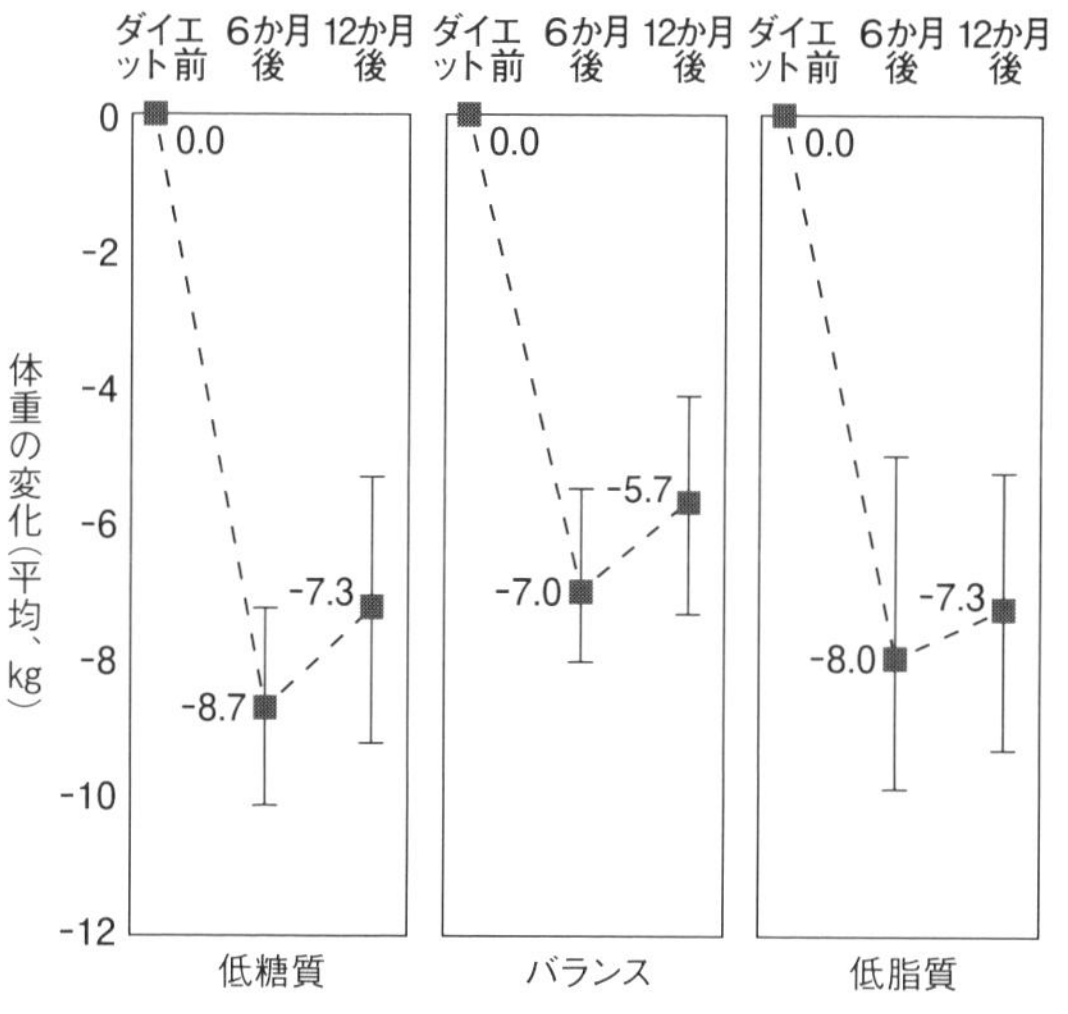

どのダイエット法でも減量効果はありました。そして、ダイエット法の間で目立った優劣はないようです。

すめる傾向があります。低糖質ダイエットは逆です。権威による公式見解を否定するのですから魅力的でないはずがありません。しかし、さらに大きな魅力、そして問題に気づきました。

食料生産効率も考えたい

2011年、地球の総人口は70億人に達したと推定され、増加はさらに加速しています。その結果、世界は深刻な食料不足に直面しており、国連の世界食糧計画によれば、9人に1人、およそ8億人もの人が飢餓に苦しんでいると推定されています。

食料の生産効率は、収穫できるエネルギーに対して人為的に投入しなければならないエネルギーの比として表わされます（**図3上** 出典❻）。この表わし方では生産効率がよいほどその数値は小さく、生産効率が悪いほど大きくなります。そして、投入したエネルギーよりも大きなエネルギーを持つ食品を収穫できればこの比は1・0より小さくなります。1・0より小さいのはほとんどが植物です。これは光合成によって太陽光エネルギーをとり入れるからです。一方、動物ではほとんど1・0よりも大きくなっています。ほかには、温室栽培や遠洋漁業のように、石油などの化石エネルギーを使う場合も生産効率は悪くなります。

もう一度**図3上**を見てください。たとえば、わが国の水田に代表される「集約栽培した稲」と比べると、同じエネルギーの牛乳を生産するためにはその7倍、集約した養鶏で生産した卵なら14倍、肥育した牛の肉なら71倍ものエネルギーを投入しなくてはなりません。これは、71人の中のだれか1人がお米を食べる分を牛肉に変えれば、残りの70人が飢えることを意味しています。

食料生産効率から見ると、どう違うでしょうか。

図3 エネルギーとたんぱく質から見た食料生産効率の比較

1㎉のエネルギー（カロリー）を得るために投入しなければならないエネルギー（カロリー） 出典❻

動物性食品のカッコ内の数字は、「集約栽培した稲」の値（0.14）に比べた相対的な値。

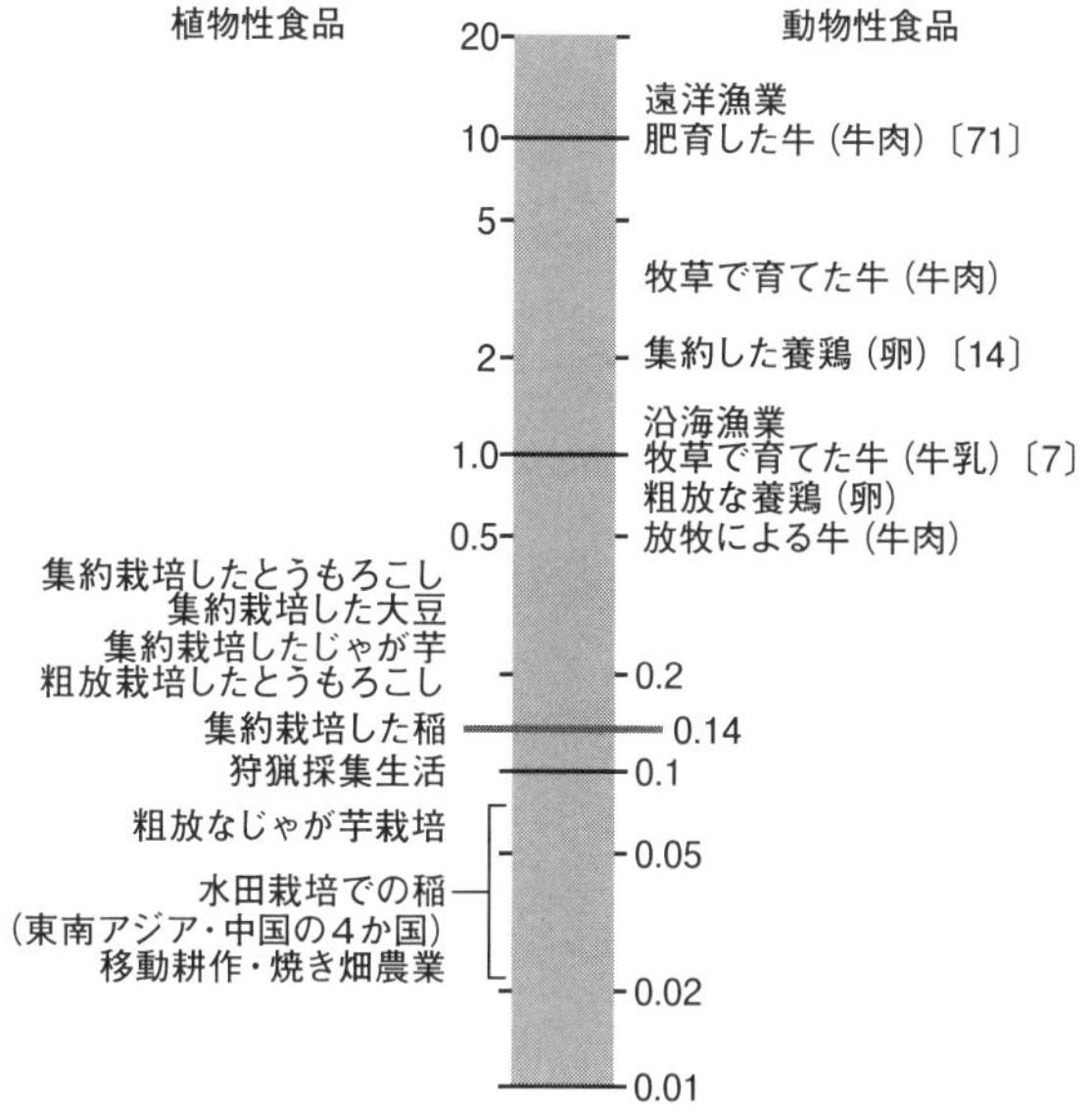

1kgのたんぱく質を得るために必要な土地 出典❼

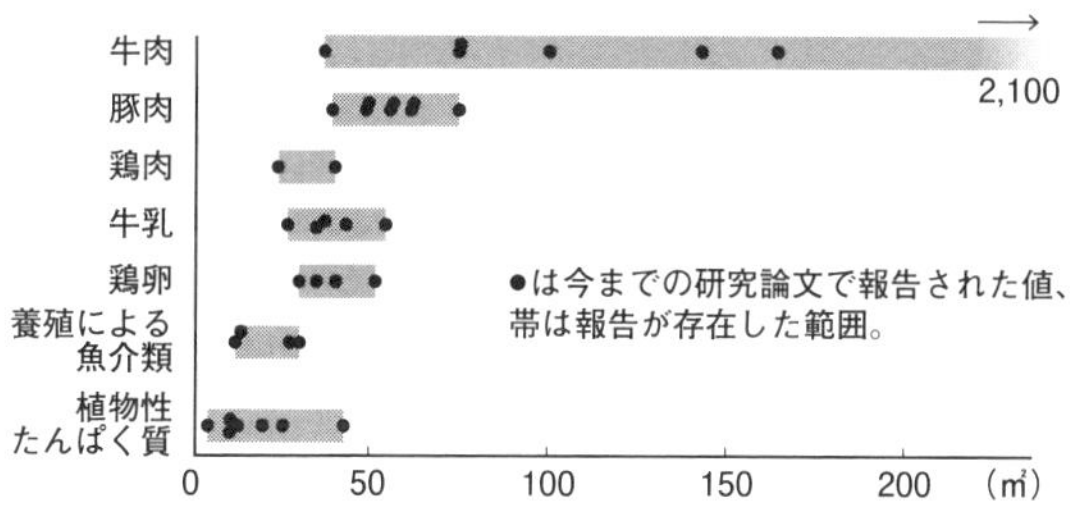

エネルギーで見てもたんぱく質で見ても植物（穀物や豆類）よりも動物、とりわけ、牛肉の生産効率が悪いことがわかります。

この問題はたんぱく質でも同じです。植物は土の中にある窒素を使ってたんぱく質を作ります。土地面積あたりのたんぱく質生産量を食べ物ごとに見たのが**図3下**です出典⑦。養殖による魚介類の効率がたんぱく質では比較的よい点と、豚肉と鶏肉のデータが含まれている点は異なるものの、エネルギーとたんぱく質の生産効率の順序はほぼ同じです。つまり、エネルギーで見てもたんぱく質で見ても、植物（穀物や豆類）よりも動物、とりわけ、牛肉の生産効率は悪いわけです。

ある程度の寒冷地や乾燥地でも牧草は育ち畜産はできます。しかし、稲作には向きません。その逆の地域もあります。ですから、あくまでもざっくりとした比較ですが、それだけに地球全体の様子を俯瞰できます。

地球にやさしいダイエット

食べ物は人と人とをつなげてくれます。しかし同時に、食べ物で持てる者と持たざる者を区別してきた歴史もあります。そのために象徴的な役割を果たした食べ物、その代表が肉でした出典⑧。つまり、低糖質ダイエットの最大の魅力は、たとえ無意識であっても、人類の長い歴史の中で富と権力の象徴となりえた「肉」をあきらめずに（庶民の糧である穀物や芋とは一線を画しつつ）、かつ、健康も手にできるという点にあるのかもしれないと気づきました。

勝ち組の食事をしながらメタボ対策にもなる、これにはぼくも惹かれます。それでも、少なくとも減量効果に目立った違いはないのですから、21世紀に生きる私たちとしては、地球にやさしいダイエットという視点も少しは持ちたいところです。

結論

ダイエットでもサステイナブル・アースを考えたい。

低糖質ダイエットにはいくつかの魅力がありそうです。しかしそれは、「ほかのダイエットよりもやせる」という理由ではなく、むしろ、権威の見解の逆をすすめるなど、ダイエット効果以外にあるのかもしれません。一方で気になるのが、エネルギーとたんぱく質の生産効率から見たときの低糖質ダイエットの効率の悪さです。地球温暖化対策のために車の燃費や建物の冷暖房効率を考えるのがあたりまえの現代、ダイエットも「持続可能な地球（サステイナブル・アース）」を考える時代だと思います。

出典

① Stringer C. The origin and evolution of Homo sapiens. Philos Trans R Soc Lond B Biol Sci 2016: B371.
② Eaton SB, et al. Paleolithic nutrition: a consideration of its nature and current implications. N Engl J Med 1985; 312: 283-9.
③ Perry GH, et al. Diet and the evolution of human amylase gene copy number variation. Nat Genet 2007; 39: 1256-60.
④ Biraben JN. An essay concerning mankind's demographic evolution. J Hum Evol 1980; 9: 655-63.
⑤ Johnston BC, et al. Comparison of weight loss among named diet programs in overweight and obese adults: a meta-analysis. JAMA 2014; 312: 923-33.
⑥ Machovina B, et al. Biodiversity conservation: The key is reducing meat consumption. Sci Total Environ 2015; 536: 419-31.
⑦ Nijdam D, et al. The price of protein: Review of land use and carbon footprints from life cycle assessments of animal food products and their substitutes. Food Policy 2012; 37: 760-70.
⑧ ポール・フィールドハウス。和仁皓明（訳）。食と栄養の文化人類学 ―ヒトは何故それを食べるか―。第Ⅲ章 食物の社会的機能。中央法規出版、１９９１年。

日本人の食事摂取基準

なにをどれくらい食べたら健康を保てるか？このために政府（厚生労働省）が定めているガイドラインが食事摂取基準です。私たちは食べ物（料理や食品）を食べていますが、体はそれを消化して栄養素に分解してから吸収して利用しています。そのために、私たちが摂取すべき量は、食品ではなく、栄養素の量（重さ）で決まります。

そこで、食事摂取基準では日本人が習慣的に摂取すべきエネルギーと33種類の栄養素についてその量を性・年齢区分（一部はさらに身体活動レベル）ごとに示しています。栄養素は原則として必須栄養素ですが、必須栄養素でないものも少しだけ含まれています。

普通に暮らしている限り食事摂取基準を意識することはほとんどありませんが、食事摂取基準はあちこちで使われています。たとえば、エネルギーや各栄養素の摂取量をていねいにコントロールしなければならない入院患者さんや福祉施設で暮らしている人たちにお出しする給食は食事摂取基準に基づいて作られることになっています。小学校や中学校の給食も食事摂取基準に準じて定められている学校給食摂取基準に基づいて作られます。健診のあとに受ける食事指導や、病気ごとに定められている治療ガイドラインの中の食事の項目を作るさいにも参考にされます。栄養強化食品を作るさいの基準にもなります。このように考えると、気づかないところでほぼすべての人がほぼ毎日食事摂取基準に接しているといってよいでしょう。

現在使われているものは「日本人の食事摂取基準（２０１５年版）」で、参考資料も含めると４４０ページもあります。ほぼ5年ごとに改定が重ねられています。厚生労働省のホームページで閲覧やダウンロードができますし、書籍としても販売されています。２００４年までは、長い間、栄養所要量と呼ばれてきました。栄養摂取基準と呼ぶ人がいますがこれは誤りです。

3

食べる順序「野菜先食べ」と糖尿病

問い

フランスでは
コース料理の最初に出される皿、
前菜をアントレ（entrée）と呼びます。
アントレ※は入り口を意味するフランス語で、
英語のentrance（入り口）と
同じ語源の言葉です。
では、アメリカでは
コース料理でアントレとは
どれを指すでしょうか？

※ほかの呼び方もあります。

A　前菜（フランスと同じ）

B　主菜（メーンの料理）

C　パンやパスタ

D　デザート

＊答えは本文中にあります。

「三角食べ」をご存じですか？　簡単にいうと、主食、主菜、副菜を順に少しずつ食べる食べ方のことです。しかも、口の中を空にしてから次の食べ物を食べるのではなく、両者を口の中で混ぜ合わせて味の広がりを楽しみます。これを口内調味と呼びます。三角食べと口内調味は和食の特徴の一つだそうです。確かに、食材を比較的素材に近い状態で供する和食は、どの食材を選んで口の中で混ぜ合わせるかによって味のバリエーションが広がります。

「野菜先食べ」は糖尿病によいのか？

ところが、野菜をまとめて先に食べ、そのあとにごはんを食べるとよいと聞きました。特に糖尿病によいそうです。血糖値は胃に入った糖質が血液中に吸収されて上がります。胃の中にあらかじめ野菜を入れておけば、からっぽの胃に糖が入ってきたときよりも血糖値の上昇がゆるやかになるのは道理です。これを実証した研究が**図1**です出典❶。野菜を先に食べると、ごはんを先に食べた場合よりも食後の血糖値の上昇がゆるやかになっています。健康な人でもほぼ同じ結果でした。

しかし、「野菜を先に食べる食生活に変えよう」とはまだいえません。この研究は、「野菜先食べ」は「ごはん先食べ」に比べて（相対的に）血糖値の上昇がゆるやかになることを示してくれました。ところが、私たちは毎日の食事でごはんを先に食べているわけではありません。それは和食だけでなく、カレーライスなどを考えてもわかります。したがって、この研究結果をもって私たちのいつもの食べ方を野菜先食べに変える根拠にするには少し無理があります。

野菜とごはん、
どちらを先に食べるとよいでしょうか。

図1　野菜を先に食べると食後血糖値は…？

出典❶

日本人の糖尿病の患者38人を19人ずつ無作為に２つの群に分けて、
片方の群は３食とも野菜を先に食べてからごはん（炭水化物）を食べ、
もう一方の群は３食ともごはん（炭水化物）を食べてから野菜を食べる
ようにしてもらい、24時間にわたって血糖値を継続的に測った介入試験。
健康な人たち42人を21人ずつ無作為に２つの群に分けて同じ試験を
行なった結果も示してある。
縦軸は群ごとの平均血糖値（mmol／ℓ）。
日本糖尿病学会では空腹時血糖の正常値を110mg／dℓ未満としていて、
これは6.1mmol／ℓにあたる。
さらに、110mg／dℓ未満でも100mg／dℓ（5.5mmol／ℓ）以上を正常高値としている。

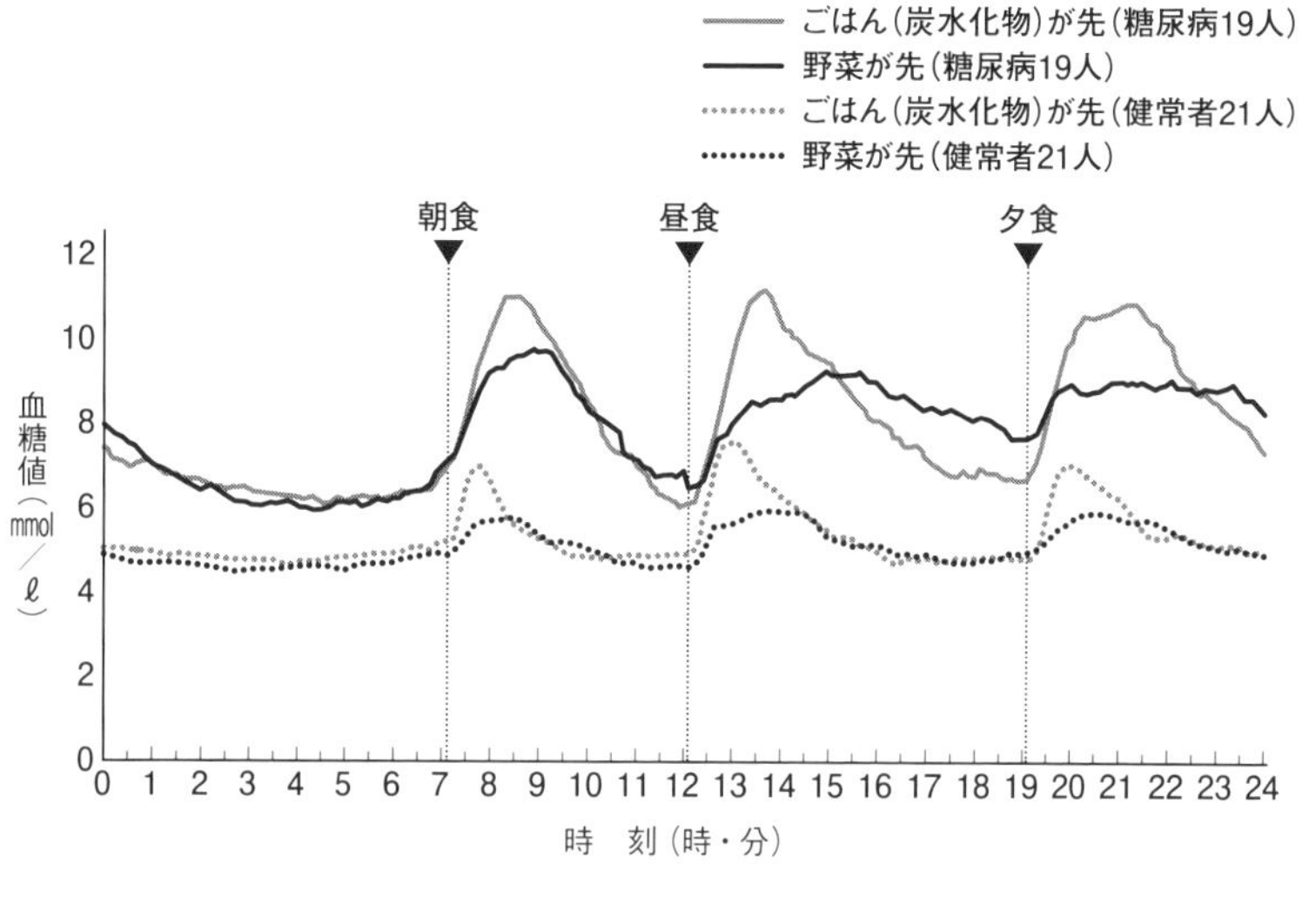

糖尿病の人でも健康な人でも、野菜を先に食べると
ごはんを先に食べた場合よりも食後の血糖値の上昇
がゆるやかになっています。

もう一つ問題があります。糖尿病は長期間の血糖値管理がたいせつです。ところが、**図1**のように、血糖値は直前の食事の影響を強く受けますので、一日の中の血糖値の変化を見ているだけでは不充分です。一方、ヘモグロビンA1cという検査値は、直前の食事の影響を受けにくく、最近3か月間程度の血糖値が高かったか低かったかのおおまかな状態を教えてくれますので、糖尿病の長期管理のよい指標となります。

そこで、現在最も広く行なわれている食事指導である「糖尿病食事療法のための食品交換表」（日本糖尿病学会）を使う方法を比較基準として、野菜を主食（炭水化物）よりも先に食べる食事の効果をヘモグロビンA1cを指標として調べる研究が行なわれました出典②。**図2上**がその結果です。どちらの方法でも最初の3か月間でヘモグロビンA1cは大きく低下し改善しました。興味深いのは、その後、野菜を先に食べた群でヘモグロビンA1cがさらに下がったことです。

話の単純化にご注意

もう一度**図2**を見てください。結果ではなく、上右のどのような食べ方をすすめたかです。じつは、野菜を主食（炭水化物）よりも先に食べる群は、ただそれだけではありませんでした。ほかに、緑色野菜を積極的に摂取し、果物を控え、20回噛み、グリセミック・インデックス※の低い食べ物を選ぶことがすすめられました。一方、食品交換表を使う群は1日あたり野菜を350gと果物を80g食べるようにすすめられました。現在の日本人成人の平均摂取量に比べると、これは野菜を増やし、果物を減らすことになります。2つの群で食べる順序だけが異なり、それ以外になにも違

※　第4章237ページ参照。食品ごとに決められた血糖値上昇能力。ブドウ糖を食べたときの血糖値の上昇量を100とした場合の相対的な値。他の食品を基準に用いる場合もある。糖質の量を同じにして比較している。たとえば、精白米のごはん77、白いパン74、玄米のごはん55、スパゲティ 46など（出典⑤）。摂取する糖質の量が同じでも、この値が高いほど血糖値が上がりやすく、低いほど血糖値が上がりにくいことを示している。

食品交換表を使った方法と比べた研究を見てみましょう。

図２ 糖尿病における食べ方の違いの結果は…？

出典❷

日本人の２型糖尿病の患者101人を、野菜を主食（炭水化物）よりも先に食べる群（69人）と食品交換表を使う群（32人）に無作為に分け、２年間にわたって指導を行ない、ヘモグロビンA1cの変化を追った介入試験。最後まで続けた人はそれぞれ65人と27人だった。

研究結果

縦軸はそれぞれの時期における各群の平均的なヘモグロビンA1c濃度（%）とその95%信頼区間。

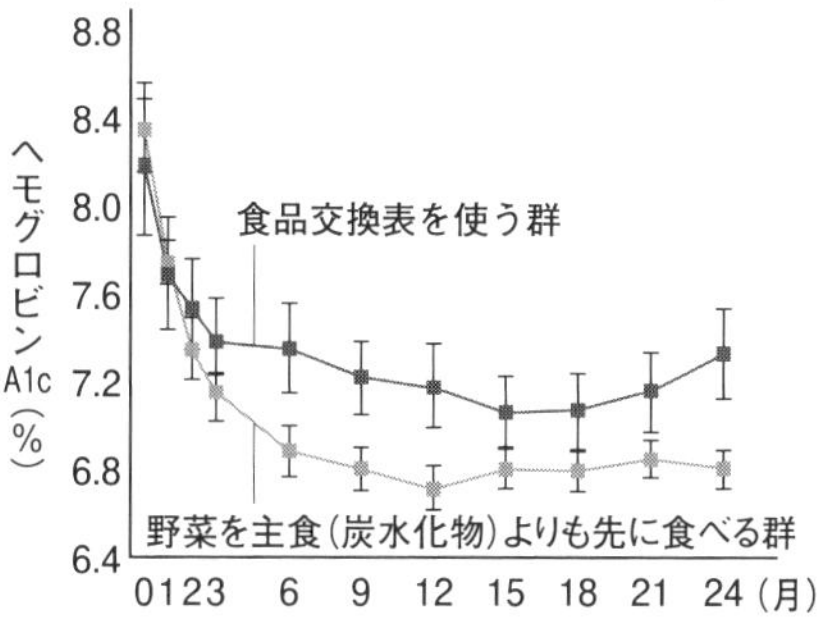

どのような食べ方をすすめたか

■野菜を主食（炭水化物）よりも先に食べる群
- 食事の順序を指導する。
- 緑色野菜の摂取をすすめる。
- 果物の摂取を控えるようにすすめる。
- 20回咀嚼するようにすすめる。
- グリセミック・インデックスの低い食品を選ぶようにすすめる。
- 指導時間は初回30分、２回目以降は20分とする。

■食品交換表を使う群
- 食品交換表を用いて指導する。
- １日あたり野菜を350g、果物を80g摂取するようにすすめる。
- 指導時間は初回60分、２回目以降は40分とする。

食事指導期間の前後における食品群摂取量の変化

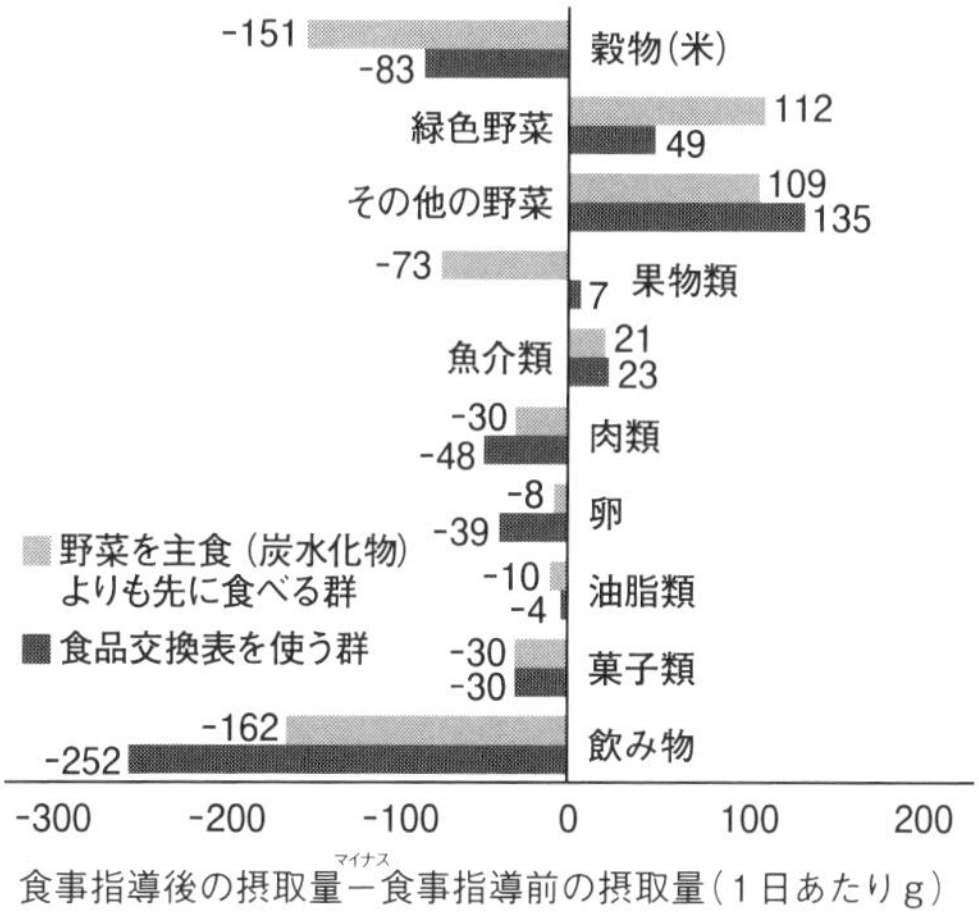

食品交換表を使う方法よりも野菜を先に食べるほうがヘモグロビンA1cは大きく低下（改善）しました。でも、その効果は野菜を先に食べたからだとはいいきれない面もありました。

いがなければ、ヘモグロビンA1cの変化の違いは野菜を先に食べたか否かによるといえます。けれども、2つの群で違うところがほかにもあったら、野菜を先に食べたからだとはいいきれません。

食品群摂取量の変化を**図2下**で見てみます。緑色野菜は両群ともに増えましたが、野菜を先に食べる群のほうでさらに63g多く、一方、果物は野菜を先に食べる群のほうで73gも減っていました。ほかにも、野菜を先に食べる群のほうで米がさらに68g少なくなっています。

少し意地悪な見方をすれば、野菜をたくさん食べ、果物とごはんを控えめにして、グリセミック・インデックスの低い食べ物を選んで、しっかり嚙んで食べたら、野菜を先に食べるかどうかはさておき、ヘモグロビンA1cは下がりそうな気がしないでもありません。というわけで、現時点では、野菜を主食（炭水化物）よりも先に食べるのは「有望な選択肢の一つ」くらいに理解しておきたいところです。

野菜を食べる効能

豚カツに添えられたせん切りキャベツを飾りだと思っている人がいます。そういう人でも野菜を先に食べるという規則にしてしまえば、「野菜を食べない食事」がなくなり、野菜の摂取量は確実に増えます。主食の食べすぎを防げるというおまけもつきそうです。さらに、しっかり嚙まないと飲み込めない野菜を多く食べれば、結果としてゆっくり食べることにつながるでしょう。

『佐々木敏の栄養データはこう読む』の「肥満と食べ方の深い関係」（145ページ）で紹介したように、速食いと肥満とは強く関連しています。そして、速食いの人はゆっくり食べる人よりも糖尿病に2

ここで、食べる速さと糖尿病との関係も見てみましょう。

図３　食べる速さと糖尿病発症率

出典③

健康な日本人の中年男性2050人（平均46歳）に食べる速さを尋ね、その後７年間にわたって糖尿病の発症率を調べたコホート研究。
年齢、糖尿病の家族歴、喫煙習慣、飲酒習慣、追跡開始時における高血圧・脂質異常症の有無の影響は統計学的に除いて計算した結果。

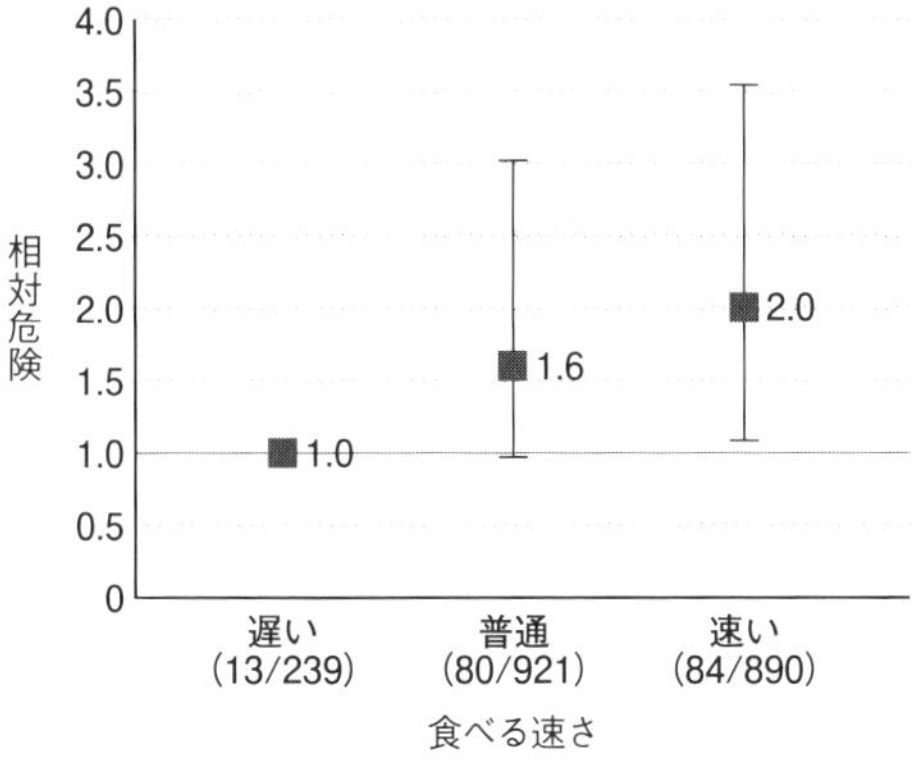

横軸：ベースライン調査時（健康なとき）の自己申告による食べる速さ。
縦軸：食べる速さが遅い人に比べた場合の相対的な糖尿病発症率（相対危険）とその95%信頼区間。

カッコ内の数字は、左がその群で糖尿病を発症した人数、右がその群の総人数。

結果を解釈するための模式図

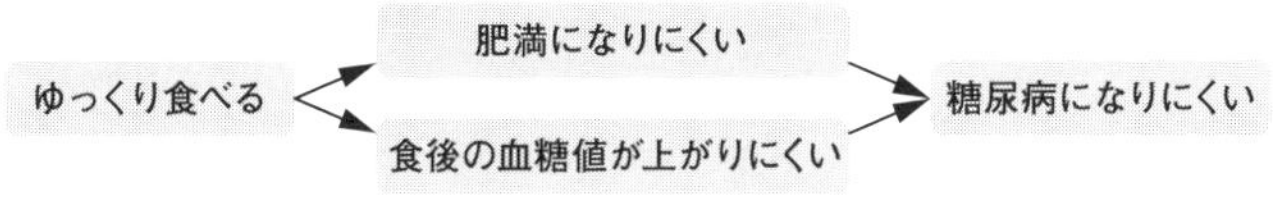

上図と同じデータを使って、「体重は変化しない」という仮定を設けて計算し直した結果

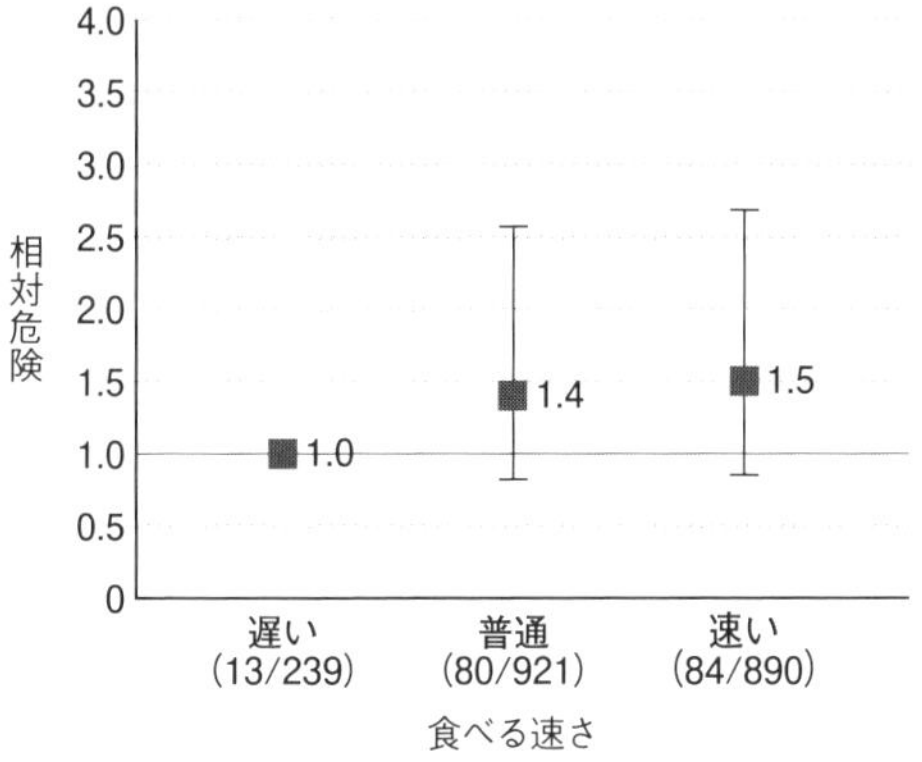

速食いの人はゆっくり食べる人よりも２倍も糖尿病にかかりやすいという結果でした。肥満の予防と食後高血糖の予防の２つの効果によるのではないかと考えられます。

倍もかかりやすいとした報告もあります（図３出典③）。肥満の人が糖尿病にかかりやすいのはすでに明らかにされています。また、肥満度とは別に、糖質がゆっくりと胃に入ってくれば食後の血糖値の上昇がゆるやかになり、糖尿病の予防になるだろうとも想像されます。この研究結果はその両方が足し合わされたものと考えられ、図３中のような模式図になります。そこで、図３上で使ったデータをもう一度使って、今度は「体重は変化しない」という仮定を設けたうえで糖尿病の発症率との関連を計算し直したのが図３下です。つまり、「肥満になりにくい」の経路はないものとして、「食後の血糖が上がりにくい」による糖尿病の予防効果を計算したものと理解できます。

食べるのが遅い人に比べたときの食べるのが速い人の糖尿病の発病率は、先ほどの2・0倍から1・5倍に下がっています。やや乱暴にいえば、「肥満になりにくい」ことによる予防効果が半分、「食後の血糖値が上がりにくい」ことによる予防効果が半分と読める結果です。このような研究はまだ乏しいので、結論をくだすのは早計ですが、興味深い結果です。

三角食べと口内調味の効能

このように考えてくると、「野菜を食べない食事」をなくし、主食の食べすぎを防いで、しっかり噛んでゆっくり食べるのなら、三角食べでもその目的を達成できそうだと気づきました。三角食べでは一度に口に入れる量はわずかです。そして（ここが最もたいせつなところです）、それを一口ごとに口内調味で楽しみます。大量にほお張ったり噛まずに飲みくだしたりはしません。

そこで次のような分類を考えました。糖尿病の予防や管理において、

- 食事を体のためのガソリンやオイル、または薬だと考えている人や、食事になどできるだけ時間をかけたくない（またはその余裕がない）人には野菜を先に食べる食べ方をおすすめする、
- 健康に加えて、食事には味わいや楽しさも欠かせないと考える人には三角食べと口内調味をおすすめする、です。

アントレの歴史的変遷

さて、冒頭の問いはわかりましたか。正解はBの主菜（メーンの料理）です。

これは、おっちょこちょいのアメリカ人がまちがえたのではありません 出典④。16世紀の記録によれば、フランス貴族の正餐では、現代とは順序が異なり、コース料理の初めに「量のたっぷりある温かい調理された（たいていはソースのかかった）肉料理」が出され、食事の入り口という意味でアントレと呼ばれていました。スープもメーンの肉料理（ローストが多かった）もこのあとに供されたそうです。その後500年の間にコース料理の構成もその順序も変わりましたが、フランス人は単語の元来の意味どおりに（中身は変わっても）アントレという語を用い、アメリカ人は「主要な肉料理」という中身のほうを単語の意味よりも重視して、主菜（メーンの料理）をアントレと呼ぶようになったそうです。

とまあ、こういう歴史も味わいアントレを気どって野菜を先に食べるのもよし、和食の伝統を重んじて三角食べを楽しむのもよしです。豊かな食文化と健康な食事は、互いにある程度の妥協と修正は避けられないものの、科学的に両立しうるものだと思います。

結論

食事に求めるものによって、健康によい食べる順序は異なるようです。

結論を出すのはまだ少し早いかもしれませんが、野菜を先に食べるのも三角食べで口内調味を楽しむのも、両方とも糖尿病管理に好ましい食べ方のようです。あえて分類すれば、食事に時間をかけたくない（かけられない）人には「野菜先食べ」を、食事に味わいと楽しさを求める人には「三角食べと口内調味」をおすすめしたいと思います。

出典

① Imai S, et al. Effect of eating vegetables before carbohydrates on glucose excursions in patients with type 2 diabetes. J Clin Biochem Nutr 2014; 54: 7-11.
② Imai S, et al. A simple meal plan of 'eating vegetables before carbohydrate' was more effective for achieving glycemic control than an exchange-based meal plan in Japanese patients with type 2 diabetes. Asia Pac J Clin Nutr 2011; 20: 161-8.
③ Sakurai M, et al. Self-reported speed of eating and 7-year risk of type 2 diabetes mellitus in middle-aged Japanese men. Metabolism 2012; 61: 1566-71.
④ ダン・ジュラフスキー。小野木明恵（訳）。ペルシア王は「天ぷら」がお好き？ 味と語源でたどる食の人類史。第2章アントレ。早川書房，2015: 33-51。
⑤ Murakami K, et al. Dietary glycemic index and load in relation to metabolic risk factors in Japanese female farmers with traditional dietary habits. Am J Clin Nutr 2006; 83: 1161-9.

4

グリセミック・インデックス
糖尿病の予防と管理に有効か?

問い

糖を食べれば血糖が上がります。
下の4つの食べ物を1つずつ別々に食べるとします。
これらの食べ物にはすべて糖が50g
入っているように重量を調整しました※。
食べ物の下の数字は重量(カッコ内はエネルギー量)です。
この中に、食後の血糖が上がりやすい食べ物が2つ、
比較的上がりにくい食べ物が2つあります。
食後の血糖が比較的上がりにくい食べ物
2つを答えてください。

- □ 精白米ごはん
  131g〔220kcal〕
- □ 白いパン(食パンなど)
  102g〔269kcal〕
- □ スパゲティ(ゆでたもの、めんだけ)
  160g〔264kcal〕
- □ うどん(ゆでたもの、めんだけ)
  234g〔245kcal〕

※「日本食品標準成分表2015年版(七訂)」ならびに
その「炭水化物成分表編」を用いて計算しました。
糖には利用可能炭水化物を用いました。

＊答えは本文中にあります。

糖を食べれば、血液の中の糖（血糖）が上がります。これは正常な反応ですが、上がりすぎるのは困ります。ところが同じ量の糖を含んでいる食べ物を食べても血糖の上がり方（上昇量）は食べ物によって異なります。ここでいう「糖」とは、消化・吸収できる炭水化物という意味で、利用可能炭水化物とも呼ばれます。簡単にいえば、炭水化物から食物繊維を除いたものと考えてよいでしょう。

この現象は、１９８１年にカナダ人研究者のデヴィッド・ジェンキンスによって初めて報告されました出典❶。食品ごとにこの血糖上昇量の数値を調べれば、血糖の上がりにくい食べ物を選ぶことができます。この数値がダイエタリー・グリセミック・インデックス、短くしてグリセミック・インデックス、略してＧＩです。

グリセミック・インデックス（GI）のしくみ

食品に含まれる栄養素の量は化学分析で求めます。それに対して、ＧＩは人がその食品を食べたときの血糖の上昇量を測って決めます出典❷。ところが、同じ食べ物を食べても血糖の上がり方には個人差があります。そこで10人以上で測って、その平均をとるという規則が作られています。

具体的には次のようにします。ＧＩを知りたい食品をその中に糖が50ｇだけ入っている量にして食べます。食べ終わったらすぐ、その15分後、30分後、45分後、60分後、90分後、１２０分後に採血をして血糖を測ります。そして、**図１**のように測定値を結んだ線と横軸で囲まれる部分の面積を計算します。これを血糖上昇曲線下面積と呼びます。食後に上がった血糖は2時間以内にほぼ元に戻るので、このような方法が使われます。

続いて同じ人が、基準となる食品で同じことを行ないます。基準となる食品にはブドウ糖か普通の白いパンがよく使われます。そして、ＧＩを知りたい食品の血糖上昇曲線下面積を、基準とする食品の血糖上昇曲線下面積で割ります。このようにして10人以上の平均値を計算します。これでその食品のＧＩが決まります。

なお、糖尿病の人で測ると健康な人で測ったときよりも少しだけ値が大きくなるために、糖尿病の人で測った場合には０・９をかけて最終的なＧＩとするといった配慮もされます出典③。

意外に低い砂糖のＧＩ

図１上右は糖を豊富に含む代表的な食品のＧＩです出典③。ただし、あくまでも目安と考えてください。ＧＩは人が食べて決めるために、ある程度のばらつきは避けられません。たとえば、白いパン（食パンなど）のＧＩは73から77の間で、精白米ごはんは69から77の間だと考えられています。ですから、ごはんとパンのＧＩはほぼ同じと考えるべきでしょう。

この**図１上右**のＧＩはブドウ糖を１００とした場合ですが、意外なのは砂糖が65とかなり低いことです。砂糖はブドウ糖と果糖が結合したもので、果糖のＧＩがとても低いためです。だからといって、砂糖や果糖ならたくさん食べてもよいというわけではありません。ＧＩが低くてもたくさん食べればその分だけ血糖が上がるという理由もありますし、糖尿病はＧＩだけに左右されるもの

GIのしくみと、どんな食品が どのくらいのGIなのか見てみましょう。

図1 GIの求め方と糖を豊富に含む代表的な食品のGI

出典❷❸

食後の血糖上昇曲線の模式図

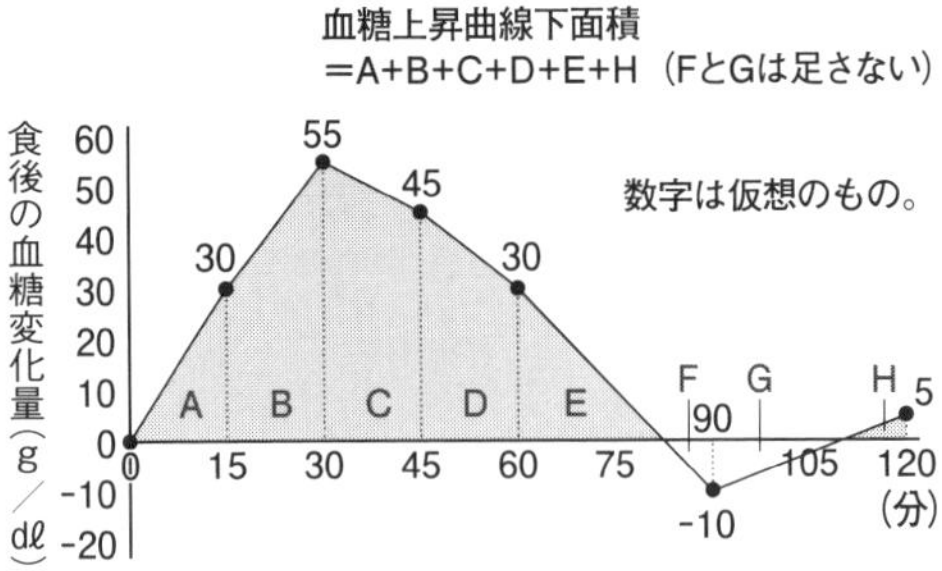

糖を豊富に含む代表的な食品のGI

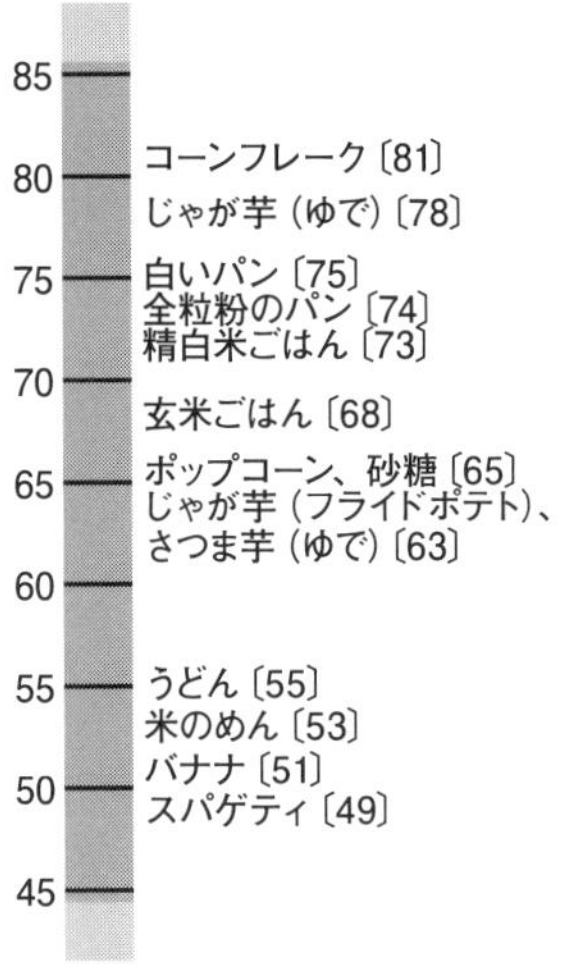

GIを計算する方法

GIを知りたい食品と基準となる食品を同じ人が食べてそれぞれの血糖上昇曲線下面積を測った結果を用いて、GIを計算する。こうして得られるGIは個人によって異なるので、その平均をとって標準的なGIとする。図の数字は仮想の値。

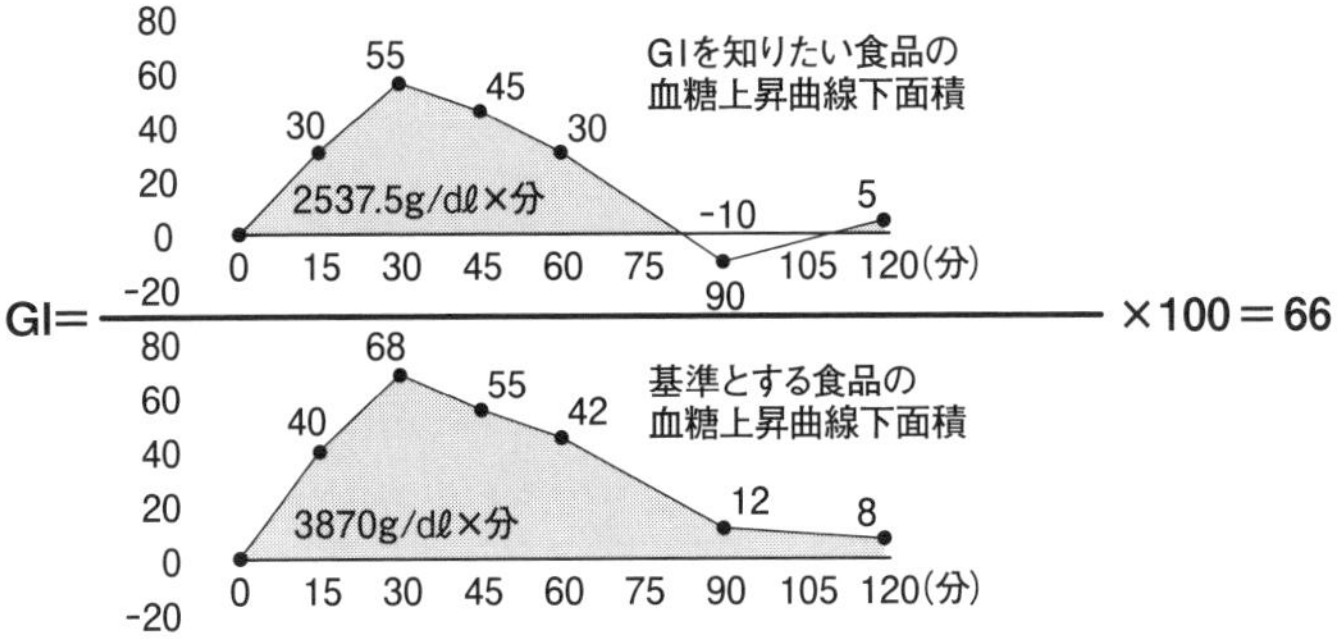

GIは、栄養素とは違って、実際に人が食べて血糖の上がり方を測って求めます。

ではないからです。

それよりも、注目すべきはめん類のＧＩの低さです。冒頭の問い「血糖が比較的上がりにくい食べ物２つ」の答えは、スパゲティとうどんでした。

「食品のＧＩ＝人のＧＩ」ではない

しかし、実際には一度の食事で複数の食品を食べます。そこで、栄養価計算と同じ要領で、食品ごとにその食品からの糖の摂取量（重量）とその食品のＧＩを掛け算して、それを食事で摂取したすべての食品について足した（合計した）うえで、糖の全摂取量（重量）で割ります。これを食事のＧＩとします。

ある食事を食材Ａ、Ｂ、Ｃで作ったとします。その食材に含まれている糖の量がそれぞれ１２０ｇ、70ｇ、10ｇ、ＧＩは60、50、85だとします。すると、この食事のＧＩは次のようになります。

$$(120\times60+70\times50+10\times85)\div(120+70+10)=57.75$$

ところが、たとえば、納豆のように粘りけの強い食べ物といっしょにごはんを食べると、ごはんだけで食べるよりもＧＩが低くなるといった「食べ合わせ効果」が報告されています出典④。

これは、消化・吸収されるときに食品同士が影響し合うためで、このようにして計算したＧＩと実際のＧＩが合わないこともあります。それでも、この方法を使えば、個人ごとに（食品のではなく、その人が食べた食事全体の）習慣的なＧＩを把握することができます。たとえ大ざっぱでも「食品ごとの」ではなく、「個人ごとにその人の習慣的な」ＧＩがわかるのは魅力です。

GIは糖尿病の予防に影響するか？

健康なときに食事調査をして習慣的GIを計算しておき、その後の糖尿病発症率を観察したコホート研究が世界にいくつかあります。その中でていねいに行なわれていた15の研究をまとめたメタ・アナリシスがあります（図2 出典⑤）。肥満度や喫煙習慣、運動習慣など糖尿病の発症を左右する他のたいせつな要因による影響は除いて、習慣的GIと糖尿病発症率との関連をまとめたのが**図2上**です。習慣的GIが高いほど糖尿病にかかりやすく、低いほどかかりにくい様子がわかります。極端なたとえですが、習慣的GIを73（精白米ごはんと同じ）から55（うどんと同じ）に変えると3割以上もの糖尿病が予防できると読めます。

けれども、**図2下**で研究ごとの結果を見るとあまり一致していません。これは、GIに期待しすぎてはいけないことを示しています。

GIは糖尿病の治療に有効か？

次は治療です。糖尿病の患者さんを2つの群（GIの低い食事をとる群とGIの高い食事をとる群）に分けて一定期間その食事をとってもらい、糖尿病の改善度を比較した研究（無作為割付試験）も世界各地にあります。その中からていねいに行なわれていた7つの研究をまとめたメタ・アナリシスが**図3**です 出典⑥。糖尿病の改善ぐあいは血液中のヘモグロビンA1cの濃度変化で評価しています。

GIは糖尿病の予防に役立つでしょうか。

図2　健康なときの習慣的GIと糖尿病発症率との関連　出典⑤

健康なときの習慣的GIを調べて、その後の糖尿病発症率を観察した
15のコホート研究の結果をまとめたメタ・アナリシス。

習慣的GIとその後の糖尿病発症率との関連

対象者全員の習慣的なGIの中央値は63だった（中央値とは、測定値を小さなものから大きなものへまたは大きなものから小さなものへ順に並べたとき、ちょうど真ん中にきた値）。

グレーの部分は95%信頼区間。

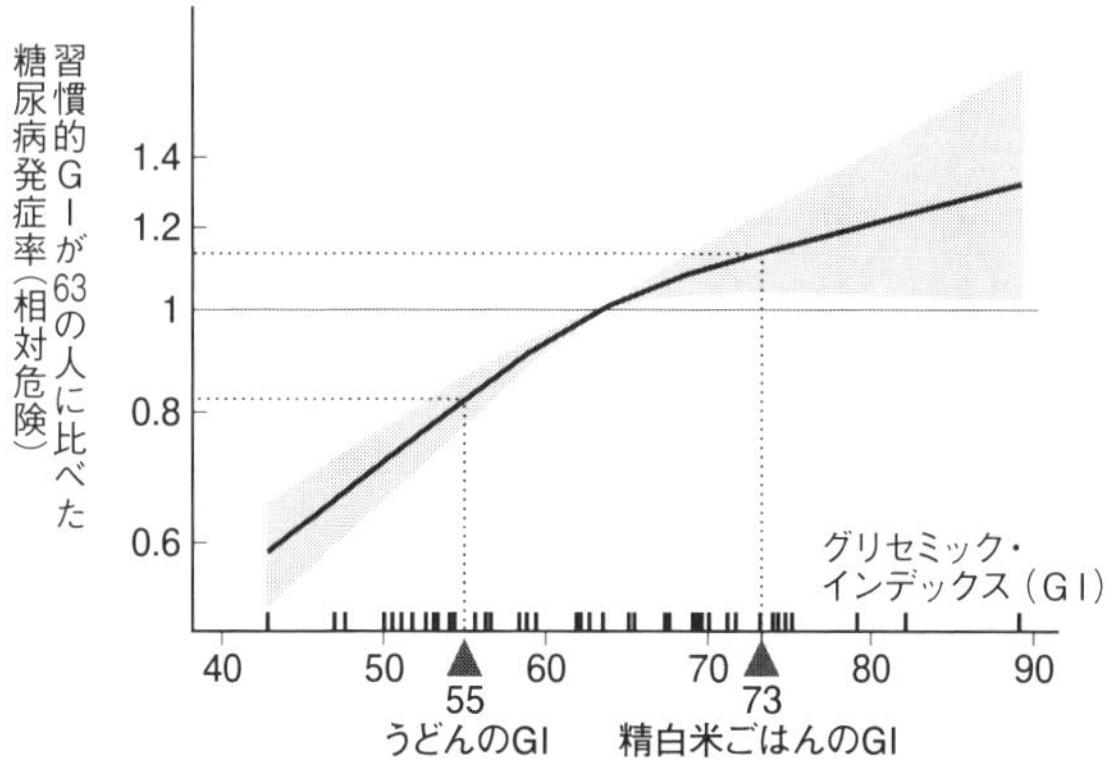

研究ごとの結果

習慣的GIが5だけ上がった場合の糖尿病発症率の変化（相対危険）。
下のひし形は15の研究すべてをまとめた結果。■の左右に伸びる
直線とひし形の左右の端はともに相対危険の95%信頼区間を示す。

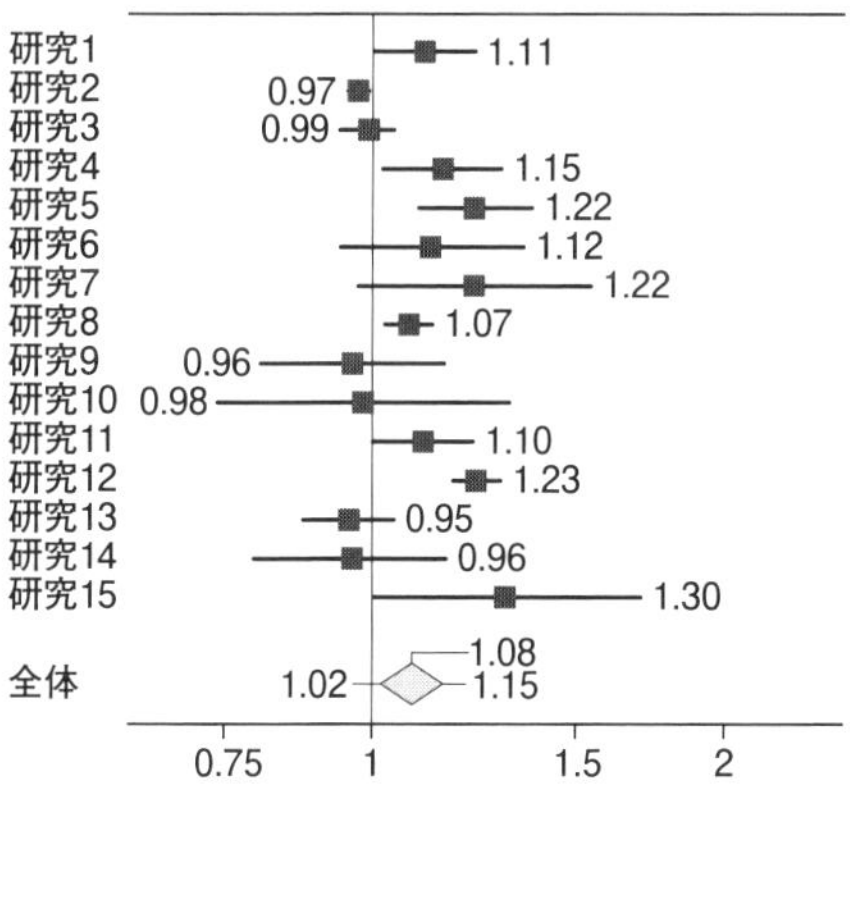

習慣的なGIが高いほど糖尿病にかかりやすいこと、逆にいえば、糖尿病の予防にはGIの低い食習慣のほうがよいことがわかります。しかし、研究ごとに見ると習慣的なGIの効果はあまり一致していません。

GIは糖尿病の治療に役立つでしょうか。

図3 GIと糖尿病の改善との関連 出典6

糖尿病の患者を２群（ＧＩの低い食事をとる群とＧＩの高い食事をとる群）に分けて、
その食事による糖尿病の改善度を比較した
７つの無作為割付試験をまとめたメタ・アナリシス。
■の左右に伸びる直線とひし形の左右の端は相対危険の95%信頼区間を示す。

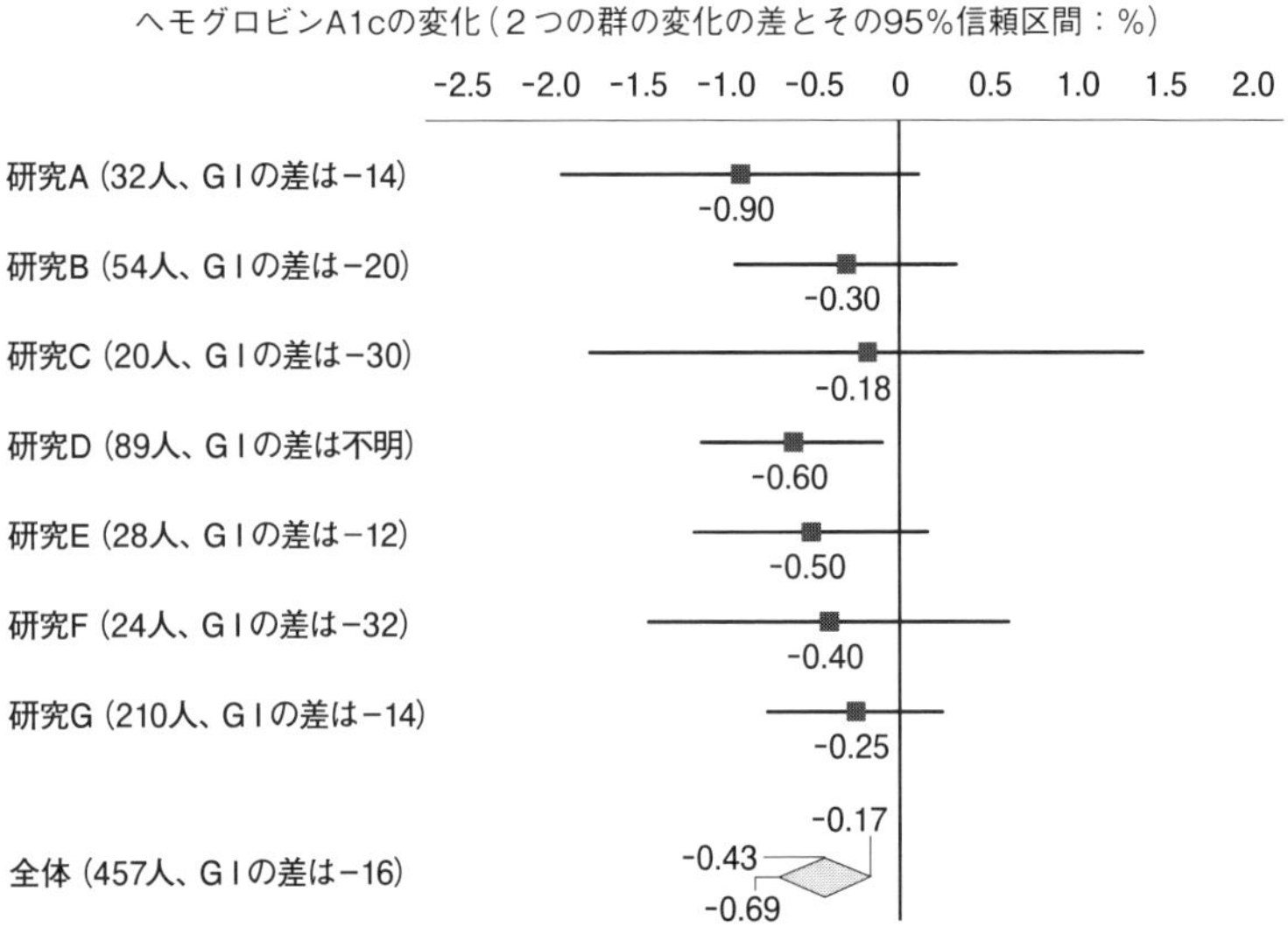

研究全体の結果の95%信頼区間（ひし形）の右端が0（ゼロ）よりも小さいので、GIの高い食事よりもGIの低い食事のほうがヘモグロビンA1cが下がることがわかります。しかし、研究ごとに見ると習慣的なGIの効果はあまり一致していません。

研究全体の結果（図中のひし形）から、ＧＩの高い食事に比べるとＧＩの低い食事のほうが改善度が大きいことがわかります。ところが、研究ごとに見ると、１つの研究（研究Ｄ）以外は、ヘモグロビンA1c濃度の変化の95％信頼区間の上限が０（ゼロ）よりも大きいために厳密には改善したとはいえません。

このような結果をふまえて、糖尿病の食事療法に関するアメリカのガイドラインでは「ＧＩの低い食品は期待できるかもしれない」というやわらかい表現にとどめています出典⑦。

個別のＧＩよりも大切なこと

血糖が上がりにくいのは、ごはんよりもうどんやラーメンで、パンよりもパスタなのは事実です。だからといって、ＧＩの低い食べ物を食べればそれだけで糖尿病にかからないとか、それだけで糖尿病が治るといった単純なものではありません。血糖上昇曲線下面積がわずかに小さくなっても、食塩が増えて血圧が上がっては困ります。糖尿病の人はそれだけでも心筋梗塞を発症しやすいのに、高血圧が重なるとその危険はさらに増すからです出典⑧。それに、めん類では副菜が少なくなりがちです。

「これだけ守ればほかはなにを食べてもよい」といった予防法や食事療法は糖尿病にはありません。少なくとも、まだ発見されてはいません。「期待できるかもしれない」のレベルなので、頼りすぎてはいけませんが、ＧＩのことも少し考えてもらえれば、主食のバリエーションが少し広がるかもしれません。

結論

糖尿病の予防と管理の一手段としてＧＩも活かしたい。

食後の高血糖は糖尿病の予防にも治療にも要注意です。血糖の上がり方を食品ごとに示したＧＩは魅力的な指標です。その効果を示すエビデンスもかなりあります。しかし、「食事のＧＩが低ければだいじょうぶ！」とまではいえないようです。ほかのたいせつな予防手段や治療方法を守っていただいたうえで、ＧＩが低めの食べ物をおすすめしたいと思います。

出典

① Jenkins DJA, et al. Glycemic index of foods: a physiological basis for carbohydrate exchange. Am J Clin Nutr 1981; 34: 362-6.

② Brouns F, et al. Glycaemic index methodology. Nutr Res Rev 2005; 18: 145-71.

③ Atkinson FS, et al. International tables of glycemic index and glycemic load values: 2008. Diabetes Care 2008; 31: 2281-3.

④ Taniguchi A, et al. Natto and viscous vegetables in a Japanese style meal suppress postprandial glucose and insulin responses. Asia Pac J Clin Nutr 2008; 17: 663-8.

⑤ Greenwood DC, et al. Glycemic index, glycemic load, carbohydrates, and type 2 diabetes: systematic review and dose-response meta-analysis of prospective studies. Diabetes Care 2013; 36: 4166-71.

⑥ Thomas DE, et al. The use of low-glycaemic index diets in diabetes control. Br J Nutr 2010; 104: 797-802.

⑦ Evert AB, et al. Nutrition therapy recommendations for the management of adults with diabetes. Diabetes Care 2013; 36: 3821-42.

⑧ Asia Pacific Cohort Studies Collaboration, et al. Systolic blood pressure, diabetes and the risk of cardiovascular diseases in the Asia-Pacific region. J Hypertens 2007; 25: 1205-13.

キーワード

測定誤差

なにかを測ればかならず誤差が出ます。「三角形の内角の和は180度である」は理論上の話です。たとえ内角の和がぴったりと180度の三角定規があったとしても、その内角に分度器を当ててみれば、その合計は180度からごくわずかにずれるでしょう。これが測定誤差です。

測定誤差は「偶然誤差」と「系統誤差」の和です。「偶然誤差」は、さまざまな理由のために偶然に測定値がばらつく場合です。たとえば揺れている船の上で体重計にのる場合を想像してみてください。一方、「系統誤差」はかならず一定値だけ測定値が本当の値（真値）からずれてしまう場合です。たとえばゼロ点がずれている体重計を想像してみてください。では次に、弓で的に矢を射る場合で考えてみます。的の中心が真値、つまり本当の値です。図の中の□は偶然誤差が大きく系統誤差が小さい弓で射た場合、●は系統誤差が大きく偶然誤差が小さい弓で射た場合です。□は矢の数が少ないうちはどこが的の中心かよくわかりませんが、矢の数が増えるにしたがって中心が見えてきます。一方、●は矢の数にかかわらず、中心からつねに一定方向の一定距離にずれています。矢をいくら増やしても永遠に中心の位置はわかりません。それどころか、矢の数が増えれば増えるほど誤った場所を中心だと錯覚し、信じてしまうでしょう。なぜなら、測定の場合は事前には中心の位置はわからず、測定結果から中心を推定するからです。これが弓で矢を射る場合と測定の場合が決定的に違うところです。

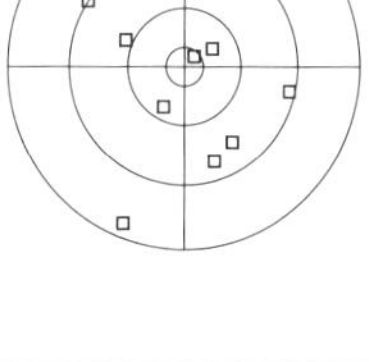

以上より、観察数が少ないうちは偶然誤差に注意し、観察数にかかわらず（観察数が多いときは特に）系統誤差に注意すべきといえます。なお、系統誤差はバイアスとも呼ばれ、測定だけでなく、人間の心にまで影響して大きな問題を生みます。

5

果物
糖尿病の予防と管理には控えるべきなのか?

問い

下の図は、日本人の果物と野菜の摂取量の推移(1980年から2015年まで)を示しています。
1歳以上の1日あたり摂取量の平均値です。
〔A〕と〔B〕のどちらが、果物でしょうか?

図 日本人の果物と野菜の摂取量の推移

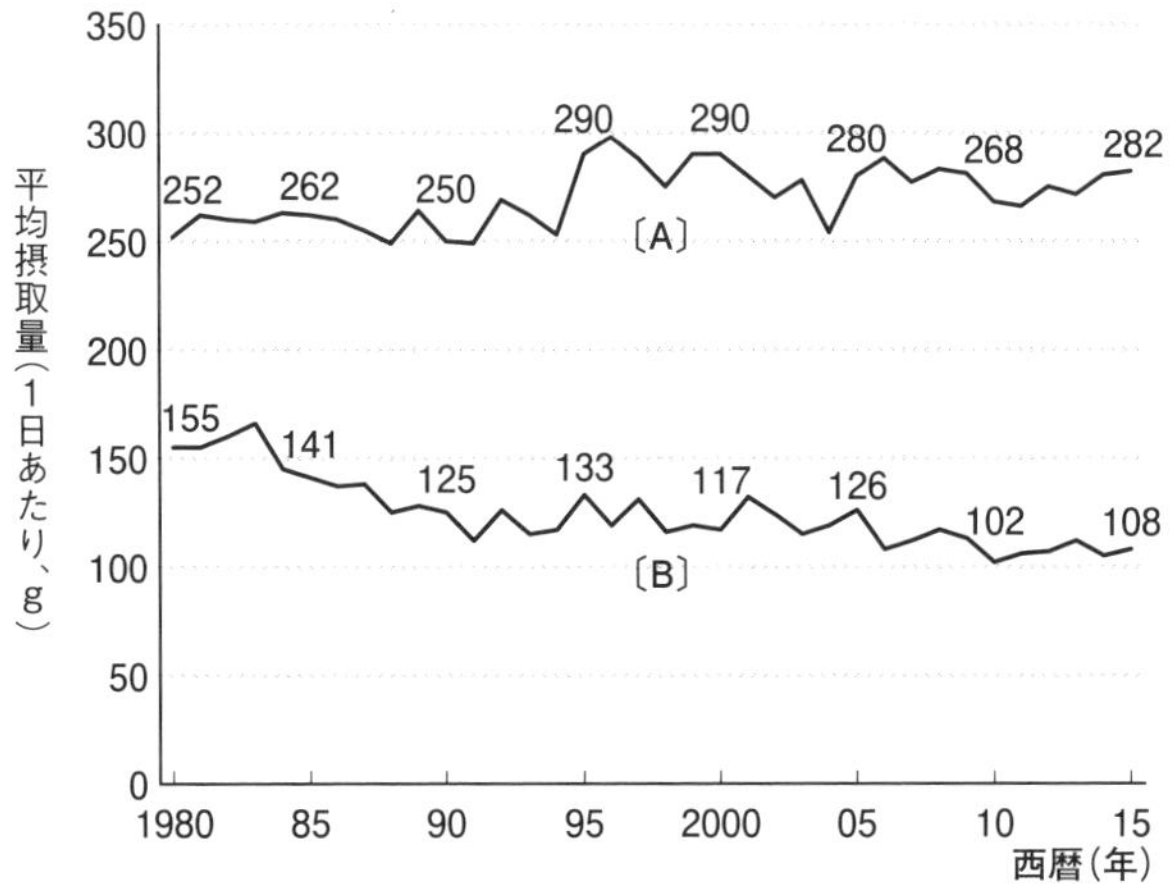

(国民栄養調査ならびに国民健康・栄養調査による)

*答えは本文中にあります。

うれしいことに、「野菜たっぷり」はかなり広まってきたように感じます。

一方、野菜に比べると果物は劣勢だと思いませんか？　すでに第1章で紹介したように（25ページ）、日本人の野菜摂取量は西ヨーロッパ諸国のどこよりも多く、逆に、果物の摂取量はどの国よりも少ないにもかかわらずです。

特に、糖尿病に対しては野菜と果物の受けとめ方は、その程度が違うレベルを超えて、方向性が異なるみたいです。果物は甘いけれど野菜は甘くないというのが理由かもしれません。しかも、果物に入っている糖には「果糖」という専用の名前までついています。そのために、果物→果糖→血糖→糖尿病とつながります。でも、「糖」と糖尿病の関係はそれほど単純なものではありません。

糖の基礎知識

大ざっぱにいえば、糖とは炭水化物のことです。もう少し正確には、炭水化物のうち消化可能なもので、食物繊維以外の物質です。代表的な糖はでんぷんと砂糖です。でんぷんは甘くありませんがこれも糖です。

糖には3つの基本構造があります。グルコース（ブドウ糖）、フルクトース（果糖）、ガラクトースです。これらを単糖と呼びます。単糖が2個つながったのが二糖で、代表的な二糖がスクロース（蔗糖、砂糖）です。グルコース1個とフルクトース1個でできています。単糖がたくさんつながってできている糖が多糖です。でんぷんはブドウ糖がつながってできた代表的な多糖です。

どの糖を食べても、消化管の中の消化酵素によって単糖に分解されてから吸収され、体内で利用されます。

ややこしいのはここからです。血糖の「糖」はブドウ糖です。果糖ではありません。果糖も体内でブドウ糖になって血糖値を上げますが、その力はブドウ糖そのものよりもやや弱いようです。したがって、果糖はブドウ糖よりも糖尿病の予防やコントロールに好ましいと考えられます。一方、果糖はブドウ糖よりも体重増加に直結しやすいとする考え方があります。肥満は糖尿病の予防や管理には大敵ですから、血糖が上がりにくいからといって安心はできません。

それにそもそも、「果物＝果糖」ではありません。果物にはカリウムや食物繊維など果糖以外にもさまざまな栄養素が入っています。

果糖の性質からだけでは果物の健康影響は判断できません。

糖尿病患者は果物を控えるべき？

ブドウ糖よりもやや弱いというものの、果糖は確実に血糖を上昇させます。でも、実際に果物を食べて（または控えて）どのように血糖値が変わるかを調べた研究は意外に見つかりません。その中で、糖尿病にかかっていることがわかった人（糖尿病の治療も食事療法もまだ受けていない人）63人を、果物をできるだけ食べるようにしてもらう群とできるだけ食べないようにしてもらう群に無作為に分けて、ヘモグロビンA1cという糖尿病の指標がどのように変化するかを3か月間観察した研究がありました（**図1** 出典❶）。

果物の摂取量は糖尿病に
どのように影響するでしょうか。

図1　果物の摂取量が糖尿病に及ぼす影響

出典❶

糖尿病にかかっていることがわかった人（糖尿病の治療も食事療法もまだ受けていない人）63人に対して、果物をできるだけ食べるようにしてもらう群とできるだけ食べないようにしてもらう群に無作為に分け、3か月間（12週間）にわたってヘモグロビンA1cの変化を測った研究。

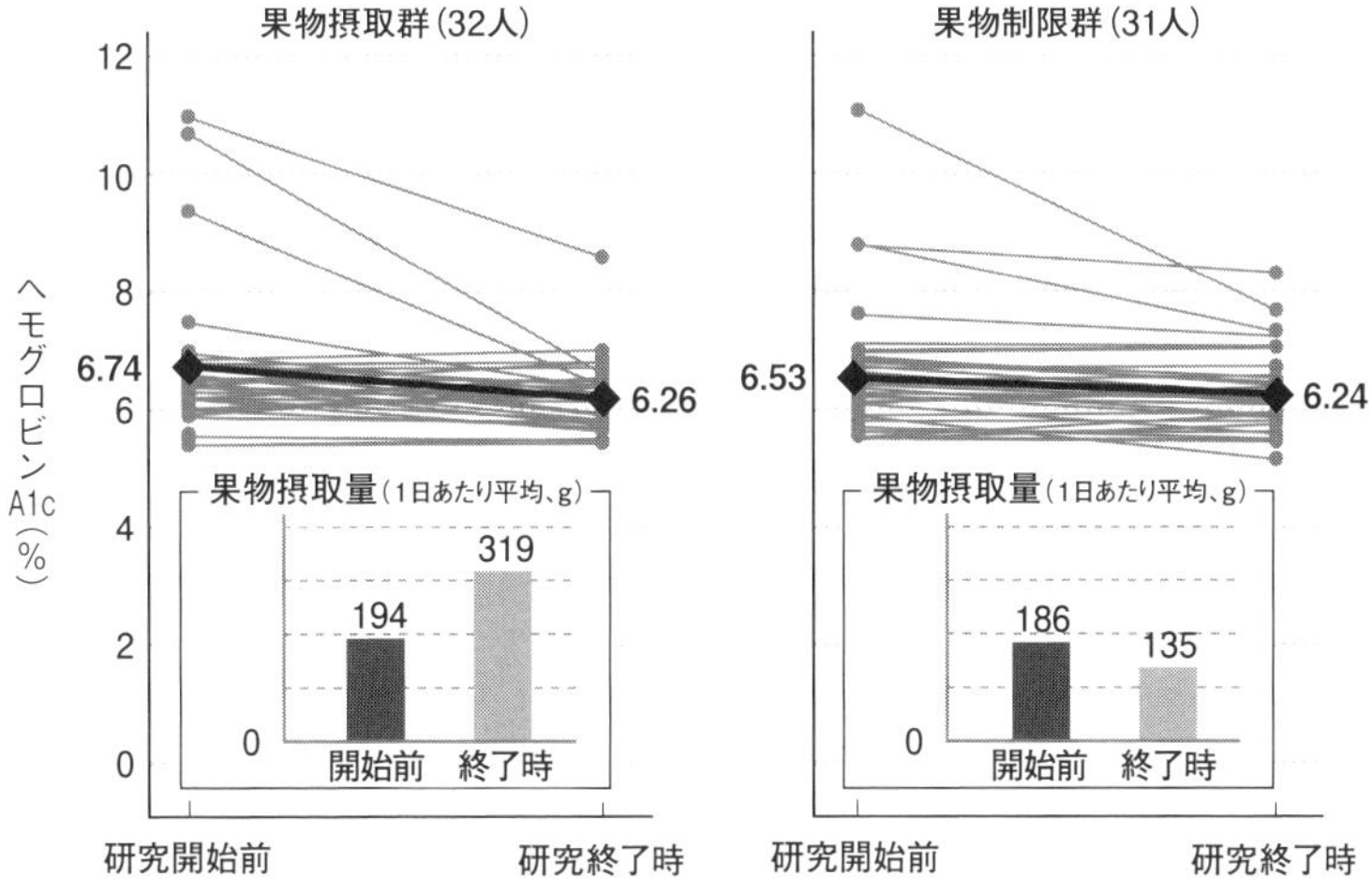

	果物摂取群	果物制限群
人数（人）	32	31
年齢（歳）※	59	57
BMI（kg/㎡）※	32	32

※平均値

終了時、果物摂取量には200ｇ近い差がありましたが、ヘモグロビンA1cの変化はほぼ同じでした。この程度の摂取量の違いなら糖尿病の管理にそれほど大きな影響は与えないのかもしれません。

研究開始前の果物摂取量は両群とも1日あたり200g弱で違いはありませんでしたが、3か月後の果物摂取量はそれぞれ319gと135gとなり、200g近い差がついていました。ところが、ヘモグロビンA1cは、果物摂取群で0・5％の減少、果物制限群で0・3％の減少とそれほど大きな違いは見られませんでした。この研究ではほかの食べ物については制限も指示もしなかったそうです。学問的価値には少し疑問は残るものの、指示は1つ（果物だけ）というのは、実行性を重んじた、意義のある研究だと思います。

だからといって、「糖尿病でも果物を好きなように食べてよい」と考えてはいけません。同じ量の果物を食べても、ヘモグロビンA1cの反応には個人差があります。血糖値など他の指標も考慮しなくてはなりません。自己判断は禁物です。糖尿病の患者さんはかならず担当の管理栄養士に相談するようにしてください。

果物は糖尿病を予防する？

続いて、予防です。健康な人の果物摂取量を調べて、その後の糖尿病の発症を観察した研究をまとめた報告（メタ・アナリシス）があります（図2 出典❷）。曲線が結果です。1日あたり250gまではリスクが下がり、その後、上昇に転じています。そして、400g以上になると、果物をほとんど食べない場合よりも糖尿病の発症率が高くなっています。

でも、これはちょっと深く読みすぎです。グレーの網かけをした部分は95％信頼区間と呼ばれる部分で、統計学的な考え方に従えば、結果は一本の線ではなくてこの網かけの範囲内のどこかにあ

糖尿病予防においてはどうでしょうか。

図２ 果物の摂取量と糖尿病の発症率との関連

出典❷

果物摂取量とその後の糖尿病の発症を観察したコホート研究のまとめ（メタ・アナリシス）。

世界６か国で行なわれた９つの研究（11の集団）、合計42万人のデータをまとめたもの。

グレーの部分は95%信頼区間。

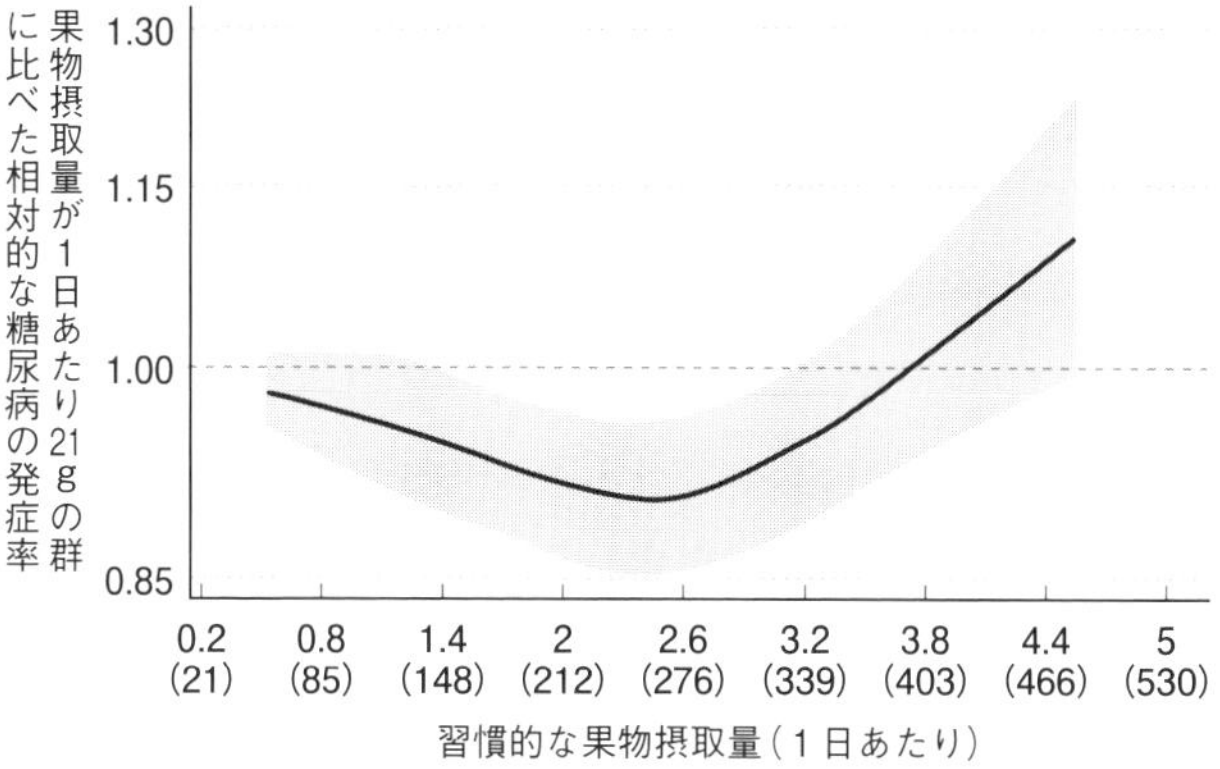

横軸上の数字：摂取頻度（１日あたりの回数）。
横軸下の数字：摂取量（１日あたり、ｇ）。
１回を106ｇとして計算した。

現在の日本人成人の平均的な摂取量を考えれば、「糖尿病を予防するためには果物をもっと積極的に食べるほうがよい」といえそうです。

ると考えるべきです。日本人成人の現在（２０１５年）の平均果物摂取量は１日あたり１１２ｇですから、「糖尿病を予防するためには果物をもっと（今の２倍くらいは）食べるほうがよさそうだ」といったところでしょう。

日本人の果物摂取量がヨーロッパの人たちに比べるとかなり少ないのは第１章（31ページ、**図３**）で見たとおりです。そういえば、ヨーロッパやアメリカのスーパーマーケットでは、日本のみかんがサツマ（satsuma）という名前で人気ですし、フランスでは柿はカキ（kaki）で通じるそうです。私たちはこんなにおいしい果物に恵まれた国に住んでいるのですから、この点からももっと果物を楽しみたいものです。

果物ジュースは糖尿病を予防するか？

それなら、果物を簡単にとりたいと考えるのが人のつねです。ジュースならコップ１杯で２００ｇくらいとれます。手もよごれず、飲み干すだけです。

ところが、です。果物ジュース（１００％のもの）の摂取量が糖尿病の発症に及ぼす影響について、アメリカ、ヨーロッパ、日本で行なわれた合計４つのコホート研究の結果は**図３**のとおりです出典③④⑤⑥。果物ジュースが糖尿病を増やす方向に働いているという結果はアメリカで行なわれた１つの研究だけですが、他の研究もすべて糖尿病を予防する方向ではありませんでした。なお、日本の研究では、ほぼ毎日（週に７回）飲むと答えた群で糖尿病の発症率が増えていましたが、統計学的には増えたとはいえず、増えるとも減るともいえないと結論しています。

果物ジュースでは
どのように影響するでしょうか。

図3　果物ジュースの摂取頻度と糖尿病発症率との関連　出典③④⑤⑥

100%果物ジュースの摂取頻度と糖尿病発症率の関連を調べたコホート研究の結果。
アメリカで行なわれたアフリカ系女性を対象とした研究だけ、
オレンジまたはグレープフルーツジュースの摂取頻度。

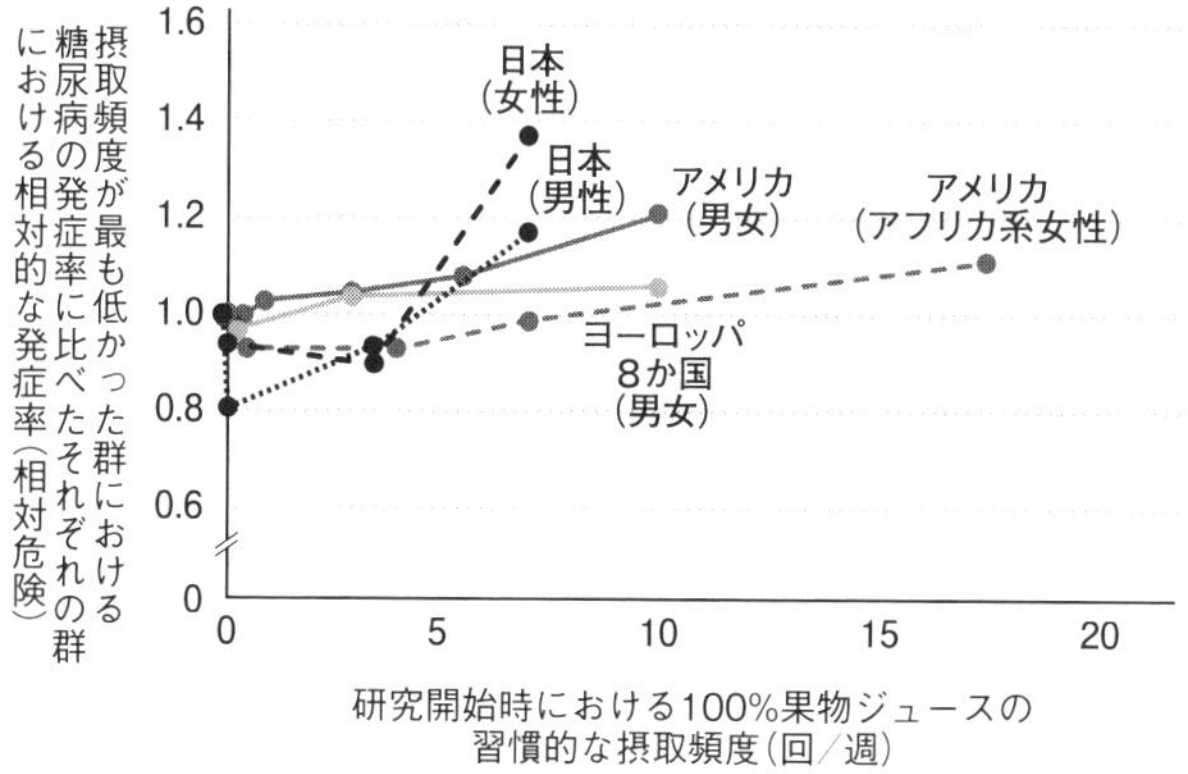

国（性別）	ヨーロッパ8か国（男女）	アメリカ※2（男女）	アメリカ（アフリカ系男女）	日本（男性）	日本（女性）
追跡年数	11.7	18.5	7.7	10	10
年齢（歳）	52（平均）	—	21～69	40～59	40～59
対象者数	11,684/15,374※1	187,382	43,960	20,665	22,484
発症数	11,684	12,198	2,713	484	340

※１　糖尿病発症者／対照者（糖尿病非発症者）。
※２　３つのコホート研究のデータをまとめたもの。

全体として、100%果物ジュースの摂取頻度と糖尿病の発症率の間にはあまり明確な関連はなさそうだと思われます。

果物ジュースに糖尿病予防の効果がないのはなぜでしょうか？　糖尿病の予防になる栄養素や機能性物質が減ってしまうおそれがまず考えられます。でも、それ以上に気になるのは、果物の「食べ方」と果物ジュースの「飲み方」の違いです。

ところで「速食い」の人は「遅食い」の人に比べておよそ2倍も糖尿病にかかりやすいとした報告があります（233ページ）。果物を速食いするよりも、果物ジュースを飲むほうがさらに速く果物を摂取できます。たとえ同じ栄養素や機能性物質が入っているとしても、果物は飲むものではなく、やはり、食べるもののようです。

果物を食べることの大切さ

さて、冒頭の問いの答えですが、果物は〔B〕です。〔A〕は野菜です。最近30年間の日本人の食習慣を追ってみると、少しずつですが、ほぼ一貫して果物離れが進んできた様子がわかります。ぼくのふるさとは三重県です。みかんがおいしいです。冬が来ると段ボール箱で買って、廊下のすみ（涼しいから）に置いておき、好きなだけ食べていた記憶があります。それが、いつのまにか段ボール箱からビニールの小袋入りに変わり、さらに紙パックのオレンジジュースに変わっていました。

果物には数多くの機能性が期待されています。しかし、果物に含まれている（かもしれない）機能性物質よりも、皮をむく、手がよごれるといった、めんどうくさい（しかし、本来あたりまえの）食べ方のほうにもっと目を向けていただきたいなと思います。

結論

果物はもう少し食べるほうがよさそうです。

糖尿病の予防のためには、日本人はもっと果物を食べるほうがよさそうです。そのとき、ジュースではなくて、「食べる」ことに意味がありそうです。また、果物摂取量が多いか少ないかは糖尿病のコントロールにはあまり大きな影響は与えないみたいです。しかしこれは、果物を好きなだけ食べてよいということではまったくありません。むしろ糖尿病における食事管理のむずかしさ、複雑さを示していると理解すべきです。糖尿病の患者さんはかならず担当の管理栄養士にご相談ください。

出典
① Christensen AS, et al. Effect of fruit restriction on glycemic control in patients with type 2 diabetes--a randomized trial. Nutr J 2013; 12: 29.
② Li M, et al. Fruit and vegetable intake and risk of type 2 diabetes mellitus: meta-analysis of prospective cohort studies. BMJ Open 2014; 4: e005497.
③ InterAct Consortium, et al. Consumption of sweet beverages and type 2 diabetes incidence in European adults: results from EPIC-InterAct. Diabetologia 2013; 56: 1520-30.
④ Muraki I, et al. Fruit consumption and risk of type 2 diabetes: results from three prospective longitudinal cohort studies. BMJ 2013; 347: f5001.
⑤ Eshak ES, et al. Soft drink, 100% fruit juice, and vegetable juice intakes and risk of diabetes mellitus. Clin Nutr 2013; 32: 300-8.
⑥ Palmer JR, et al. Sugar-sweetened beverages and incidence of type 2 diabetes mellitus in African American women. Arch Intern Med 2008; 168: 1487-92.

6

セカンドミール効果
朝食抜きは糖尿病のリスクか？

問い

糖※を食べると消化管の中で消化酵素によって分解されて
体内（血液中）に吸収されます。すると血液の中の糖の
濃度（血糖）が上がります。これは、体のあちこちの細胞に
糖を運んでいるのだとも理解できます。
糖を細胞の中に運び、細胞が糖をうまく利用できるように
するためには、血糖を高すぎず低すぎずの範囲に
保っておく必要があります。
これにはおもに次の５種類のホルモンがかかわっています。
それぞれ、血糖を上げるか下げるかどちらかだけの
働きをします。血糖を下げる働きをしているホルモンを
すべて選んでください。

※　砂糖という意味ではありません。炭水化物のうちで
消化吸収が可能なもの全部という意味で、でんぷんも含みます。

- □ アドレナリン
- □ インスリン
- □ グルカゴン
- □ コルチゾール
- □ 成長ホルモン

＊答えは本文中にあります。

朝の5分は貴重です。「もう5分だけ」といってもう一度おふとんをかぶる人もかなりいるでしょう。ぼくもその一人です。それにもかかわらず、「早寝、早起き、朝ごはん！」といわれます。よく耳にするのは子どもたちの問題ですが、ここでは、大人の朝ごはんについて考えてみます。

血糖が上がりやすい食べ方は？

エネルギー（カロリー）のある食事、中でも糖が入っている食事をとれば血液の中の糖の濃度（血糖）が上がります。脳が働くためのエネルギーは普通はすべて糖に頼っています。ですから、血糖が不足すれば脳が働かなくなります。低血糖です。おなかがすくと、「血糖値が下がる」という人がいますが、問題になるほど下がることはほとんどありませんからご安心ください。

しかし、糖尿病の人は別です。場合によっては低血糖発作という危険な状態にもなりかねません。低血糖を起こす病気はほかにもありますので、気になるかたは医師にご相談ください。

ところで、冒頭の問いはわかりましたか？　血糖を下げるホルモンはインスリンだけです。ほかはすべて血糖を上げるために働きます。これは、生物としてのヒトの歴史がつねに食糧不足との闘いであったことを示しています。

たとえば、1日分のエネルギーと糖の量を3等分して朝食・昼食・夕食で均等にとる場合と、朝食を抜いて1日分を2等分して昼食と夕食でとる場合とで、昼食後や夕食後の血糖はどちらの食べ方のほうが上がりやすいと思いますか？　聞くまでもなく後者でしょう。

では、1日3食全体のエネルギーと糖の量は変えずに、朝食が重い日（たとえば2：1：1）と逆に夕食が重い日（たとえば1：1：2）ならどうでしょうか？　これは単に朝食と夕食のエネルギーと糖の量を入れかえただけですから、1日全体としての血糖の上がり方は同じだと考えられそうです。はたして、そうでしょうか？

セカンドミール効果

2つ目の条件に当てはまる実験を見てみましょう（**図1上と表**出典❶）。どちらの食べ方も1日全体のエネルギーと糖の量は同じにしました。研究の結果（血糖の変化）が**図1下左**です。どちらの食べ方も昼食の内容は同じだったにもかかわらず、朝食をたっぷりとった日は昼食後の血糖上昇が小さく、逆に、朝食が軽かった日は血糖上昇が大きくなっていました。朝食の違いが昼食後の血糖上昇に影響することがわかります。「セカンドミール効果」と呼ばれる現象です。そして、血糖上昇量の違いは夕食後さらに大きくなっていました。夕食の量が異なりますからある程度の差は理解できますが、それにしても大きな違いです。朝食後の差と比べると一目瞭然です。

血糖の変化を描いた曲線と横軸（X軸）との間の面積を血糖曲線下面積と呼び、血糖が膵臓（インスリンを分泌します）にかけた負担の相対的な程度を示します。**図1下右**は朝食後・昼食後・夕食後の血糖曲線下面積の合計です。たとえ1日に摂取するエネルギーと糖の量が同じでも、夕食中心型の食事をとると朝食中心型の食事をとるよりも膵臓への負担が大きいことがわかります。なお、この研究は糖尿病の患者さんが対象でしたが、健康な人でも似た結果が得られています出典❷。

朝食の違いによるその後の血糖変動のデータを見てみましょう。

図1　2型糖尿病における朝食中心型の食事と夕食中心型の食事の影響

出典❶

２型糖尿病の患者18人（女性10人・男性８人、平均年齢58歳、平均糖尿病歴９年間）を対象として、全員に朝食中心型の食事と夕食中心型の食事をそれぞれ７日間ずつ食べてもらい、それぞれの最終日に血糖の変化を測定したイスラエルの研究。先に食べた食事の型があとで食べる食事の型の結果に影響を及ぼさないように、２つの食事の型の間を２週間あけた。どちらの型を先にするかは無作為に決めた。

研究の流れ

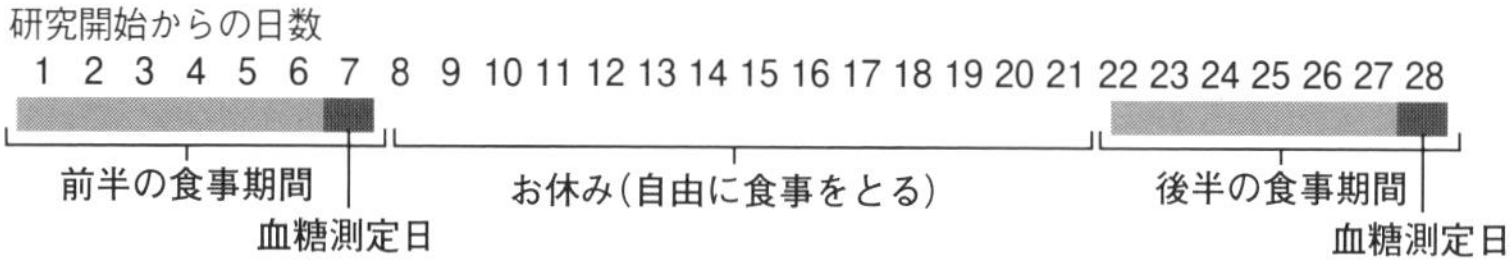

試験期間中における食事ごとのエネルギー（kcal）と糖（g）の摂取量

	朝食	昼食	夕食	合計
朝食中心型食事	704/47	603/50	205/27	1,512/124
夕食中心型食事	205/27	603/50	704/47	1,512/124

血糖の変化の比較

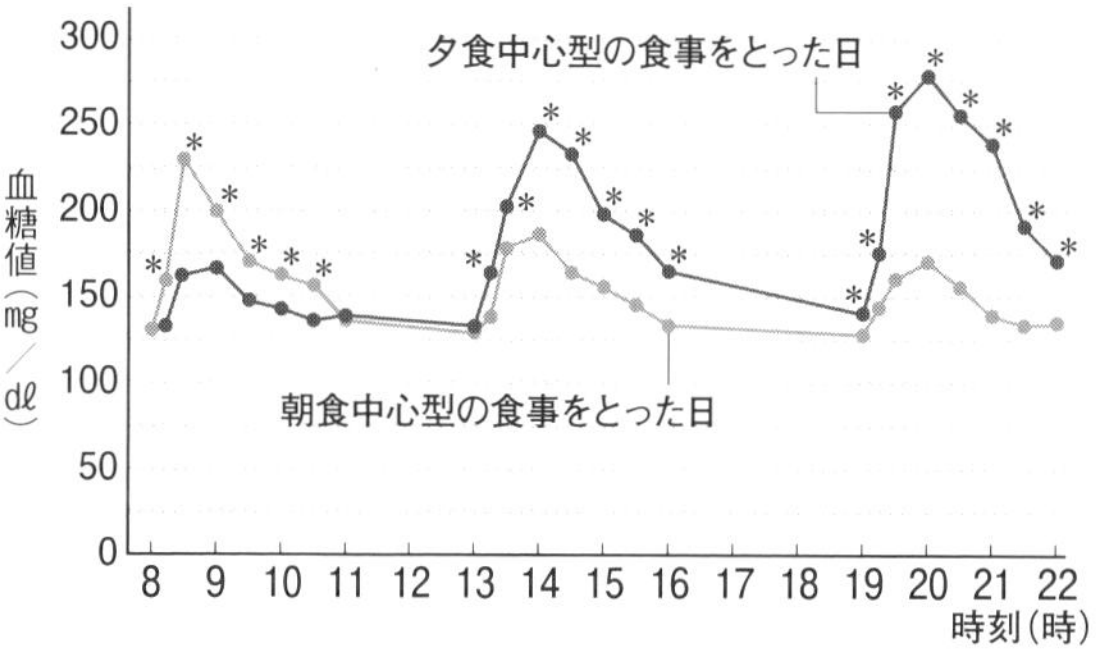

1日全体の血糖曲線下面積の比較

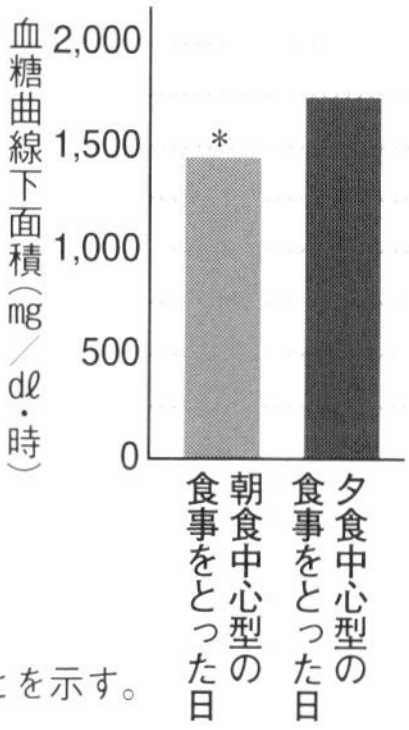

＊２つの食べ方における血糖値に統計学的に有意な差があることを示す。

1日全体のエネルギーと糖の摂取量がたとえ同じでも、朝食からが少なく、夕食からたくさんとると膵臓への負担が大きいことがわかります。

朝食抜きと血糖上昇

朝食を抜けば、朝食分の血糖曲線下面積は最も小さくなります。ですから、1日全体の血糖曲線下面積を小さくおさえられます。したがって、セカンドミール効果が相当に大きくない限り、朝食抜きが糖尿病のリスクになるとはいえません。

糖尿病の患者さん22人に、朝食・昼食・夕食とも均等に701kcal（糖は82g）ずつとる日（1日全体として2103kcalと247g）と、朝食を抜いて昼食と夕食で701kcal（糖は82g）ずつとる日（1日全体として1402kcalと165g）を両方とも体験してもらい、血糖の変化を比べた研究があります出典③。**図2上**がその結果です。朝食を抜いた日のほうが午前中の血糖が低いのは当然ですが、昼食後と夕食後の血糖は朝食をとった日よりもかなり高くなりました。セカンドミール効果の大きさがよくわかります。

下図は、食事開始から2時間半までの血糖曲線下面積を朝食・昼食・夕食について計算し、合計した結果です。1日全体のエネルギー摂取量が700kcalも少なかったにもかかわらず、血糖曲線下面積の合計は朝食を抜いた日のほうが大きく、膵臓への負担が重かったことを示しています。

朝食頻度と糖尿病リスク

朝食の摂取頻度を尋ねて、その後の糖尿病の発症率を観察した研究（コホート研究）がいくつかあります出典④。そのうちの1つが**図3**です出典⑤。**図3上左**はそのときの回答とその後の糖尿病

朝食を抜くとどうでしょうか。

図２ 朝食抜きと血糖との関連

出典❸

２型糖尿病の患者22人（男性12人・女性10人、平均年齢57歳、平均糖尿病歴８年間）を対象として朝食の欠食がその日の昼食後ならびに夕食後の血糖に及ぼす影響を観察したベネズエラの研究。全員が２週間から４週間の間隔をおいて、３食とも食べる日と朝食を抜いて２食を食べる日の両方を経験した。朝食・昼食・夕食はすべてエネルギーが701㎉、糖が82ｇだった。

血糖の変化の比較

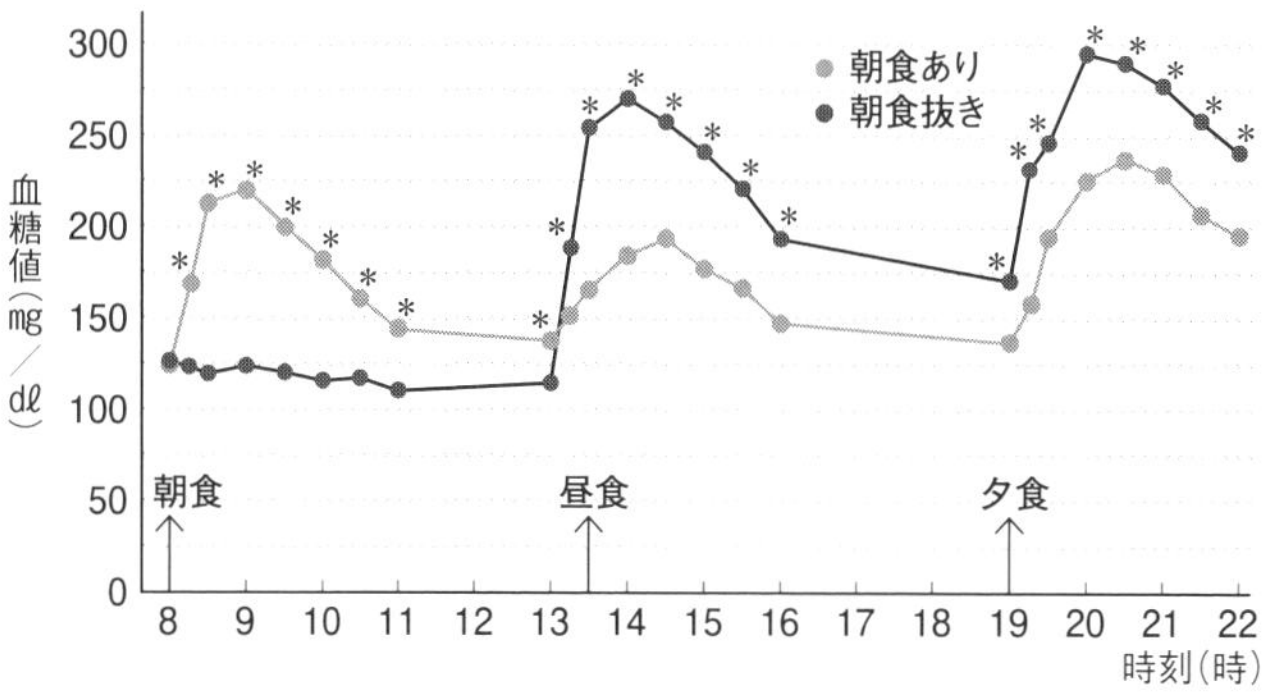

＊は２つの食べ方における血糖値に統計学的に有意な差があることを示す。

朝食・昼食・夕食それぞれにおける食事開始から2時間半までの血糖曲線下面積の比較

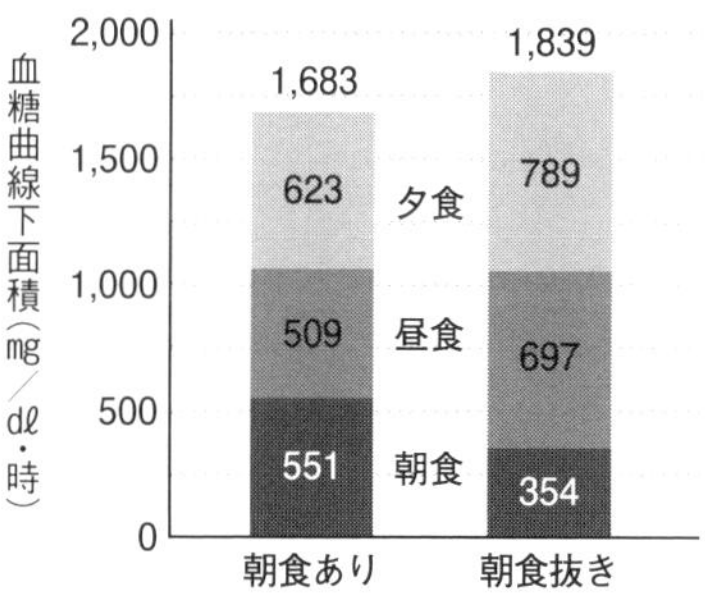

１日全体のエネルギーと糖の摂取量は朝食を抜いた日のほうが少なかったにもかかわらず、血糖曲線下面積は朝食を抜いた日のほうが大きく、膵臓への負担は朝食を抜いた日のほうが重かったことがわかります。

発症率との関連です。朝食を抜いていた人たちに比べて、朝食を毎日とっていた人たちの糖尿病発症率はおよそ4割も低くなっていました。

図3上右は朝食の頻度別に見た平均体重の変化です。朝食を毎日とっていた人たちに比べて、朝食を抜いていた人たちは、18年間で1・9kgだけ余計に体重が増えていました。一見逆のような結果ですが、ほかにもたくさんの研究で同じ結果が報告されています出典❻。

朝食欠食の2つの問題

肥満が糖尿病の危険因子であることはすでに明らかです。すると、「朝食を抜く→太る→糖尿病」という経路が考えられます。そこで、「太る」を経由しない経路の存在を調べるために、この経路を除いて「朝食を抜く→糖尿病」の関連を再計算したのが**図3下**です。予想どおり、朝食を抜いていたことの影響は小さくなりました。それでも、朝食を抜いていた人たちに比べて毎日食べていた人たちの糖尿病発症率は2割程度低くなっていました。これは、「太る」を経由しない経路の存在を示しています。この経路として、セカンドミール効果が考えられます。

注意すべきことがあります。**下図**で、朝食を毎日とっていた人たちの相対危険の95％信頼区間を見てください。その上限が1・0よりも大きいため、糖尿病発症率が「下がる」とはいいきれません。しかしながら、ほかの研究でも同じくらいの予防効果が認められているので、「（下がるのは）ほぼ確かだ」と考えてよいでしょう出典❹。

人は、将来生命を左右するかもしれない大きな問題よりも、目の前の小さな快楽のほうを選んで

朝食の摂取頻度と糖尿病の発症との関係を見た研究もあります。

図3　朝食の摂取頻度とその後の糖尿病発症率と体重の変化の関連　出典⑤

およそ5000人のアメリカ人成人（18歳から30歳）男女の生活習慣と健康状態を調べたうえで、その後７回、25年にわたって調べ続けた研究（コホート研究）。研究開始後７年目の調査で調べた朝食の摂取頻度とその後の糖尿病発症率と体重の変化の関連。25年間の研究中、参加は徐々に減っていった。また、参加はしていても、朝食の摂取頻度や糖尿病発症の有無などがわからなかった人もいた。そのため、それぞれの結果の図における人数は5000人よりも少ない。

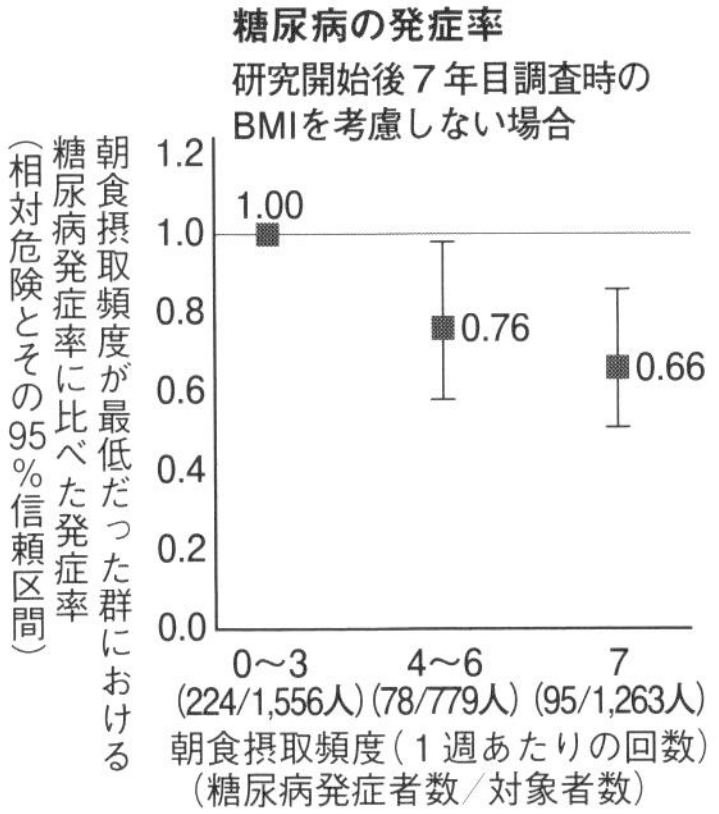

朝食摂取頻度とその後の糖尿病発症率の関連。年齢、調査地域、人種、性別、教育歴、喫煙習慣、身体活動量、飲酒量、昼食・夕食・朝の間食・昼間の間食・夜間の間食のそれぞれの摂取頻度などが糖尿病の発症に与える影響を統計学的に除いて計算した結果。

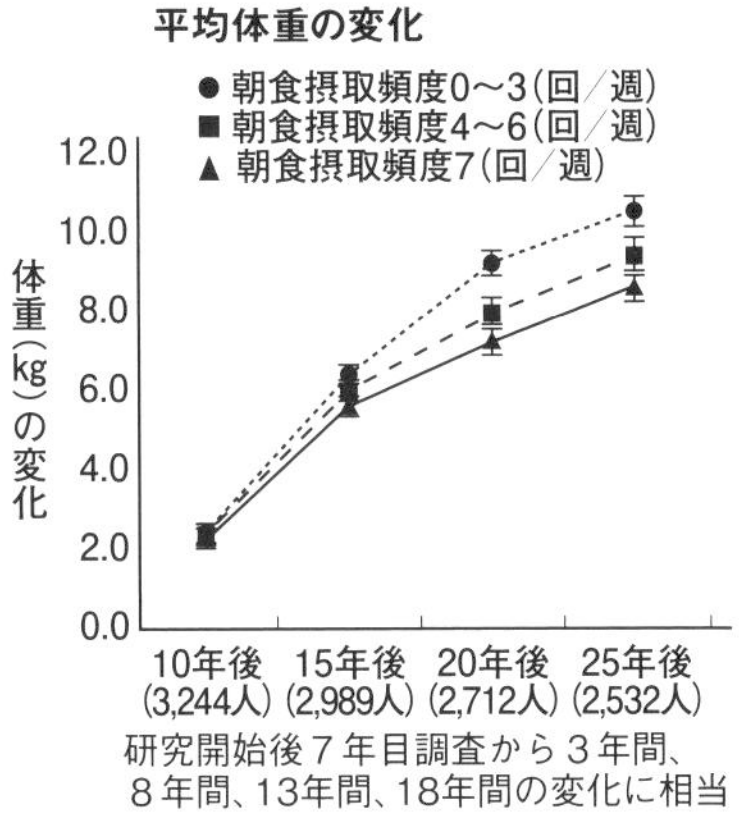

朝食摂取頻度別にみたその後の平均体重の変化。それぞれの調査時において糖尿病にかかっていない対象者だけで計算してある。また、左図と同じ方法でそれぞれの要因の影響を統計学的に除いて計算してある。

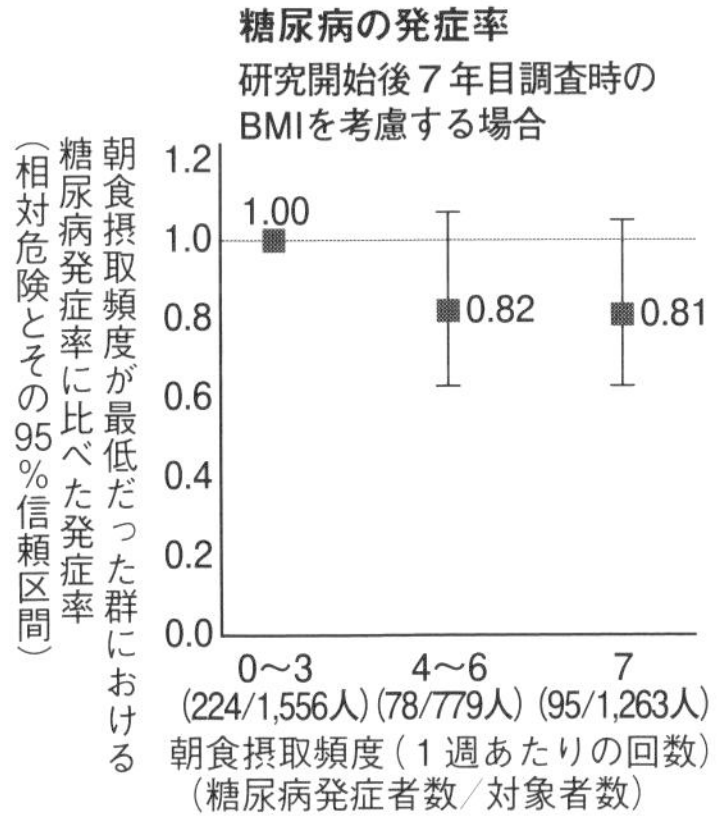

上左図と同じ。ただし、さらに、研究開始後７年目の調査における肥満度（BMI）が糖尿病発症率に与える影響も統計学的に除いて計算した。

朝食を抜いていた人たちに比べて朝食を毎日とっていた人たちでは糖尿病発症率はおよそ４割低いこと、体重が増えにくいこと、そして、体重の増加が糖尿病の発症に及ぼす影響を除いても糖尿病発症率が２割程度も低いことがわかります。

しまう生き物のようです。５分間（７時間睡眠ならばわずか１・２％）だけ余計に眠るために抜いてしまった朝食と、その結果として本人の知らないうちに起こるセカンドミール効果、これらのために糖尿病にかかってしまう人がたくさんいるとしたら、春眠暁を……などとのんきなことをいっている場合ではありません。

結論

糖尿病の予防と管理には朝型食生活がおすすめです。

「早寝、早起き、朝ごはん」は根拠のない標語などではなく、少なくとも、糖尿病の予防や管理の見地からは充分に科学的な根拠に基づくアドバイスです。「早寝、早起き」は、１日全体のエネルギーと糖のとり方を夕食から朝食にシフトさせようという提案だと理解できます。セカンドミール効果を考えれば納得のいくところです。

出典
① Jakubowicz D, et al. High-energy breakfast with low-energy dinner decreases overall daily hyperglycaemia in type 2 diabetic patients: a randomised clinical trial. Diabetologia 2015; 58: 912-9.
② Morgan LM, et al. Effect of meal timing and glycaemic index on glucose control and insulin secretion in healthy volunteers. Br J Nutr 2012; 108: 1286-91.
③ Jakubowicz D, et al. Fasting until noon triggers increased postprandial hyperglycemia and impaired insulin response after lunch and dinner in individuals with type 2 diabetes: a randomized clinical trial. Diabetes Care 2015; 38: 1820-6.
④ Bi H, et al. Breakfast skipping and the risk of type 2 diabetes: a meta-analysis of observational studies. Public Health Nutr 2015; 18: 3013-9.
⑤ Odegaard AO, et al. Breakfast frequency and development of metabolic risk. Diabetes Care 2013; 36: 3100-6.
⑥ Horikawa C, et al. Skipping breakfast and prevalence of overweight and obesity in Asian and Pacific regions: a meta-analysis. Prev Med 2011; 53: 260-7.

7

太っていない人こそ要注意
お酒で糖尿病は予防できるか？

問い

右の円グラフは
代表的な4つのお酒の
エネルギーバランスです。
ビールと焼酎の円グラフは
どれかを答えてください。

「日本食品標準成分表2015年版（七訂）」
から算出。

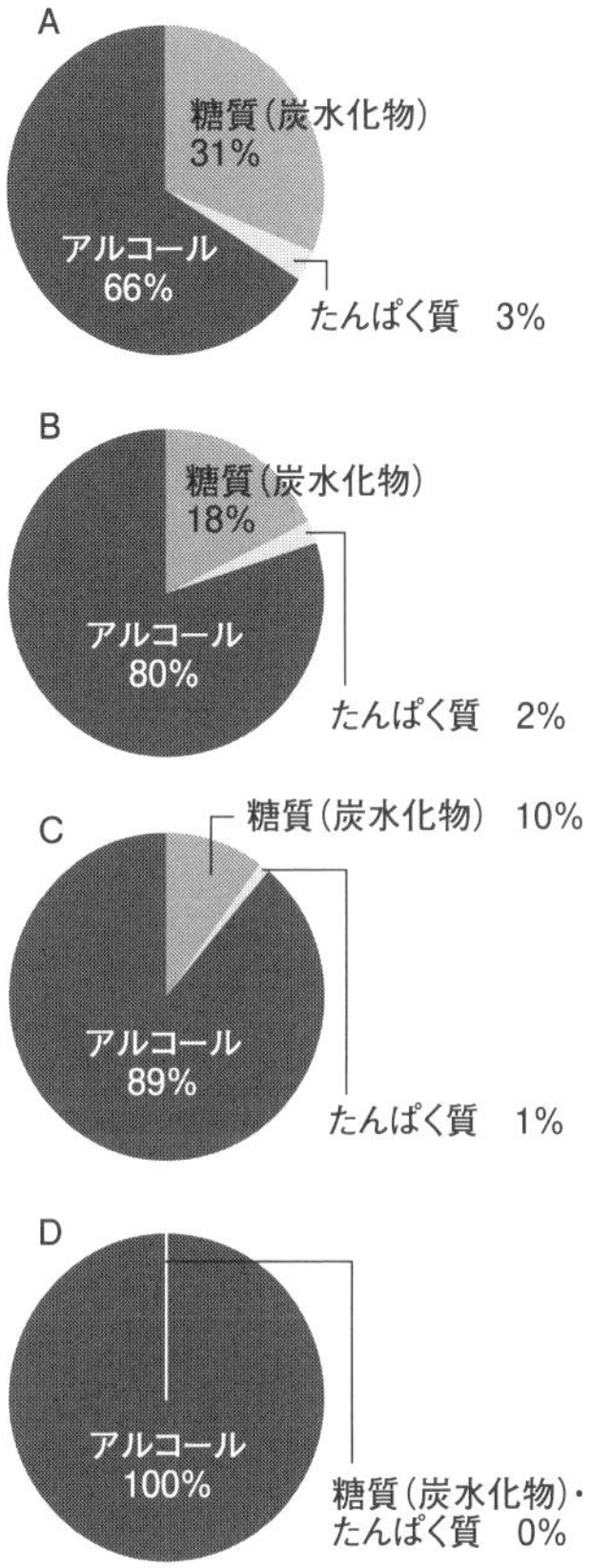

- □ 日本酒（清酒・普通酒）
- □ ビール（淡色）
- □ 焼酎（連続式蒸留）
- □ ワイン（白と赤の平均）

＊答えは本文中にあります。

このところ、「糖質ゼロ」や「糖質オフ」のお酒、特にビールや発泡酒が人気のようです。もちろん血糖値や体重を気にしてのことでしょう。では、糖質ゼロや糖質オフのお酒はどれくらい糖尿病を予防してくれるのでしょうか？

お酒で血糖値は上がるか？

お酒のエネルギー（カロリー）は、お酒に含まれる糖質とアルコール（エタノール）の合計です。太るかどうかはこれで決まります。一方、アルコール（エタノール）には血糖値を上げる働きはほとんどなく、血糖値はお酒の中の糖質の量によって決まります。

2型糖尿病の男性6人に3種類のお酒を飲んでもらって、飲酒後2時間までの血糖値を測ったのが**図1**です 出典1。ごらんのように、飲酒後の血糖値はビールを飲んだときが最も高くなり、日本酒がビールに続いていて、焼酎ではまったく上がっていません。

ここで冒頭の問いの答えを見ておきましょう。エネルギー全体に占める糖質の割合が最も高いのがビール、アルコールだけでできていて糖質もたんぱく質もまったく含んでいないのが焼酎です。これはウイスキーでもウオツカでもすべての蒸留酒に共通する特徴です。つまり、**A**がビール、**D**が焼酎です。ちなみに、**B**が日本酒、**C**がワインでした。

血糖値を上げるのは糖であってアルコールでもエネルギーでもありませんから、**図1**のようになるわけです。「糖質ゼロ」や「糖質オフ」のビールがウケる理由はここにあります。この結果は、

お酒を飲むと、血糖値はどのように変わるでしょうか。

図1　糖尿病の人がお酒を飲んだときの血糖変化　出典❶

２型糖尿病の男性６人に３種類のお酒を飲んでもらって
飲酒後２時間までの血糖値を測った結果（平均値）。
飲んだお酒の種類と内容は次のとおり。

ビール：アルコール濃度3.7%、ブドウ糖24.8ｇ、総摂取量800㎖
日本酒：アルコール濃度12.3%、ブドウ糖14.7ｇ、総摂取量300㎖
焼　酎：アルコール濃度20.5%、ブドウ糖０ｇ、総摂取量180㎖

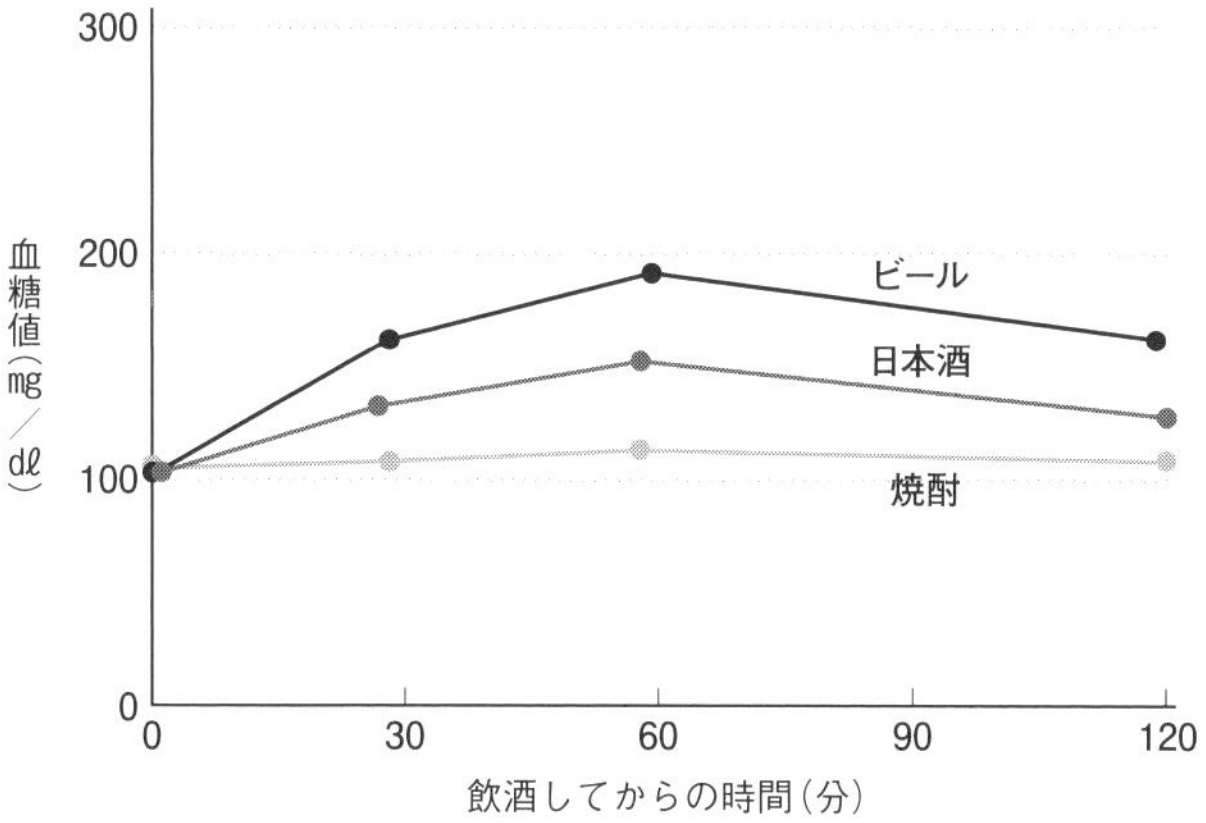

飲酒後の血糖値はビールを飲んだときが最も高く、その次が日本酒で、焼酎ではまったく上がっていません。

肥満にさえ気をつければ、蒸留酒や糖質ゼロ（糖質オフ）のビールなら無限に飲めるというとてもうれしい解釈に発展します。

飲酒と糖尿病リスクの関係は？

アルコールでは血糖値は上がらないのだから、飲酒習慣と糖尿病の発症リスクとの間には関連はない、すなわち、お酒を飲んでも糖尿病は増えないはずです。

飲酒習慣というのは比較的一定で、本人も習慣的な飲酒量をほぼ認識しているので、飲酒習慣と糖尿病の発症率の関連を調べた疫学研究、特にコホート研究は世界じゅうにたくさんあります。世界各地で行なわれた合計26のコホート研究の結果をまとめたのが**図2上**です出典❷。結果はU字型で、1日あたり23g、日本酒に換算して1合（ビールなら大びん1本弱）ほど飲んでいた人が糖尿病にかかる確率はお酒を飲まない人よりも35%ほど低くなっています。

しかし、**図1**で見たようにアルコールが血糖値を上げも下げもしないのならば、糖尿病のリスクも上がりも下がりもしないはずです。飲まない人より下がるのは不思議です。この理由として、飲酒者でヘモグロビンA1cの濃度が低いという報告もありますが出典❸、まだくわしくはわかっていません。

お酒によって効果が違う？

理由はともあれ、こうなると欲が出てきて、特に糖尿病予防効果の大きいお酒はあるか、あると

飲酒は糖尿病のリスクを上げるでしょうか、下げるでしょうか。

図２　飲酒習慣と糖尿病の発症との関連

出典②④

飲酒習慣（習慣的な飲酒量）と糖尿病の発症率の関連を調べたコホート研究の結果をまとめた２つのメタ・アナリシス。上の図と下の図では使われた論文が異なるために、下の３つを平均しても上の図にはならない。
グレーの部分は95%信頼区間。

世界各地で行なわれた合計26のコホート研究の結果を１つの図にまとめた結果

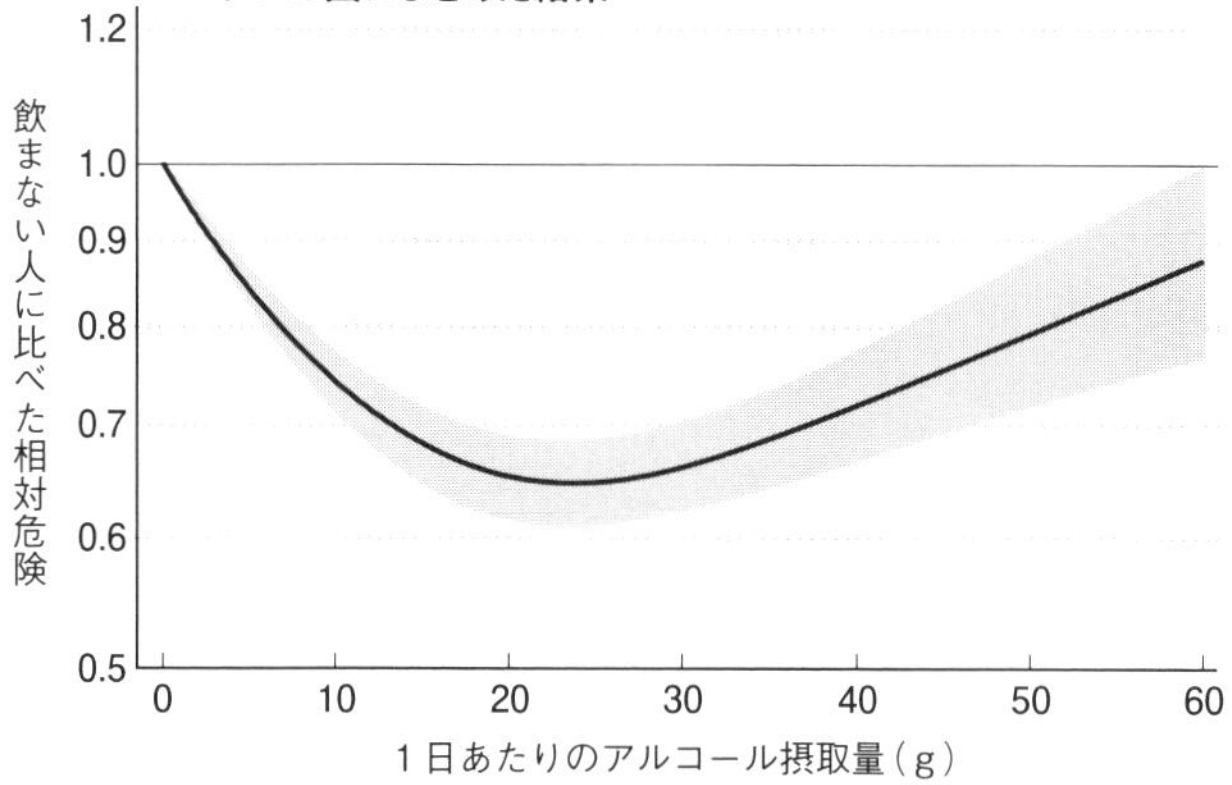

お酒の種類別に両者の関連を調べた13のコホート研究の結果を１つの図にまとめた結果

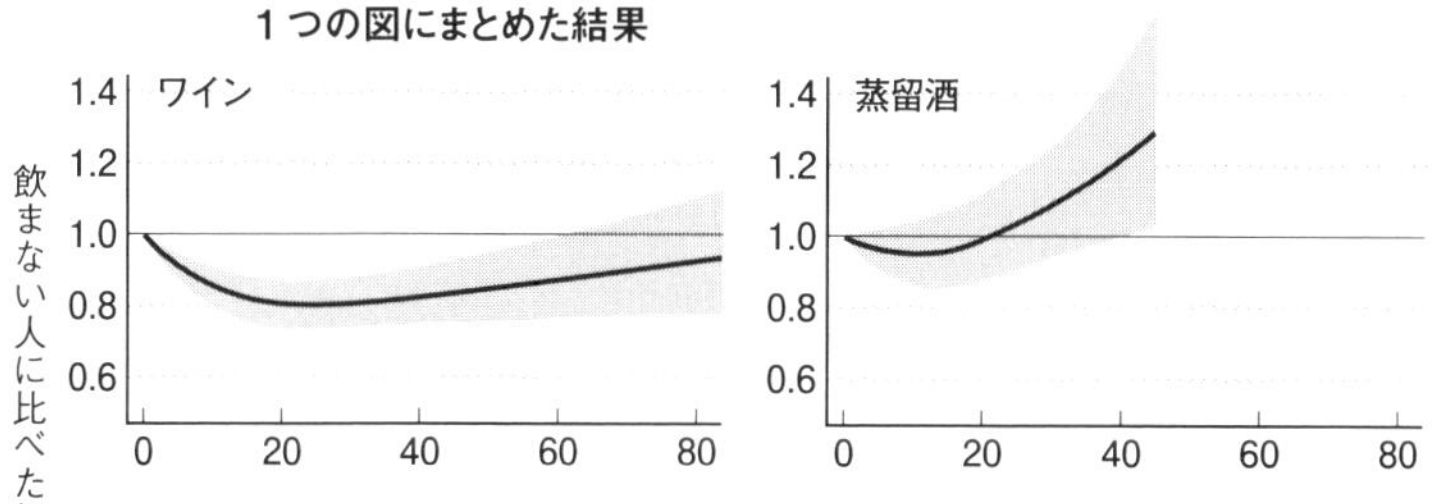

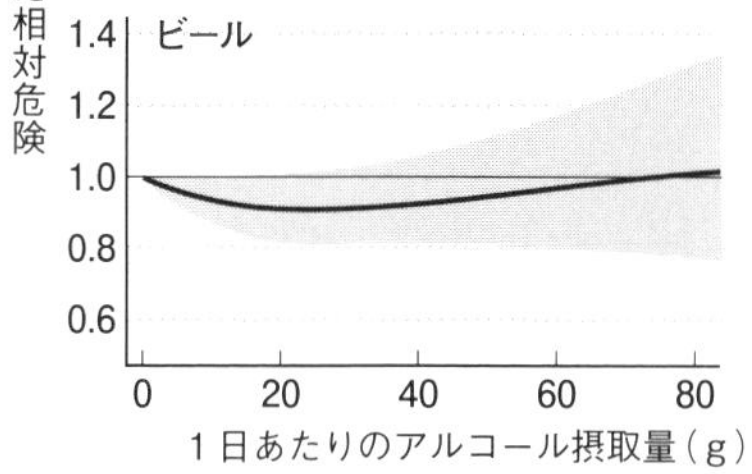

お酒全体で見ると、お酒を飲むと糖尿病のリスクが下がっています。しかし、お酒の種類で分けてみると、予防効果があるといえるのはワインだけです。

すればそれはなにかが気になります。

お酒の種類別に習慣的な飲酒量と糖尿病の発症率との関連を調べた13のコホート研究をまとめたのが**図2下**です出典④。糖尿病を予防してくれるお酒の筆頭はワインのようです。ビールでも少し下がっていますが、95％信頼区間の上限が1・0を下まわっていないので統計学的には「下がる」とはいえません。そして、蒸留酒には予防効果はほとんどなく、1日あたり20gを超えると逆に糖尿病にかかりやすくなることもわかります。不思議なことに、冒頭の問いや**図1**から類推できる結果とは異なる順序になっています。

ここで思いつくのは、糖尿病を予防してくれるなにかがワインに入っているという推測です。強い抗酸化力を持ったレスベラトロールが候補物質の一つとしてあげられるなど出典⑤、研究が進められています。

しかし、ワインが食中酒であり、ワインに合う料理はなんだろうと考えると、（ワインの中の秘密の物質ではなくて）ワイン好きの人たちが食べている料理やワイン好きの人たちの食べ方のほうに秘密があるのではないかという考え方が浮かびます。これは、『佐々木敏の栄養データはこう読む！』の「ワインで健康は手に入る？」（191ページ）で、ワインによる循環器疾患、特に心筋梗塞の予防効果を考えたときと同じ推測です。このあたりはこれからの研究に期待したいところです。

もう一つ。お酒は嗜好品です。宴会やパーティに象徴されるように社会的な役割を担っている食品です。そのために、お酒を飲む人と飲まない人、少しだけ飲む人と大量に飲む人の間には、アルコールの摂取量以外に異なる社会的要素がたくさんあり、それらが複雑にからみ合っているであろうと想像されます。このことがお酒と糖尿病との関連をとても複雑なものにしてしまっています。

実際、ワインの摂取量と糖尿病の発症率の関連の強さは研究によってかなり異なっています。たとえば、ワインといえばの国、フランスで女性およそ7万人を対象に行なわれたコホート研究では、ワインを飲んでいた人たちの糖尿病発症率はお酒を飲まない人たちに比べて4割以上も低かったものの、これは肥満女性に限定されていて、太っていない女性ではワインは糖尿病の予防になっていませんでした出典❻。

結局、現時点では、ワイン好きはなぜ糖尿病にかかりにくいかの答えも、ワインで糖尿病が予防できるかどうかの答えも、結論はまだ出ていないのです。

肥満度が低い人ほど要注意

さらに、不思議な現象が観察されています。図３上は図２上の結果を肥満度別に2つの群（太っていた群とそうでない群）に分けた結果です出典❷。肥満度が低めの群では、糖尿病が最も少なかったのは少量飲酒群で、多量飲酒群では飲まない人たちよりも糖尿病が2倍も多く発症していました。このような糖尿病予防効果が太っている人たちに限られる現象は、先ほどのフランス人女性での研究も同じでした。

ところで、図３上は世界じゅうの研究をまとめたもので、欧米諸国が中心です。つまり、この研究の対象者の肥満度は日本人よりはかなり高いはずで、「肥満度が低め」といっても、日本人にすれば小太りに相当するかもしれません。ちなみに、「肥満度が高め・低めの境目が研究ごとに違っ

肥満度別に見ると、どうでしょうか。

図3　肥満度別飲酒習慣と糖尿病の発症との関連　出典㉗

飲酒習慣（習慣的な飲酒量）と糖尿病の発症率の関連を調べたコホート研究の結果を、
肥満度の違いによって比較した結果。

世界各地の研究をまとめた結果

世界各地で行なわれた合計26のコホート研究の結果を１つの図にまとめた結果。

肥満度が高め・低めの境目が研究ごとに違っていたために、この図では境目は示せない。

研究ごとの境目はBMIで22.1から30の範囲に散らばっていた。

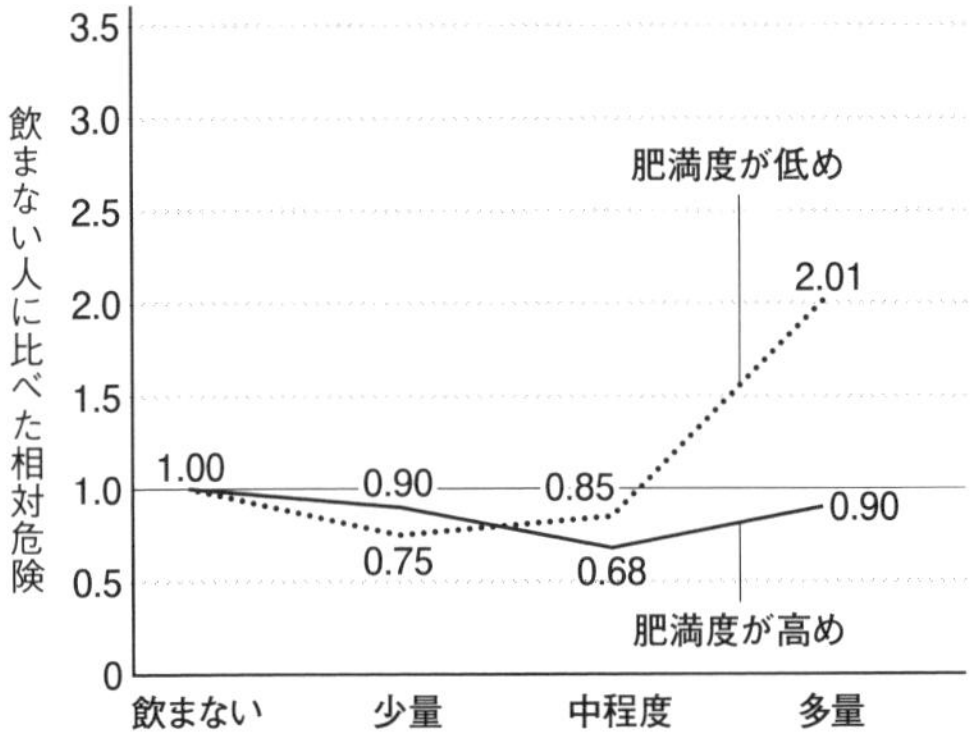

日本人で見た結果

糖尿病にかかっていない2万8893人の日本人中年（40～59歳）男女を
10年間追跡して糖尿病の発症を確かめたコホート研究。
肥満度（BMI）で３つの群に分けて比較した結果。

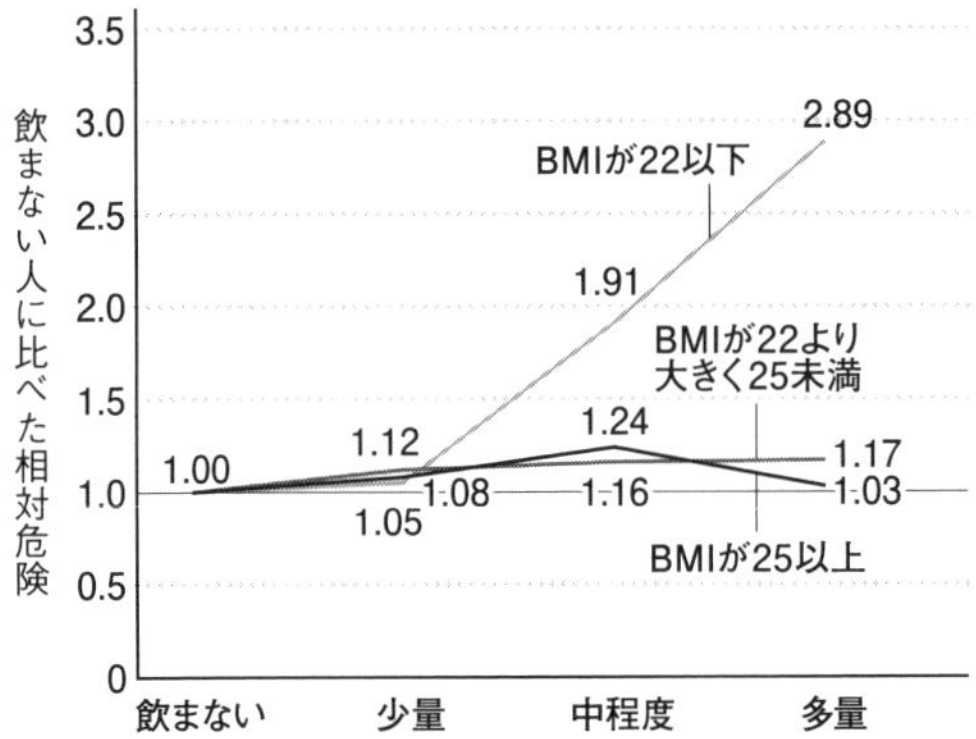

両方の図ともにやせぎみの人ではお酒が糖尿病のリスクになっている様子がわかります。それ以外の肥満度の人でも日本人ではお酒に糖尿病予防効果が見られない点も重視すべきでしょう。

ていたために、境目を数字では示せない」と論文には書いてありました。

では、日本で行なわれた研究を最後に一つ見てみます。糖尿病にかかっていない3万人弱の中年男女を10年間追跡して糖尿病の発症を確かめたコホート研究が**図3下**です出典7。10年間で1185人が糖尿病にかかりました。おもに欧米諸国での研究をまとめた**図3上**と異なり、3つの群ともに飲酒は糖尿病を予防してくれませんでした。しかも、BMIが最も低かった群では飲酒量が増えるほど糖尿病の発症率が増えていて、およそ2倍またはそれ以上もリスクが上がっていました。上の図では日本人の多くが「肥満度が低め」の群に入るであろうことを考えれば、この2つの図はほぼ同じ結果を示していることになります。

太っていない人こそお酒の飲みすぎに要注意。なぜそうなるのか、その理由はまだはっきりとはわかっていません。しかし、異なる国で行なわれた複数の研究が示していることから、偶然とは考えにくいと思われます。

やはり節酒がたいせつ

以上の話から次のことがいえます。「糖尿病にかかりたくなかったら、太っていない人はできるだけお酒を控えるべきである。太っている人もお酒で予防できるとは考えないほうが無難だろう。それどころか、飲みすぎ食べすぎでさらに太ればその結果として糖尿病になる」です。

ところで、「糖質が少ない→血糖が上がりにくい→糖尿病にかかりにくい」と単純に考えすぎていないでしょうか。そして、このような解釈を誘導する情報が多すぎはしないでしょうか？　これは理論的にも実験的にもまちがいではありませんが、モノ（食べ物）からではなく、ヒト（食べる側）から見ればかならずしも正しいわけではありません。お酒はその典型例でした。

さらに、糖尿病には危険因子（リスク要因）も予防因子もたくさんあります。その合計があなたの糖尿病発症確率です。あなたの糖尿病発症確率の中で、いま考えている食品が占めている部分はどのくらいあるのでしょうか？　たまにしかお酒を飲まない人だったらなにを飲んでも糖尿病の発症率は事実上ほとんど変わらないでしょう。一方、お酒好きで毎晩楽しんでいたり、飲み始めたらかなりいけてしまったりする人だったら無視できないかもしれません。そして、後者の人が「糖質が少ない→血糖が上がりにくい→糖尿病にかかりにくい」と考えてしまったらたいへんなことになりかねません。

お酒好きのぼくとしてはちょっと残念な幕切れですが、やはりお酒は健康を求めて飲むものではなく、料理を引き立て会話を盛り上げてくれる名脇役として楽しむものなのでしょう。

結論

糖尿病予防も節酒が基本。

このところお酒も糖質の低いものに関心が集まっているようですが、お酒の中心物質はやはりアルコール（エタノール）です。ありがたいことにアルコールは血糖値を上げません。それどころか飲酒習慣のある人は糖尿病にかかりにくいという疫学研究の結果もたくさんあります。ところが、お酒による糖尿病予防効果は太めの人に限られているという研究結果が多く、やせぎみの人ではお酒は糖尿病をむしろ増やしてしまうようです。比較的やせていても糖尿病になりやすい日本人としては、この結果を重視し、「糖尿病予防も節酒が基本」と考えるのが、現時点では最も確かなようです。

出典
① Hosaka S, et al. The short-term effect of alcoholic beverage-intake on blood glucose levels in type 2 diabetic patients. Diabetes Res Clin Pract 2008; 79: 183-4.
② Li XH, et al. Association between alcohol consumption and the risk of incident type 2 diabetes: a systematic review and dose-response meta-analysis. Am J Clin Nutr 2016; 103: 818-29.
③ Hong JW, et al. Association between alcohol intake and hemoglobin A1c in the Korean adults: The 2011-2013 Korea National Health and Nutrition Examination Survey. PLoS One 2016; 11: e0167210.
④ Huang J, et al. Specific types of alcoholic beverage consumption and risk of type 2 diabetes: A systematic review and meta-analysis. J Diabetes Investig 2017; 8: 56-68.
⑤ Chiva-Blanch G, et al. Effects of red wine polyphenols and alcohol on glucose metabolism and the lipid profile: a randomized clinical trial. Clin Nutr. 2013; 32: 200-6.
⑥ Fagherazzi G, et al. Wine consumption throughout life is inversely associated with type 2 diabetes risk, but only in overweight individuals: results from a large female French cohort study. Eur J Epidemiol 2014; 29: 831-9.
⑦ Waki K, et al. Alcohol consumption and other risk factors for self-reported diabetes among middle-aged Japanese: a population-based prospective study in the JPHC study cohort I. Diabetic Med 2005; 22: 323-31.

第4章 まとめ

炭水化物・糖——庶民の糧か？ 健康の敵か？

炭水化物の大部分を占める糖は、たいせつなエネルギー（カロリー）源です。少なくとも最近まではそうでした。炭水化物が豊富な食べ物を安定して大量に得ることが人類繁栄のカギでした。これは第2話で見たとおりです。そして、人類を支えてくれたのが、米と小麦、その後のじゃが芋とうもろこしでした。そこで、プロローグではじゃが芋にまつわる歴史を紹介しました。人類がこれら四大作物に頼る構造は今も変わらず、現在の日本人も穀類と芋類から総エネルギーの4割以上をとっています。

ところが、この半世紀、日本などの経済先進国では、栄養不足や感染症に代わって、生活習慣病がおもな健康問題となり、中でも肥満や糖尿病の問題が大きくなるにつれて、命の糧《かて》であった糖が今度はやっかい者になってしまいました。

しかし話はそんなに単純ではありません。なぜなら、エネルギーはたんぱく質にも脂質にも含まれているからです。特に脂質は炭水化物と並ぶおもなエネルギー源です。このことは、小学校高学年（確か5年生くらい）で「脂質と炭水化物は黄色の仲間」と習うそうです。肥満の原因は糖だけではありません。エネルギー摂取量が同じならば、炭水化物（糖）と脂質のどちらを減らしても肥満解消の程度に違いがないことを第1話で確認しました。さらに、自分の健康だけでなく、それ以上に、ほかの人を思いやる心を持ちたいものです。そこで、糖を避ける（避けすぎる）となにが起こるかについて、人類全体の食料問題と地球全体の環境問題にまで第2話で視野を広げて考えてみました。

ところで、栄養学は生化学を土台として発展してきた歴史があります。つまり、「栄養素は体の中でどのように代謝され利用されるか」が興味の中心でした。特に日本ではその傾向が強かったように感じます。その結果、生理学を土台とするもう一つの栄養学、すなわち、栄養生理学にはあまり光が当たらなかったように思われます。生化学が化学的な手法や考え方に基づくのに対して、生理学は物理学的な手法や考え方に基づきます。糖が吸収されて血糖値が上がることを考えれば、血糖上昇量は、いつ（どの食事で）なにを（どのような形の食べ物を）どの順序でどれくらい食べるかによって違うだろうと容易に想像されます。これは生化学ではなく生理学の考え方です。このような視点で糖と糖尿病の関連を考えてみたのが第3話と第4話、そして第6話でした。このあたりはまだこれからの研究分野かもしれませんが、それぞれ、食べる順序、グリセミック・インデックス、そして、セカンドミール効果をとり上げました。

このように、糖と糖尿病の関連は「糖＝糖尿病」といった単純なものではなく、栄養生化学と栄養生理学を駆使して解明すべき相当に複雑な世界なのです。さらに、私たちは糖を単品で食べているわけではなく、糖が含まれている食べ物を食べ、飲み物を飲んでいます。そこにはほかの栄養素や物質も入っていてこれらも血糖値や糖尿病に影響を与えます。そのうえに、私たちは一つの食べもの（食品）を食べているのではなく、複数の食材を組み合わせて作られた料理を食べています。このような食生活の現実をふまえて食べ物や飲み物と糖尿病の関連を理解しなくてはなりません。そこで、第5話と第7話では果物とお酒をとり上げ、現時点におけるエビデンスを確かめてみました。今までの常識（？）と比べながらお読みくださったことと思います。

エネルギー源としての見方を超えて炭水化物の栄養学、特に、健康との関連を生活の中で探る、炭水化物の栄養疫学が注目されるようになった歴史は、ほかの栄養素に比べれば浅いといわねばなりません。それだけに、世の中に流される情報も混沌とならざるをえないのかもしれません。すでにおわかりのように、この章のおもな目的は炭水化物と糖尿病の関連を知っていただく前に、炭水化物の栄養学がとても複雑でむずかしいこと、そして、一見単純でわかりやすい（と感じさせる）主張や結論はじつは危ないと知っていただくことでした。いかがでしたか？

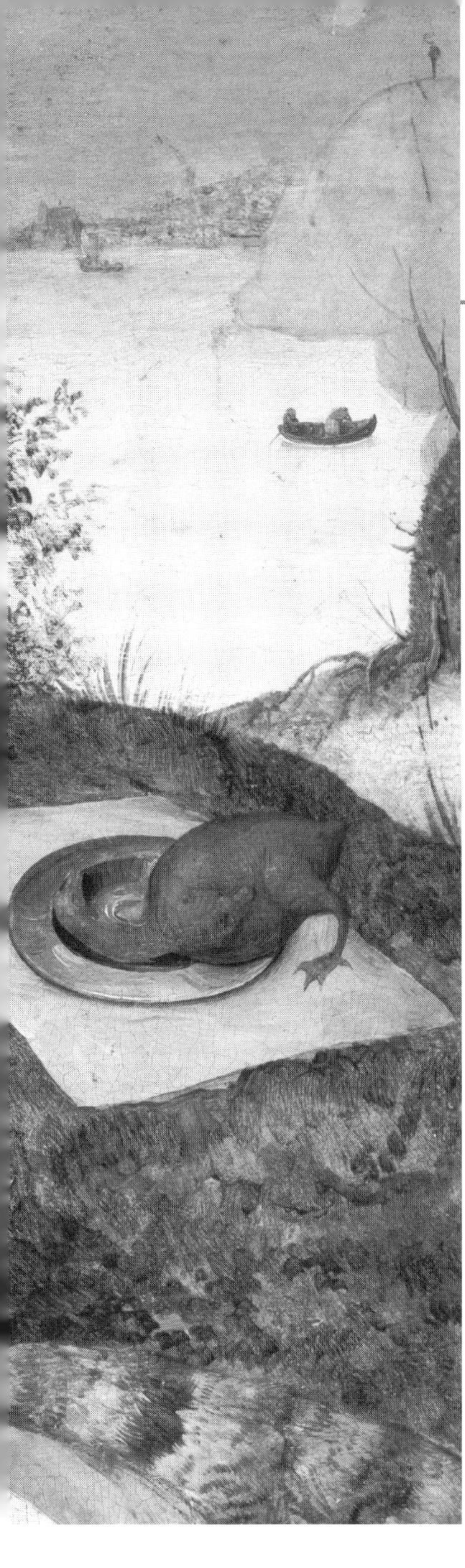

第5章

データ栄養学の時代

「事実」は「思う」よりも重い

ローストされた鳥が皿からはみ出している。背景のミルクの湖には舟が浮かんでいる。

ギリシャ
地中海食はなぜ世界の健康食になれたのか？

エーゲ海の魅力は青い海に映える
純白の家並みの風景だけではありません。
クレタ島にあるミノア文明の遺跡、
クノッソス宮殿もはずせません。
3500年も前に宮殿の壁に描かれた
青いイルカの絵を見たくて、
アテネ近郊のピレウス港から
夜行フェリーに乗りました。
1979年、22歳の夏のことでした。

貧しかった島民の意外な栄養状態

遺跡をひと巡りしたあと、近くのレストランに入り、テーブルに置かれていたオリーブ油をイカのリング揚げにたっぷりとまわしかけて食べた。安くて満腹になれたからだ。しかし、この島とこの食べ方にそれ以上の意味があることを知ったのは地中海食という言葉を聞いてからだから、この旅から10年以上も経ってからだった。

戦後まもなくの1948年。島の住民の貧しさを案じたギリシャ政府が、アメリカのロックフェ

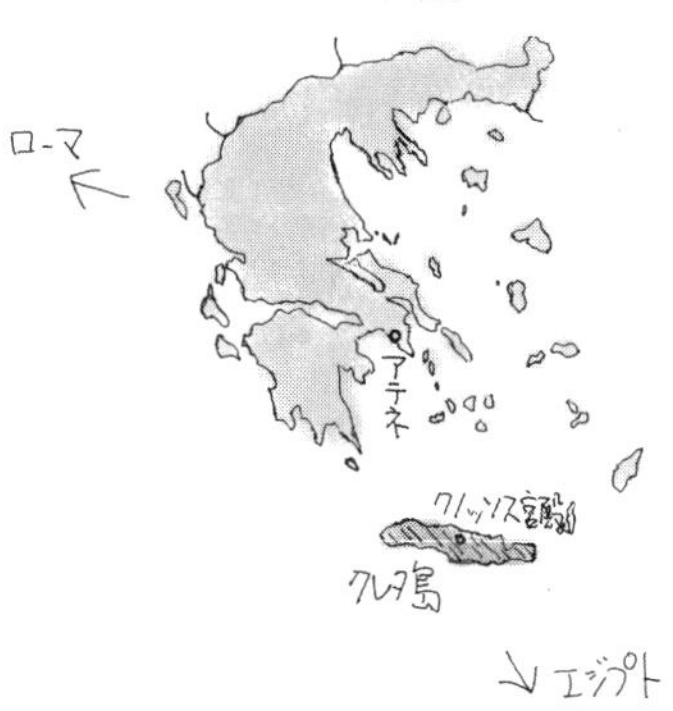

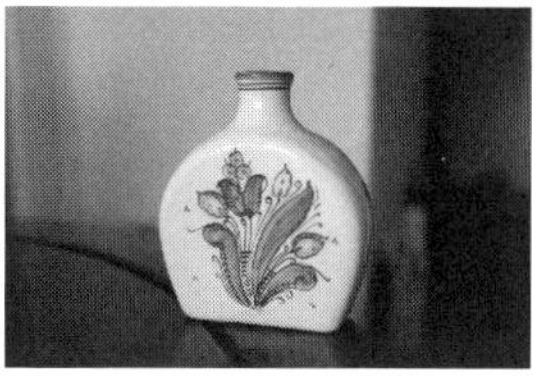

ギリシャで買った花柄の花瓶。
1979年。

ラー財団にその対策を探るための詳細な生活調査を要請した出典❶。53年に発表された報告書によれば、「オリーブ、穀物、豆、野菜とハーブ類、果物が豊富」であり、「食べ物は文字どおり油（オリーブ油）の中で泳いでいる」と記されている。

そして、政府の予想に反して、「栄養状態はすこぶる良好」であり、「島民の食習慣は栄養学的な必要量を満たしているだけでなく、土地の自然環境や経済資源にもうまく適応している」とさえ書かれていた。しかも、島民は地元産のワインまで楽しんでいたのだ。

食習慣と心筋梗塞の関係を解明した7か国研究

50年代、欧米諸国では従来の感染症に代わっていわゆる生活習慣病が大きな健康問題になりつつあった。その中心が心筋梗塞だった。

心筋梗塞とは、心臓のまわりにあって心臓の筋肉に酸素や栄養素を送っている冠動脈に動脈硬化が起こって少しずつ細くなり、最後には詰まってしまう病気である。冠動脈が詰まってしまうと、その下流域にある心臓の筋肉に酸素が届かなくなり、数分で死に至ることもある。食事中の脂質（脂肪）、特に飽和脂肪酸のとりすぎが原因の一つではないかと当時考えられていた。

そこでこの仮説を確かめるために、数年の準備期間を経て、60年に国際共同研究※が始まった。ギリシャと日本を含む7か国から16の地域が選ばれ、食習慣と心筋梗塞の死亡率を地域ごとに調べるというものだった。疫学研究の一種で、生態学的研究と呼ばれる方法だ。

図1が研究開始から26年後の86年に発表された最終結果である出典❷。見事に仮説どおりだ。ク

※『佐々木敏の栄養データはこう読む！』第1章でもとり上げています。

レタ島は16の地域の中で最も心筋梗塞死亡率が低く、かつ、飽和脂肪酸の摂取量が少ない地域の一つであることがわかる。クレタ島の食事は「地中海食」と呼ばれ、健康食として注目を浴びるようになった。

ところで、日本の2つの地域も心筋梗塞死亡率はとても低く、しかも、飽和脂肪酸の摂取量は調査地域の中で最低だった。ぼくなら、この時点では地中海食と和食の健康価値に優劣はつかないと読む。

クレタ島にも置かれた研究・教育拠点

クレタ島ではその後も研究が続けられ、89年にはクレタ大学医学部に臨床予防医学・栄養学講座が設けられた出典3。逆に最悪の心筋梗塞死亡率を示したフィンランドでも、84年に地元のクオピオ大学に臨床栄養学部が作られた。アメリカでは、この研究で中心的な役割を果たしたミネソタ大学の公衆衛生学大学院で研究と教育が行なわれた。これらの共通点は、医学系（公衆衛生学を含む）の学部に設けられたことと、栄養疫学を研究の中心に据えたことだ。

ほぼ同じ理由で、オランダのワーヘニンゲン大学とイタリアのペルージャ大学にそれぞれ人間栄養学科と食品科学栄養研究所が作られている。このような動きにつながらなかったのは、その後、内戦に巻き込まれたユーゴスラビアと日本の2か国だけ。これが分かれ道となった。

続いて、これらの国と地中海食研究のその後の展開を見てみたい。

図1　地域別に見た飽和脂肪酸摂量と心筋梗塞死亡率との関連　出典❷

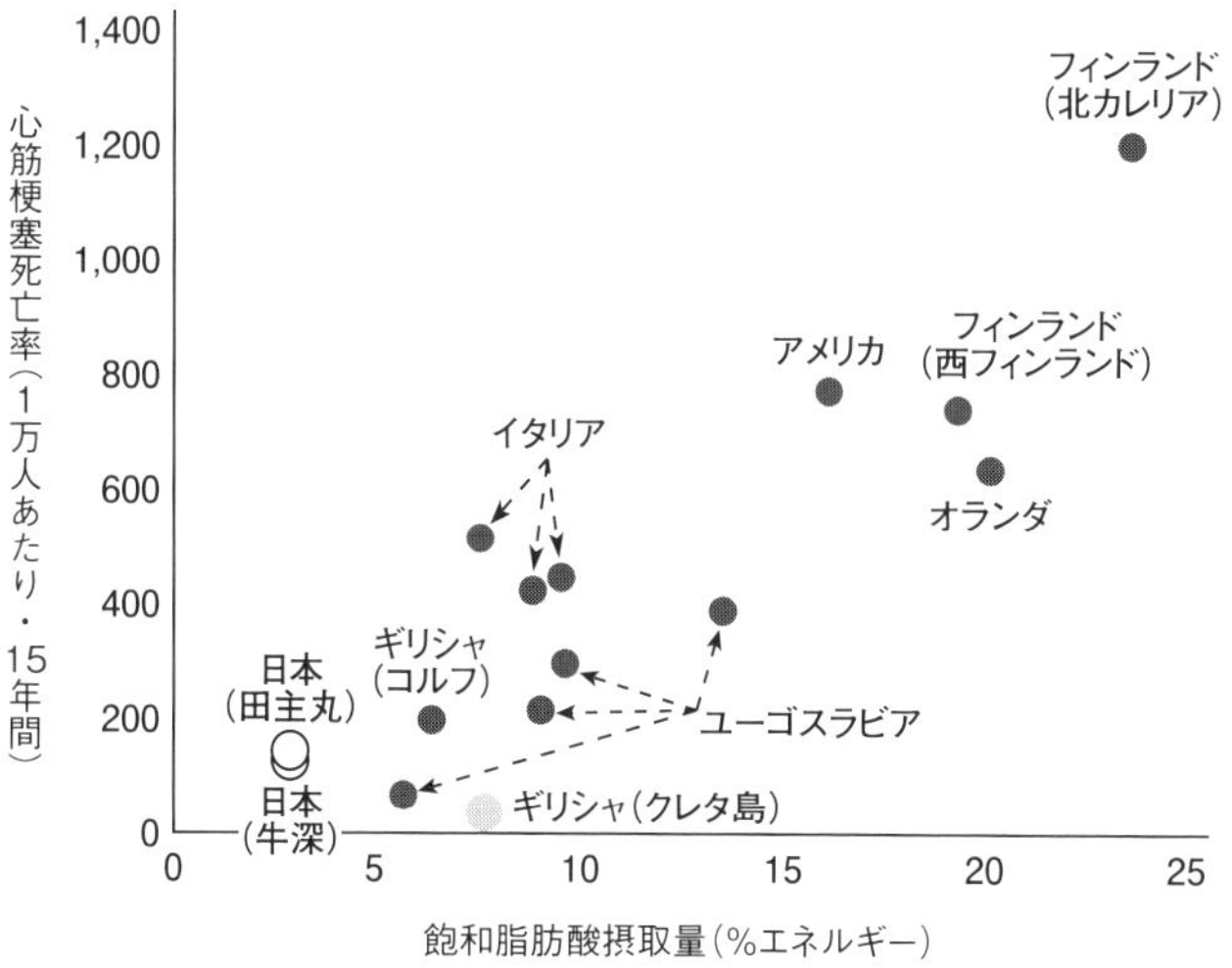

横軸：研究開始時（1960年）の食事調査による飽和脂肪酸摂取量（総エネルギー摂取量に占める割合：%）。集団平均値。
縦軸：研究開始時から15年間における男性の心筋梗塞死亡率。研究開始時の年齢は40～59歳。

注意　食事調査の対象者と心筋梗塞死亡率調査の対象者はかならずしも同じではない。
ユーゴスラビアの1地域を除いた15の地域について結果が示されている。
1地域だけデータが得られなかったためと思われる。
日本の調査地域は福岡県（田主丸）と熊本県（牛深）だった。

地中海食研究と和食研究

心筋梗塞の予防対策が欧米諸国で急務だったという事情もあり、心筋梗塞に関連する食事因子の探索はその後も精力的に進められた。その結果、飽和脂肪酸以外にもかなりの数の栄養素や食事因子が関連する可能性が出てきた。そして、他の関連する要因を考慮すると飽和脂肪酸と心筋梗塞との関連は7か国研究が示したほど強いものではないとする研究報告も増えてきた 出典4 。しかしながら、それらの所産は7か国研究の影響を受けてその後に始められた栄養疫学研究にその多くを負っている。つまり、7か国研究の価値は、その結果というよりも、栄養疫学という学問を世界に広めてくれたことにあるのだろう。医学研究論文の検索データベース、PubMed《パブメド》※2に収載されている地中海食（Mediterranean diet）※3を扱った研究論文数の増加がその後の歴史を鮮やかに教えてくれる。タイトルや抄録（要約）といった論文の中心部分に地中海食という言葉が入っていた論文を選んでみた（**図2左**）。PubMedは医学（栄養学を含む）の研究論文を対象としていて、文化的な研究や食品に特化した研究は含まれていない。しかし、今回の目的にはこのほうがかなっているだろう。

同じ方法で和食も調べてみた（**図2右**）。こちらはまったく残念な結果で、地中海食の総論文数3418編に対して153編、わずか4％だった。

しかし、**図2左**からわかるように、地中海食も研究の表舞台に登場したのは意外に遅く、1984年。ブレークしたのは90年代に入ってからにすぎない。ロックフェラー財団の報告書から

※2　米国国立医学図書館が運営している医学論文検索サイト。
『佐々木敏の栄養データはこう読む！』306ページでもとり上げています。
※3　『佐々木敏の栄養データはこう読む！』第5章でもとり上げています。

図2　地中海食と日本食（和食）を扱った研究論文数の推移

1970年から2016年まで。

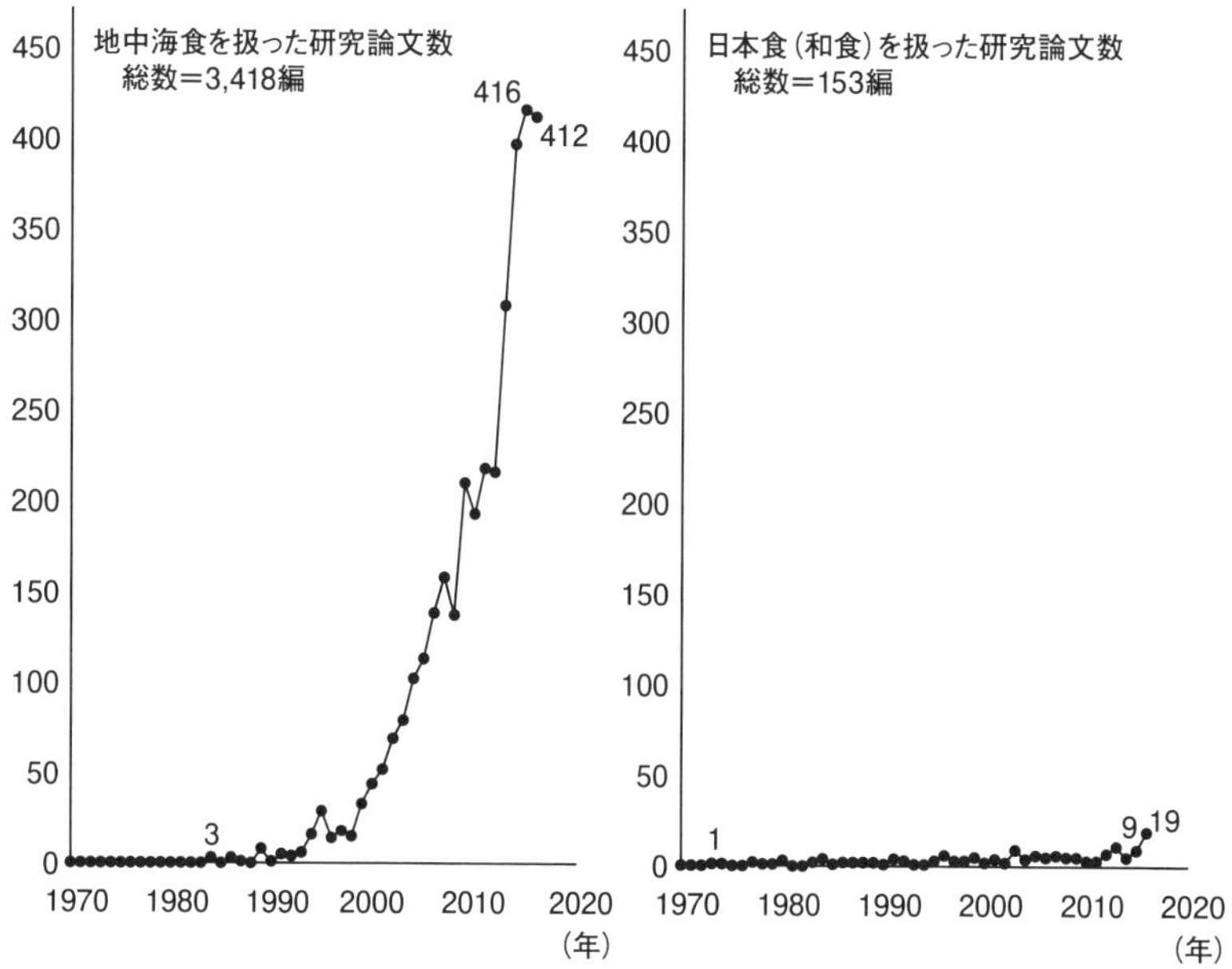

PubMed（アメリカ国立医学図書館の国立生物工学情報センターが運営する医学・生物学分野の学術文献検索サービス）を用いて検索した結果。
検索期日：2017年1月29日。

左図　地中海食。検索語として「Mediterranean diet」を用いた。
右図　日本食（和食）。検索語（式）として「"Japanese diet" OR washoku」を用いた。
これらの単語が論文のタイトルか抄録に含まれていた論文の数。

数えれば40年もかかった計算になる。なにしろ人、しかもたくさんの住民の日常生活が研究対象である。これくらいの時間は必要だったのだろう。

ミノア文明は時代的にはエジプト文明とギリシャ文明の間に栄えたエーゲ文明の一つである。地理的にも南からエジプト、クレタ、ギリシャと並んでいる。少し単純化しすぎだが、歴史のバトンはエジプト、エーゲ（ミノア）、ギリシャ、ローマと、少しずつ変化しながら引き継がれ、西洋文化の基礎となった。研究もそうだと思う。無から有が突然生まれるはずはない。しっかりとした土台の上に築かれた研究だけが次の世の中を支える。歴史も研究も同じである。

栄養健康研究の国際比較

7か国研究に参加した6か国（ユーゴスラビアを除く）のその後の研究成果を見てみたい。栄養疫学研究に限定してその動向を調べるのはむずかしいが、もう少し広く、人々の食事と健康に関する研究全体の推移をPubMedを使って調べてみた（**図3**）。関係のない論文もかなり混ざっているものの、大ざっぱな流れはとらえていると思う。オランダとフィンランド、アメリカでは80年代半ばから論文数が急増し、現在まで続いている。この図からは読めないが、これらの国は、「自国料理は健康的だと主張する研究」を展開したのではなく、自国の中でどのような食習慣の人が健康かを調べ、結果として、地中海食を支持し、自分たちの食改善に結びつけたという歴史を持っている。

地中海食はなぜ世界の健康食になれたのか？　ひるがえって、和食は本当に健康食なのか？　も

図3　7か国研究に参加した6か国（ユーゴスラビアを除く）で見た食事と健康に関連する研究論文数の推移

1970年から2016年まで。

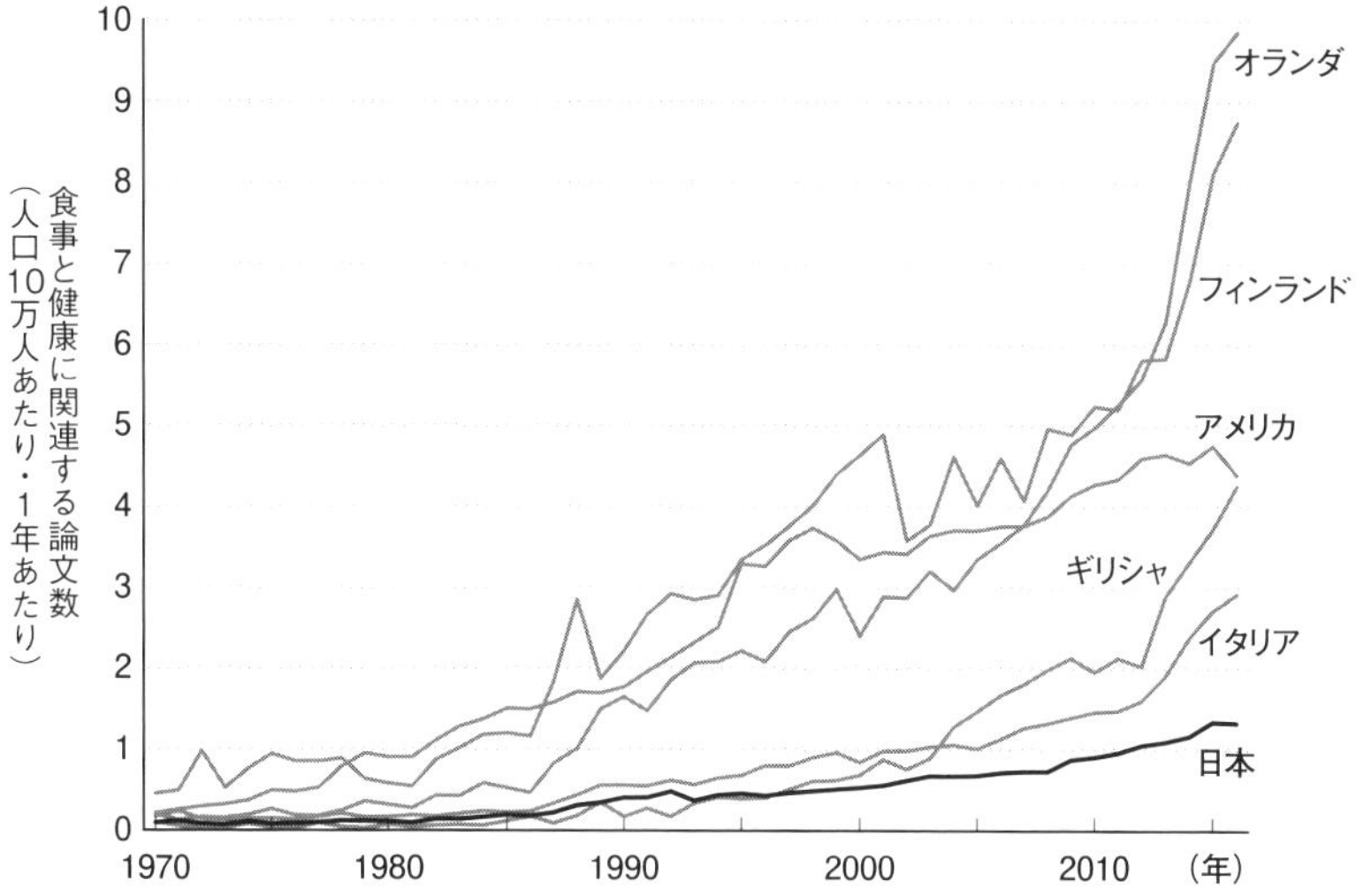

国	国を特定するために用いた検索式※1	総論文数	（人口10万人あたり）総論文数	（人口10万人あたり）最近10年間の論文数※2
オランダ	(Holland OR Netherlands OR Dutch)	19,188	113	62
フィンランド	(Finland OR Finn OR Finnish)	7,863	143	60
アメリカ	("United States" OR USA OR US OR American)	369,261	115	43
ギリシャ	(Greece OR Greek)	4,328	40	26
イタリア	(Italy OR Italian)	22,142	37	18
日本	(Japan OR Japanese)	27,837	22	10

※1　［(diet OR dietary OR intake OR consumption) NOT (mouse OR mice OR rat OR rats OR cell OR cells OR pig OR pigs OR cow OR cows OR chicken OR chickens OR plant OR plants OR review) AND 表中の国ごとの検索式］を用いて検索した。
※2　2007〜16年。

PubMedを用いて検索した結果。検索期日：2018年1月12日。
各年に発表された論文数を2015年の総人口で割った値（人口10万人あたり）。

ギリシャ
地中海食はなぜ世界の健康食になれたのか？

しもそうだとしたら、どうすれば世界の人々に伝わるのだろうか？
和食がどのように健康的なのか、その理由を科学的に探る研究プロジェクトがかなりの資金を投じて進行中だと聞いた。１９６０年のまねをしても２匹目のドジョウはいない。21世紀の科学技術が投入されているのだろう。しかし、地中海食の研究が地中海諸国以外の国も参加して地道に進められてきた歴史に照らすと、わが国の和食・健康研究に拙速で自画自賛的な危うさを感じてしまうのはぼくだけだろうか。
このことを考えるたびに、ぼくは青いイルカの壁画とオリーブ油の海を泳ぐイカのリング揚げとロックフェラー財団の報告書に始まる60年の歴史を思い出す。

出典

① Nestle M. Mediterranean diets: historical and research overview. Am J Clin Nutr 1995; 61(6 Suppl): 1313S-20S.

② Keys A, et al. The diet and 15-year death rate in the Seven Countries Study. Am J Epidemiol 1986; 124: 903-15.

③ 勝野美江、他。日米欧における健康栄養研究の位置付けの歴史的変遷に関する調査研究～大学に着目して。Discussion Paper No.73 2011: 1-99.

④ de Souza RJ, et al. Intake of saturated and trans unsaturated fatty acids and risk of all cause mortality, cardiovascular disease, and type 2 diabetes: systematic review and meta-analysis of observational studies. BMJ 2015; 351: h3978.

1

「思う」より「事実」
減塩パンはおいしくないか？ そして、売れないか？

問い

ここに食塩を半減させた減塩パンがあり、
それでサンドイッチを作って食べるとします。
どの具材を選びますか？
最も選びたい具材を1つ、
複数の具材を使いたい場合は
いちばんたくさん使いたいものを答えてください。
次の2つのシナリオそれぞれについて答えてください。

【シナリオ1】
減塩パンであることを知っている場合

【シナリオ2】
減塩パンであることを知らない場合
(食べている途中で減塩パンであることに気づいたら、
途中で具材を追加してもよいこととする)

- □ マーマレードなど果物のジャム（塩味が弱い）
- □ ピーナッツバター（塩味がやや弱い）
- □ ツナポテトサラダ（塩味が中くらい）
- □ チーズ（塩味がやや強い）
- □ サラミ（塩味が強い）

健康はたいせつ、そのために減塩は欠かせない、それは認めます。しかしこれは建前で、「そんなまずいものは食べたくない」というのが健康な人たちの本音ではないでしょうか。一方、減塩をすすめる側は、減塩のたいせつさとその方法を教えれば減塩してもらえるだろうと考えがちではないでしょうか。しかし、どちらも「そう思うだけ」であって「事実」を示しているわけではありません。

栄養士にも減塩はむずかしい

女性の栄養士と一般女性で減塩に関する知識・行動と食塩摂取量を調べた研究が日本にあります 出典❶。食塩摂取量を正確に比べるために、24時間蓄尿を行ない、尿の中に出てくるナトリウム（排泄量）を測りました。これが食塩摂取量を調べるための最良の方法であることは『佐々木敏の栄養データはこう読む！』の「未来のあなたを守る減塩の話」（90ページ）で紹介したとおりです。

あたりまえかもしれませんが、一般の人たちに比べて、栄養士は減塩に関する知識が豊富で、減塩につながる行動もはるかに積極的にとっていました（**図1上**）。ところが、尿への食塩排泄量は一般の人よりも0・3g少ないだけで、この違いは統計学的には偶然の範囲にすぎませんでした（**図1下**）。わかっているしがんばっている（つもりだ）けれど、実際にはなかなか減塩できない、「言うは易く行なうは難し」の一例だと思います。

食塩の摂取量は、減塩に関する知識のある人のほうが少ないでしょうか。

図１　減塩に関する知識と食塩摂取量

出典❶

日本人の女性栄養士（99人、平均年齢47歳）と一般女性（117人、平均年齢41歳）で減塩に関する知識・行動と食塩摂取量を比べた研究。

減塩に関する知識・行動は質問票で調べた。

食塩摂取量は24時間蓄尿を行ない、尿中ナトリウム排泄量を測り、食塩排泄量に換算した（図２と図３の研究でも同じ方法を用いた）。


女性の栄養士と一般女性の減塩に関する知識・行動※

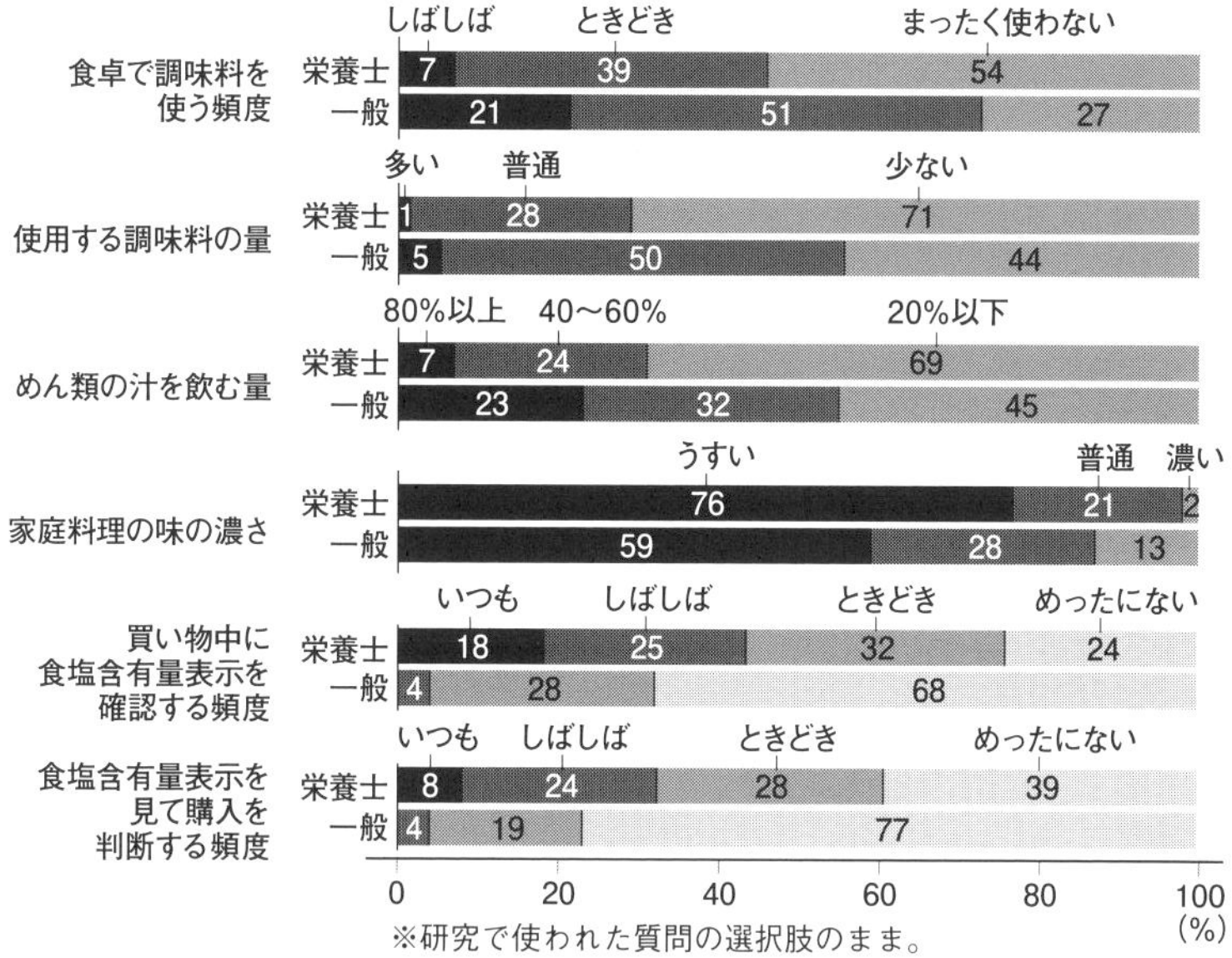

※研究で使われた質問の選択肢のまま。

女性の栄養士と一般女性の24時間尿中食塩排泄量

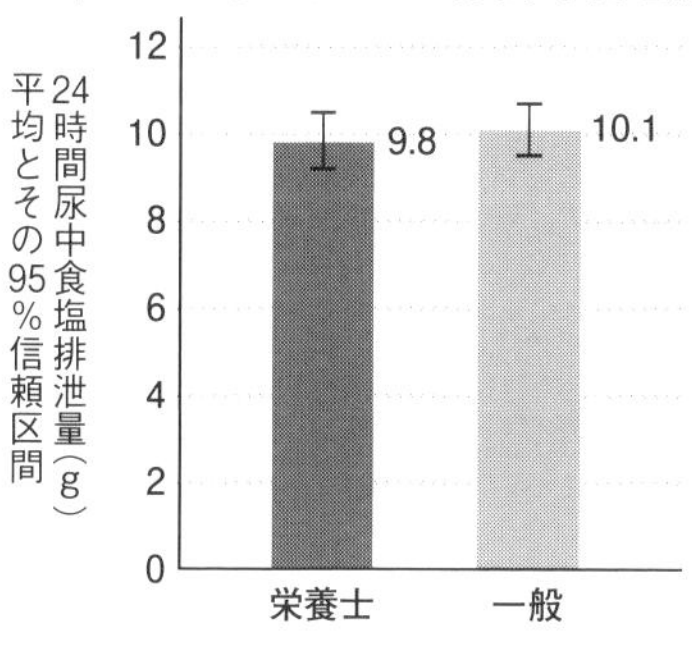

一般の人に比べて栄養士は減塩に関する知識が豊富で減塩行動も積極的にとっていましたが、食塩摂取量に差はありませんでした。

減塩パンでサンドイッチを作ったら？

欧米諸国において食塩のおもな摂取源はパンです。そこで、パンの食塩を減らす試みがなされています。最も成功したイギリスの例は、第3章でお伝えしたとおりです。しかし、パンの味がうすければ、たとえばサンドイッチにするとき味の濃い具材を選んだりマヨネーズやトマトケチャップをたくさんかけたりしそうです。だれでも考えそうなこの疑問にオランダの研究者がとり組みました出典❷。

研究方法はこうです。4週間にわたって、たくさんの種類の具を準備して好きなものをパンにはさんで食べてもらいます。そして、第2週から1週間ごとに31％、52％、67％減塩したパンに変えていって、食べたものの重さと食塩量を調べました。普通の食塩量のパンを食べ続ける群も設けて、結果を比べました。

図2上の横軸のカッコ内が1食あたりのパン摂取量です。減塩パン群でも52％の減塩まで摂取量はほとんど変わらず、67％減塩になったときに初めて1割ほど減りました。これはパンの食塩を半分までなら気づかれずに減らせる可能性を示しています。グラフは食塩摂取量の変化で、パンとパン以外（その他）に分けてあります。パンの減塩が進むにつれてパン以外からの食塩摂取量が増えましたが、パンで減らせた食塩が帳消しになるわけではなく、全食塩摂取量は2・1gから1・6gへと減り、0・5g（25％）の減塩になりました。これは減塩パンが全体の減塩に大きな力を持っていることを示しています。

パンの味や昼食のレストランの料理の味がうすいと1日の食塩摂取量はどうなるでしょうか。

図2　食品や料理に含まれる食塩量を控えたときの食塩摂取量の変化

パンを減塩したときの食塩摂取量　出典❷

４週間にわたって１日１食たくさんの種類の具を準備して好きなものをパンにはさんで食べてもらい、パンとその他すべての食べたものから摂取した食塩量を調べた研究（ランダム化割付比較試験）。減塩パン群では第２週から１週間ごとに31%、52%、67%減塩したパンにかえ、普通パン群は普通の食塩量のパンを食べ続けた。

図の横軸のカッコ内はパン摂取量の平均値。図の縦軸は食塩摂取量の平均値。

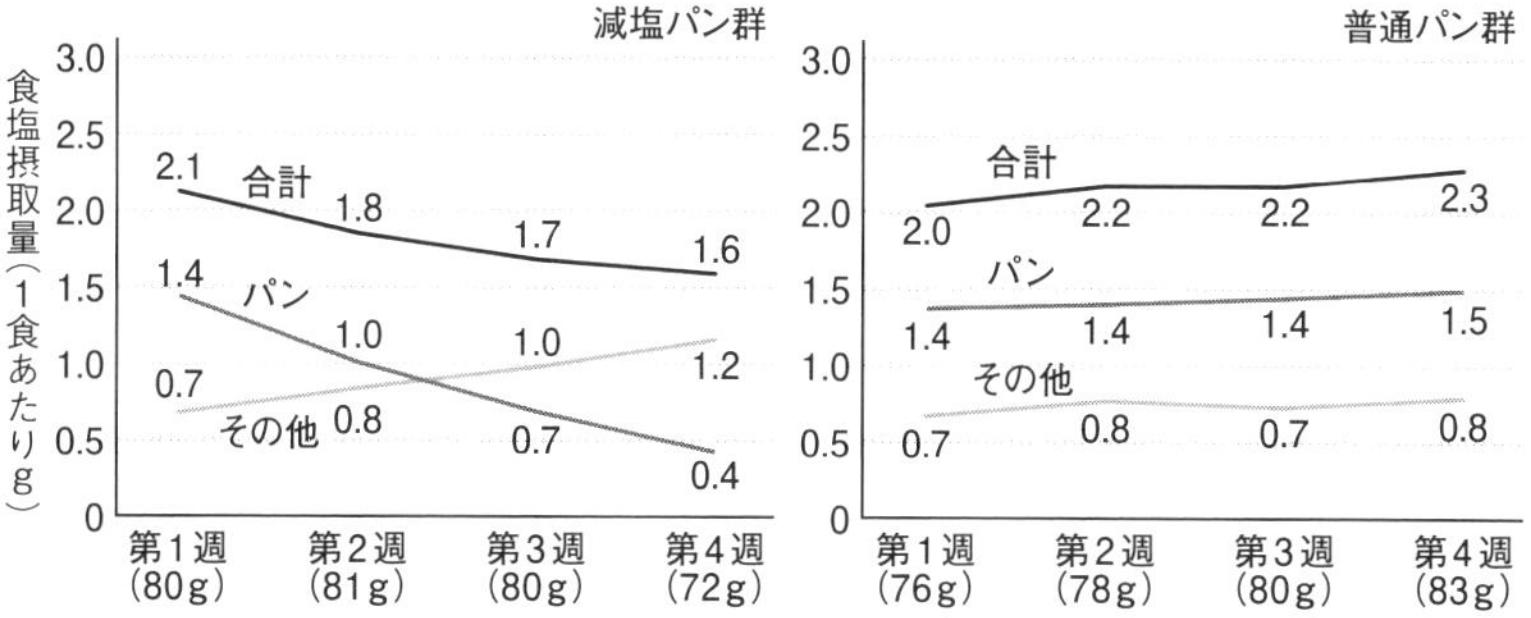

減塩レストランで昼食をとったときの食塩摂取量　出典❸

２週間（平日だけ）指定したレストランでバイキングスタイルの昼食をとったあとで、３週間同じレストランで同じ形式で減塩食を食べてもらい、第２週と第５週に昼食での食塩摂取量の調査と24時間蓄尿を行なった研究。図の縦軸は１日あたりの食塩摂取量または24時間尿中食塩排泄量（ナトリウム排泄量から換算）の平均値。

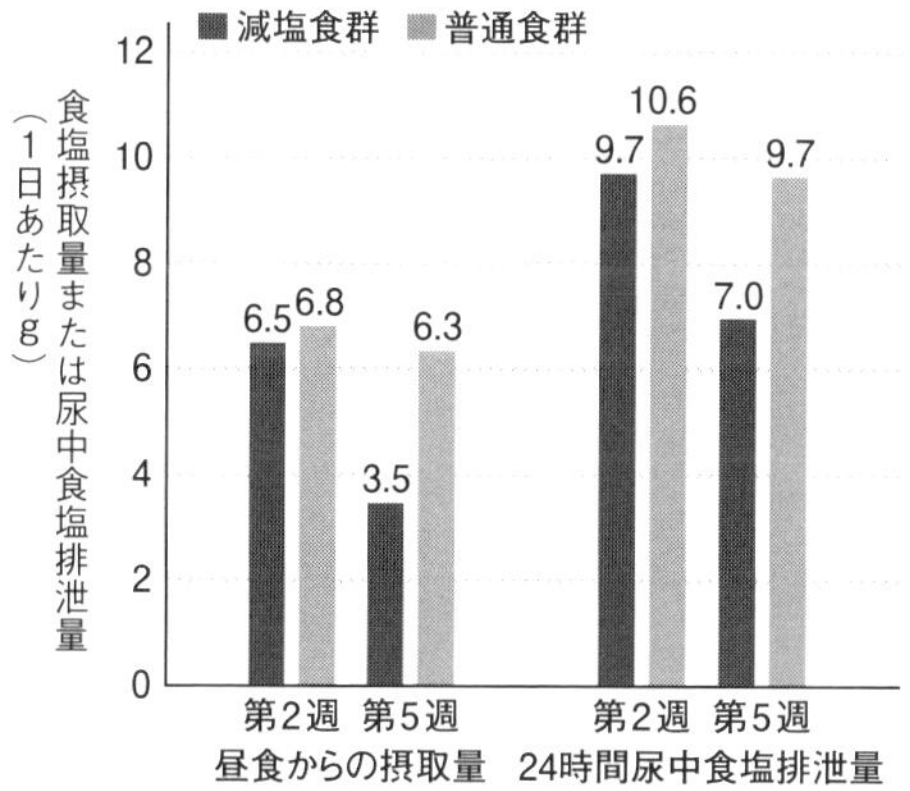

減塩パンを出されれば具材で、減塩昼食を出されればほかの食事で食塩を少し増やしそうです。それでも、１食全体、１日全体で評価すると、減塩になっているという効果が認められました。

ところで、冒頭の問いにはどのようにお答えになりましたか？　このオランダの研究は減塩パンだとは知らないというシナリオでした。減塩パンだと知っている場合と知らない場合で異なる具材を選んだ人はサンドイッチ全体の塩味の強さを具材の種類よりも重視する人、一方、同じ具材を選んだ人は全体の塩味の強さよりも好みの具材を優先させる人でしょう。この研究は、その両方の要素がありそうだという結果でした。

お昼を減塩にすると？

しかし、これは1食だけを見た実験です。せっかく減塩できてもほかの食事で穴埋めをしてしまっては意味がありません。そこで同じ研究チームがこんな研究をしています出典③。

5週間（平日だけ）にわたって指定したレストランでバイキングスタイルの昼食をとってもらいます。初めの2週間は普通の食塩含有量の食べ物が並べられました。あとの3週間もすべて同じ料理と調味料が並べられましたが、すべて29％から61％の減塩になっていました。そして、第2週と第5週に昼食で食べたものを測り、さらにそれぞれ1日を選んで24時間蓄尿も行ない食塩排泄量を量りました。また、5週間にわたって普通の（減塩ではない）料理や調味料を食べる群（普通食群）も設けて結果を比べました。そして、どちらの群に入っていたかは研究が終わるまで参加者には伏せられました。

図2下が結果です。減塩食群が第5週に昼食で摂取した食塩量は普通食群に比べて2・8ｇも少なくなっていました。これは味がうすくても、その分たくさん食べるわけではないことを示していま

す。実際、減塩食の週でも普通食の週とエネルギー摂取量に差はありませんでした。さらに、24時間尿中食塩排泄量は減塩食群の第5週だけで、普通食群に比べて2・7gも少なくなっていました。これは、昼食以外はなにを食べてもよかったのに、減塩した分の食塩を昼食以外でとるわけではなかったことを示しています。

ところで、この研究で使われたレストランは「未来レストラン」という名前で、生活の中で栄養学の実験を行なうために大学が作ったものだそうです。

減塩パンを売ってみると？

減塩をすすめたい人たちにとってはありがたい研究結果でした。けれども、お店としては売れなければ困ります。これは実際に売ってみれば簡単にわかりそうです。しかし、普通はたくさんの種類のパンがお店に並び、かつ、街中ならお店はたくさんあります。ですから、特定の減塩パンを限られたお店に並べて売り上げの変化を調べても、そこに介在する要因が多すぎて、減塩パンの売り上げの変化が減塩のためだったか否かはわかりません。

オーストラリア奥地の先住民が多く住む地域の食料品店（26店舗）でいちばん売れているパンの食塩を25％減らした減塩パンを作り、そのうち15店舗で3か月間だけいつものパンを減塩パンにかえ、残りの11店舗はそれまでのパンを置き続けて、売れ行きを比べるという実験が行なわれました出典④。この期間どちらのパンを置いたかは店の人にも客にも伏せられました。

図3左は、研究対象としたパンがパン全体の売り上げに占めた割合（シェア）の変化です。減塩

パンを減塩すると売れなくなるでしょうか。

図3　減塩パンを売ってみると…？　出典❹

オーストラリア奥地の先住民が多く住む地域の食料品店（26店舗）で
いちばん売れているパンの食塩を25%減らした減塩パンを作り、
その地域の15店舗で3か月間だけいつものパンを減塩パンにかえ、
残りの11店舗は今までのパンを置き続けて売り上げを比べた研究。

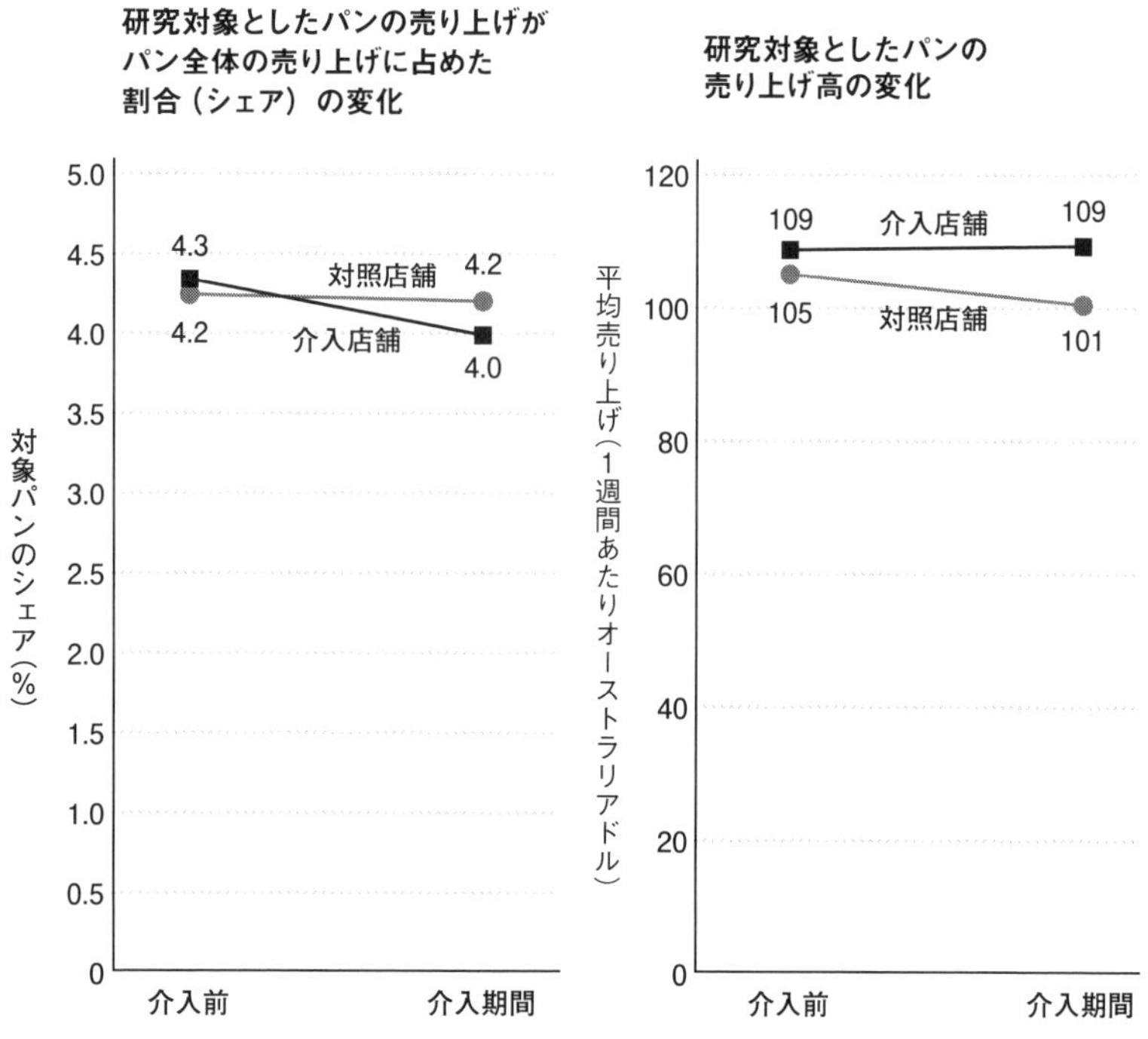

減塩パンにかえても、パンのシェアにも売り上げ高にも
影響はありませんでした。

パンを置いた店舗でシェアが少し下がっていますが、これは統計学的には偶然の範囲でした。**図3右**は、研究対象としたパンの売り上げ高の変化です。今までどおりのパンを置いた店舗で売り上げ高が少し落ちたように見えますが、これも統計学的には偶然の範囲でした。つまり、減塩パンにかえたことはパンのシェアにも売り上げ高にもほとんど影響を及ぼさなかったという結果です。

この研究では、研究期間中に店主に何度か電話をして客からのコメントも尋ねています。パンの質についての13のコメントのうち12が質の低下を指摘したものだったそうですが、減塩パンを置いた店と今までどおりのパンを置いた店、それぞれ6店舗ずつからでした。つまり、この地域で最も売れているパンの食塩を25％減らしてもなんの問題も起こらないことがわかりました。

「事実」は「思う」に勝る

図2と図3で紹介した実験は3つともだれでも考えるであろう、ごく自然な疑問に答えるものでした。けれども、このような素朴な疑問に答えるにはていねいな研究が必要なのだということをおわかりいただきたかったのです。

「事実」はしばしば私たちが「思うこと」とは異なります。ていねいな研究によって得られる確かな事実こそ、ぶれない減塩の実践や活動の土台となるものです。オランダの「未来レストラン」、すてきなネーミングだと思いませんか？

結論

もっと減塩研究を。

減塩食はまずい、減塩食品は売れないと思い込んでいませんか？　または、減塩食はけっしてまずくない、減塩食品でも売れると思っていませんか？　「思う」は「事実」ではなく「根拠」にはなりません。減塩が日本でなかなか進まない理由の一つに、「思う」が「事実」か否かを確かめないままに拒んでしまったり実践活動に持ち込んでしまったりして、そのために、適切で実現可能性の高い減塩方法を見つけ出せないでいるという問題があるようです。もっと減塩研究を！

出典

① Sugimoto M, et al. Relationship of nutrition knowledge and self-reported dietary behaviors with urinary excretion of sodium and potassium: comparison between dietitians and non-dietitians. Nutr Res 2016; 36: 440-51.

② Bolhuis DP, et al. A salt reduction of 50% in bread does not decrease bread consumption or increase sodium intake by the choice of sandwich fillings. J Nutr 2011; 141: 2249-55.

③ Janssen AM, et al. Reduced-sodium lunches are well-accepted by uninformed consumers over a 3-week period and result in decreased daily dietary sodium intakes: a randomized controlled trial. J Acad Nutr Diet 2015; 115: 1614-25.

④ McMahon E, et al. Effect of 25% sodium reduction on sales of a top-selling bread in remote indigenous Australian community stores: a controlled intervention trial. Nutrients 2017; 9: E214.

2

統計データの活用倫理

野菜摂取量の推移で考える

問い

「摂取量」と「消費量」という
２つの言葉の違いを考えてください。
そして、それぞれが消費者と生産者、
おもにどちらの役に立つ情報か
答えてください。

・摂取量
おもに〔　A　〕の役に立つ

・消費量
おもに〔　B　〕の役に立つ

＊答えは本文中にあります。

『統計でウソをつく法――数式を使わない統計学入門』（講談社ブルーバックス）を読んだのは確か大学1年生のとき、40年も前のことでした。たとえ本物のデータでも調べ方や見せ方によってウソもつけると書かれたこの本は、「数字は真理」と無邪気に信じていたぼくを驚かせました。

野菜の消費量と摂取量の不思議な関係

「日本人は野菜を食べなくなってきた」と聞きました。本当かな?と思って、「日本人・野菜」でインターネットを検索してみたら、摂取量ではなく消費量のデータを使ったグラフや文章がたくさんヒットしました（たとえば出典❶）。消費量は、食べた量（摂取量）ではなく、文字どおり消費した量です。理論的には、摂取量に廃棄量を足せば消費量になります。実際には、国全体として、消費量＝「前年に貯蔵した量＋その年に生産した量＋その年に輸入した量－その年に輸出した量－翌年のために貯蔵した量」として計算します。食料需給表またはフードバランスシートと呼ばれます。自家消費など流通に乗らなかった分は計算に入りませんが、国全体の概要はわかり、総人口で割れば1人あたりの数字も出ます。それが**図1上**です出典❷。明らかに減っています。

日本では、その人数は年によって異なるものの、毎年国民全体（1歳以上）から1万人ほどの人にお願いして、ある日1日に食べたものを調べています。国民健康・栄養調査（2002年までは国民栄養調査）です。このデータを用いて、2001年から14年まで14年間の野菜摂取量の推移を見たのが**図1下**です。[※1] 275g前後で推移していて、はっきりした傾向は認められません。

※1　1998年から2000年は、緑黄色野菜とその他の野菜の平均摂取量がそれぞれ報告されていて、野菜全体の平均摂取量は報告されていない。

日本人の野菜の消費量と摂取量の推移を見てみましょう。

図１　野菜の消費量と摂取量の推移

出典❷

1998年から2014年までの日本人の野菜消費量と野菜摂取量（１歳以上）の推移（ともに１人１日あたりｇ、平均値）。

摂取量は国民健康・栄養調査（2002年までは国民栄養調査）による。

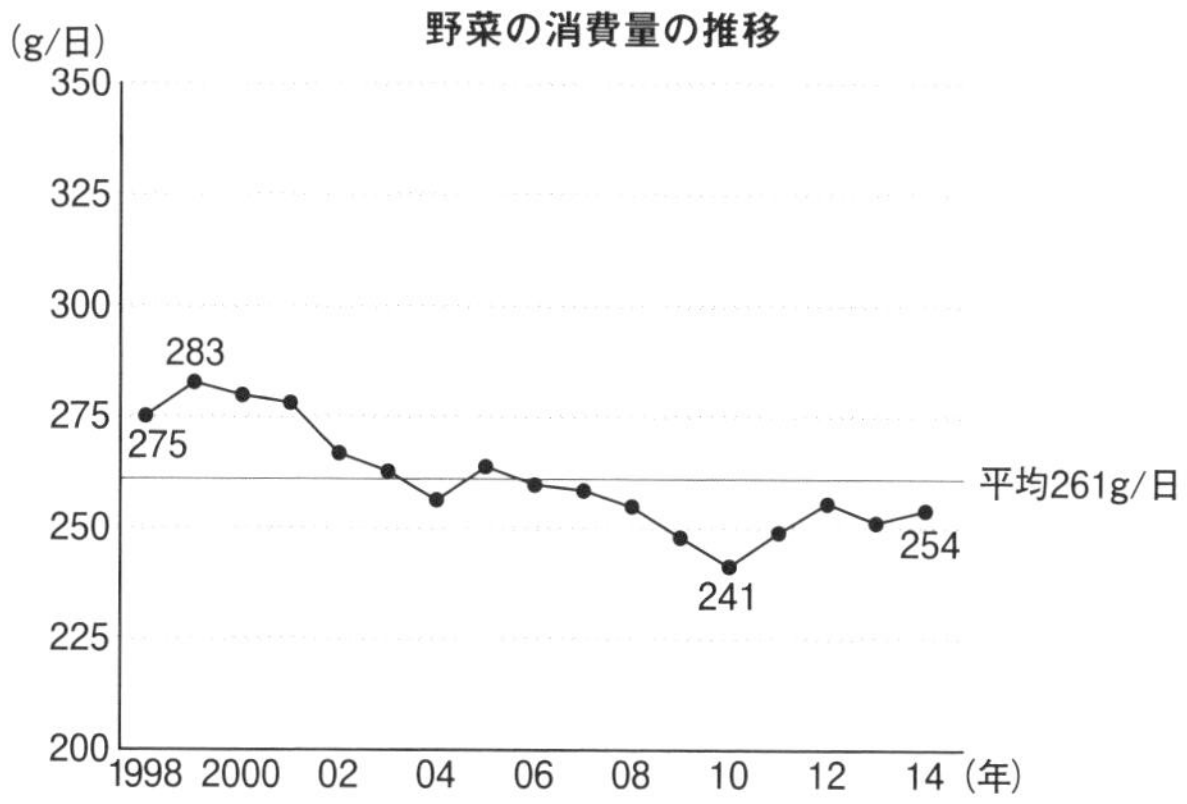

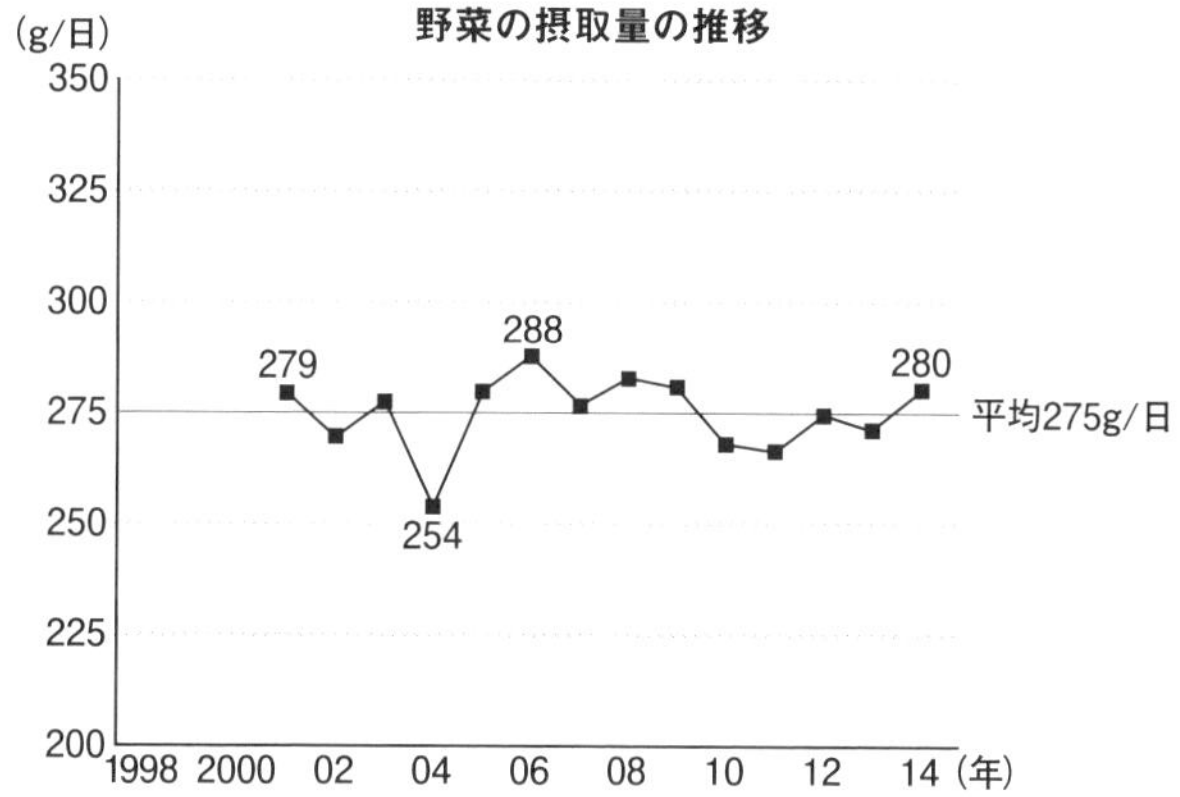

消費量は減っていますが、摂取量にははっきりした傾向は認められません。片方のデータを他方の代わりに使うことはできないようです。

ところでこの間、日本人の平均年齢は42歳（２０００年）から45歳（２０１１年）に上がりました。簡単にいえば、図１上の前半は42歳前後の野菜摂取量を、後半は45歳前後の野菜摂取量を調べたことになります。歳をとるにつれて自然に食は細くなりますから、このような単純な図で摂取量が増えた・減ったと議論するのは少し危ういことがわかります。

ところで、ほとんどの年で、摂取量が消費量を上まわっています。これは理論的には考えにくく、どちらか片方または両方に誤り、というか、系統的な誤差が存在することを示唆しています。両者の単純な比較はできないことがわかります。

なぜ年齢調整死亡率が必要なのか？

図２上左のように、第二次世界大戦直後の１９４７年には50歳ちょっとだった日本人の平均寿命は、今や女性は86歳を超え、男性も80歳に達しました出典❸。単純に考えれば、寿命が延びたのは若くして亡くなる人が減ったからです。ということは、一定人数の集団で一定期間の間に亡くなる人の数、すなわち死亡率（粗死亡率）が下がったはずです。**図２下左**がその推移です出典❹。80年ごろまでは確かに減少しましたが、その後上昇に転じています。これは寿命が延びたことに合いません。**図２上右**は年齢区分別の人口構成の推移です。この間に、子どもの人口構成比率は６割も減り、高齢者の比率は４倍以上に増えました出典❺。死亡者の大半は高齢者ですから、たとえ年齢ごとの死亡率は減っても、全体の死亡率は増えるという、一見奇妙な現象が起こります。そのために、死亡率の推移を表わすためには「人口構成は不変」という仮定を設けた計算が必要になりま

日本人の平均寿命や年齢構成などは どのように推移しているでしょうか。

図2　平均寿命、年齢3区分別人口構成比ならびに死亡率の推移　出典③④⑤

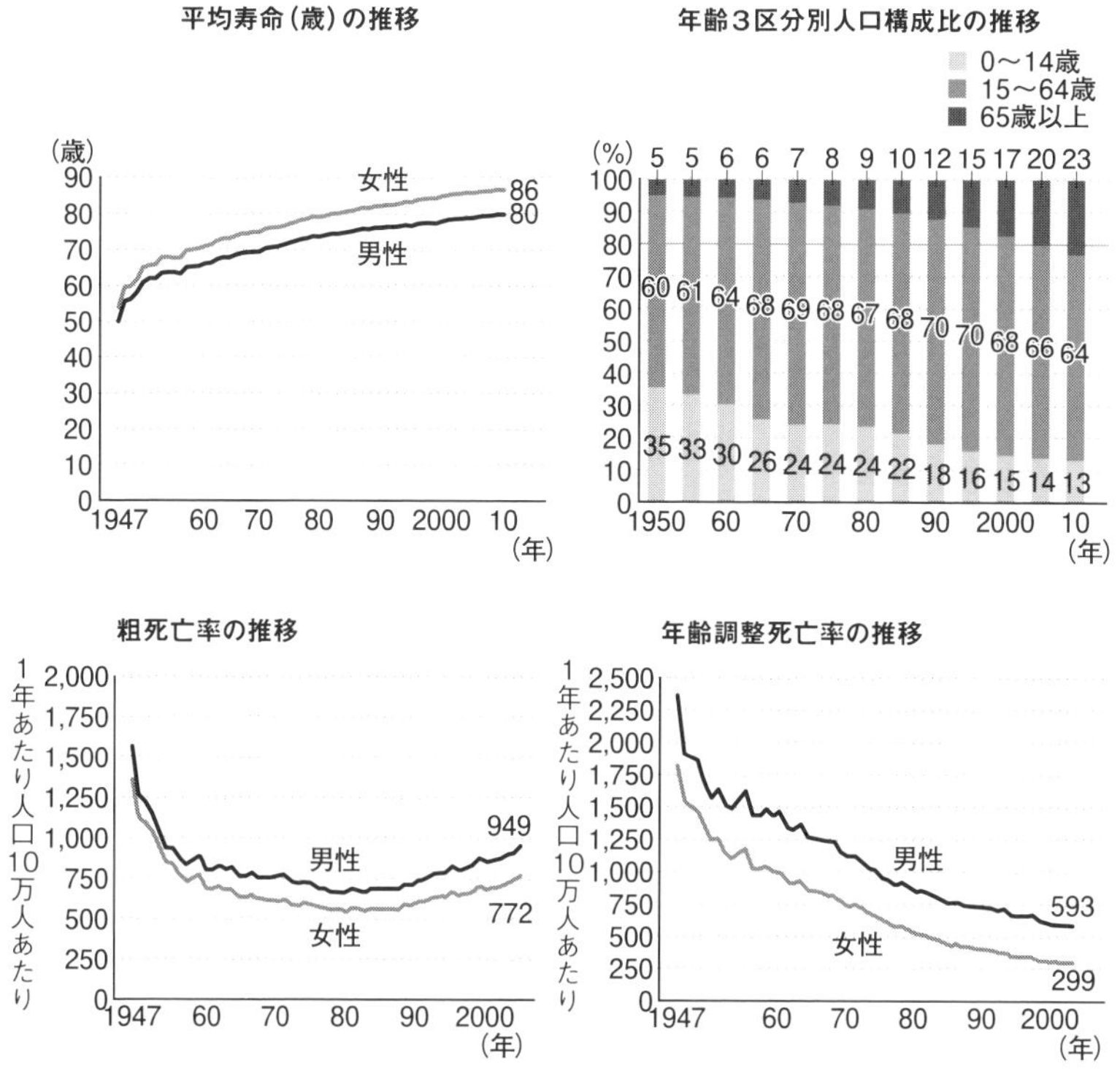

平均寿命は一貫して延びてきたのに、粗死亡率は途中から増加に転じています。平均寿命の延びに合うのは年齢調整死亡率のほうです。

す。年齢調整です。

図2下右は、人口構成を85年に固定して計算した死亡率の推移です 出典④。こちらだと、「寿命は延び続けた」という事実に合います。統計とはそこにある数字をそのまま並べればよいというものではないことがわかります。

年齢調整野菜摂取量を見てみると……

図3上は、2001年と14年の野菜摂取量を年齢区分別に見たものです。若い人で少なく、年齢が高くなるほどたくさん食べています。成人では年齢が上がるにつれて食べる量は少なくなるはずですから、少し不思議な結果です。

野菜には生活習慣病の予防に役立つ物質が豊富に含まれていて、歳とともに体が自然に野菜を欲するようになるのだとする説も魅力的ですが、若い人ほど安くてエネルギーがある食べ物を好み、この逆である野菜はあとまわしにされるとする説のほうをぼくは支持したいと思います。でも、本当の理由はまだわかっていません。

話を戻します。このように野菜摂取量に明らかな年齢による差があると、たとえ年齢ごとの野菜摂取量に増減がなくても、社会全体の高齢化によって日本人全体の野菜摂取量は変化するはずです。このことから、死亡率と同様に「人口の年齢構成は不変」という仮定が必要かもしれないと気づきます。そこで、人口の年齢構成を2001年に固定して計算したのが図3下です（国民健康・栄養調査）。上下動はあるものの、明らかな増減は見られません。

これらを加味して、日本人の野菜摂取量のデータを見てみましょう。

図3　年齢調整野菜摂取量の推移

摂取量は国民健康・栄養調査、2002年までは国民栄養調査による。

2001年と2014年における年齢階級別の平均野菜摂取量

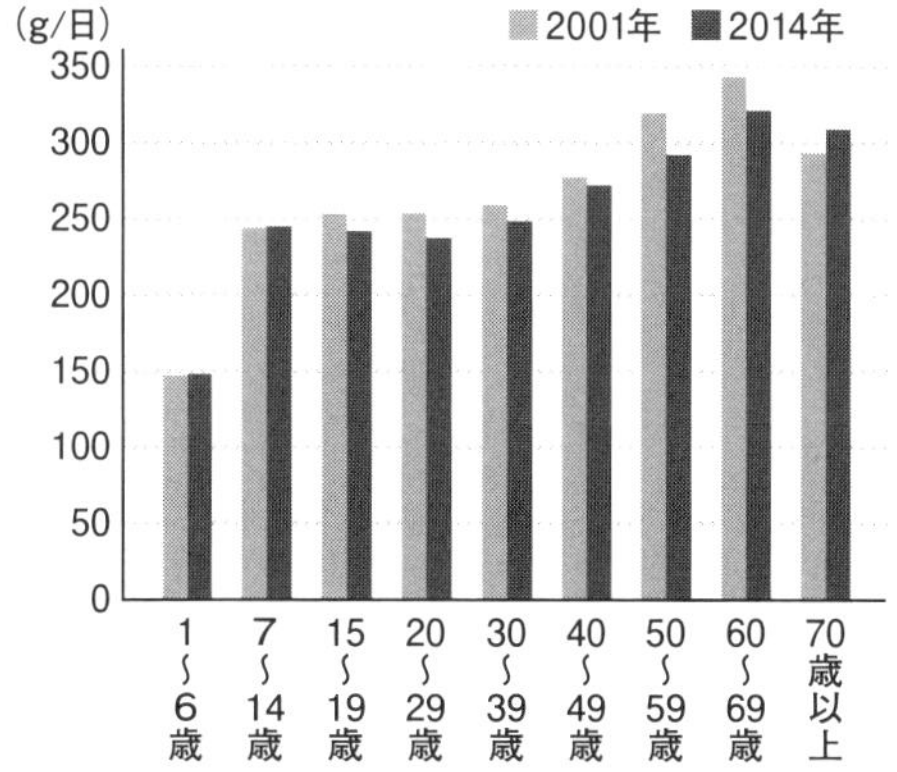

年齢構成を2001年に固定したときの年齢調整野菜摂取量の推移

ただし、この年齢構成はこの調査に参加した人たちのものであり、全国の年齢構成ではない。

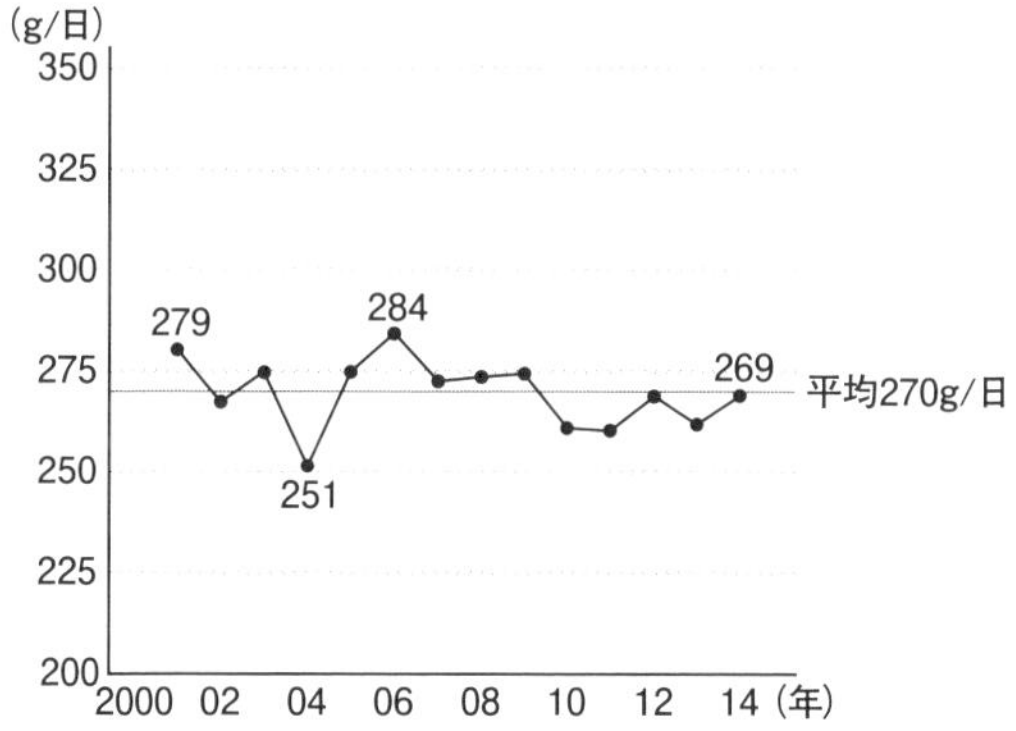

上下動はあるものの年齢調整野菜摂取量には明らかな増減は見られません。

統計データのむずかしさ

２０１６年の国民健康・栄養調査によれば、日本人の野菜の平均摂取量は１日あたり２７０g程度で、摂取量の目標値である３５０gにはかなり足りません。なぜ３５０gなのかの理由はさておき、[※2]摂取量について考えたい場合は、素直に考えれば、摂取量のデータを使うのが筋だと思います。これを念頭に置いたのが冒頭の問いです。A＝消費者、B＝生産者でしょう。消費量がおもに生産者のためというのがおもしろいところです。

しかし、摂取量には人口構成の変化をどのように考慮するかというむずかしい問題があります。摂取量の調査には過小申告という大きな弱点もあります。[※3]さらに、調査対象はおよそ1万人、総人口から見れば1万人に1人でしかありません。しかもたった1日の調査です。それでその年全体、日本人全体を語ってよいかという問題もあります。摂取量の話をしたいのだから摂取量のデータを使えばそれでよいといった単純な話でもないのです。

「日本人は野菜を食べなくなってきたのか？」。一見簡単そうに見えるこの問いへの答えを、じつは私たちはまだ持っていないらしいのです。

統計データの活用倫理

ところで、それ以上に気になることがあります。今回見たデータの中では消費量（図1上）だけが目立って減っていて、このデータばかりがあちこちで登場することです。『統計でウソをつく

※２　本書の第１章第１話でとり上げました（25ページ）。
※３　『佐々木敏の栄養データはこう読む！』第３章でとり上げました。

法』が教えてくれたのは、統計データの「見え方」は「見せ方」で変わるものであり、結果（減っている）ではなく、方法（どのように調べ、どのように計算したか）が目的（摂取量の推移を知りたい）にかなうデータを選んで正しい見せ方をすべきだということでした。

ところで、栄養の専門家が集まる研修会で、「日本人の野菜摂取量は最近10年間で減ったか・増えたか・あまり変わっていないか？」と尋ねてみました。すると、8割近い人が「減った」に手を上げました。そこで、その中の何人かに「そのデータは消費量だったか、それとも摂取量だったか？」と聞いてみました。すると、「気にしたことがないからどちらかわからない」と答えました。「思う」が「事実」よりも重くなってしまう実態に、活用倫理のゆがみが影響している様子がかいま見えた気がしました。

日本人にもっと野菜を食べてもらいたいという思いは、ぼくも同じです。ですが、この思いが統計データの活用倫理の範疇を超えないようにするのは、意外にむずかしいのかもしれないと思いました。

結論

統計データの「見え方」は「見せ方」で変わる。

日本の野菜消費量は減少が続いています。ところが、摂取量のほうはそれほど変わっていないようです。「野菜をもっと食べてもらいたい」と考える場合と、「野菜をもっと買ってもらいたい」と考える場合では、使うべきデータが異なるようです。しかも計算はかなりむずかしそうです。さまざまなデータがあふれる現代社会。消費者であるわれわれも統計データの正しい見方の基本を身につけておきたいものです。

出典

① 農林水産省。野菜の消費をめぐる状況について。平成25年1月。http://www.maff.go.jp/j/seisan/ryutu/yasai_zyukyu/y h29 mitosi/pdf/yasai_shohi_jyokyo.pdf（２０１６年12月14日アクセス）
② 農林水産省。食料需給表。http://www.maf.go.jp/j/zyukyu/fbs/（２０１６年12月10日アクセス）
③ 厚生労働省。参考資料２平均余命の年次推移。http://www.mhlw.go.jp/toukei/saikin/hw/ilfe/life10/sankou02.html（２０１６年11月７日アクセス）
④ 厚生労働省。全死因における死亡の状況。（１）全国の死亡の状況の年次推移。http://www.mhlw.go.jp/toukei/saikin/hw/jinkou/other/05sibou/02.html（２０１６年12月６日アクセス）
⑤ 総務省統計局。統計データ。日本の統計。本舎の内容。第２章 人口・世帯。２−１ 人口の推移と将来人口。http://www.stat.go.jp/data/nihon/02.htm（２０１６年12月14日アクセス）

キーワード

確証バイアス

インターネットや雑誌の世界ではさまざまな主張が氾濫しています。互いに異なることも少なくありません。わざとそうしている場合もあるかもしれませんが、情報の流し手ごとに仮説や信念が違っているためにそうなることが多いようです。これは確証バイアスというバイアス（ゆがみ）で説明されます。確証バイアスとは「仮説や信念を検証するさいにそれを支持する情報ばかりを集め、反証する情報を無視または集めようとしない傾向」のことだそうです（出典①）。

インターネットや雑誌の情報だけでなく、書店で売られている本も特定の考えや信念を伝えるために作られます。読者も、自分の考えや期待や希望を確認するために本を読んだり情報を集めたりすることがあります。すなわち、著者の側にも読者の側にも確証バイアスはひそんでいます。本書の執筆では細心の注意を払ったつもりですが、確証バイアスを完全に払しょくできたかと尋ねられたらその自信はありません。「いわんや、ネット世界や他の本においてをや」です。この本も含め、確証バイアスに陥らないように注意しながらお読みいただくことをおすすめします。

確証バイアスには「まれな事象の起こる確率を過大評価しがちになる」という問題もあります。減塩はしたくないという気持ちがあると、「食塩控えめ→高血圧予防」（研究論文はとても多い）には目を向けず、「最新の機能性物質→高血圧予防」（研究論文は少ないが存在する）の情報ばかりを集めてしまい、その結果、高血圧予防には前者よりも後者がたいせつだと信じてしまう、といった現象です。「あるある」だと思いませんか？

出典①　箱田裕司、都築誉史、川畑秀明、萩原滋。認知心理学。有斐閣、2010年。

3

メタ・アナリシス
緑茶カテキンでどれくらいやせるか？

問い

緑茶の渋味の主成分はカテキンという物質です。カテキンは1つの物質ではなく、おもなものはエピガロカテキンガレートなど4種類だそうです。下の図の〔A〕から〔H〕のうち2つはペットボトル入りの緑茶系飲料に含まれるカテキン（各種カテキンの合計量）の平均含有量です。350mℓ入りのペットボトル1本に入っている量で示しました。〔A〕から〔H〕のそれぞれどれだと思いますか？

☐ ペットボトル入りの緑茶系飲料
（いわゆる、お茶。試料数は32）

☐ ペットボトル入りの緑茶系飲料で特定保健用食品
（いわゆる、トクホ。試料数は6）

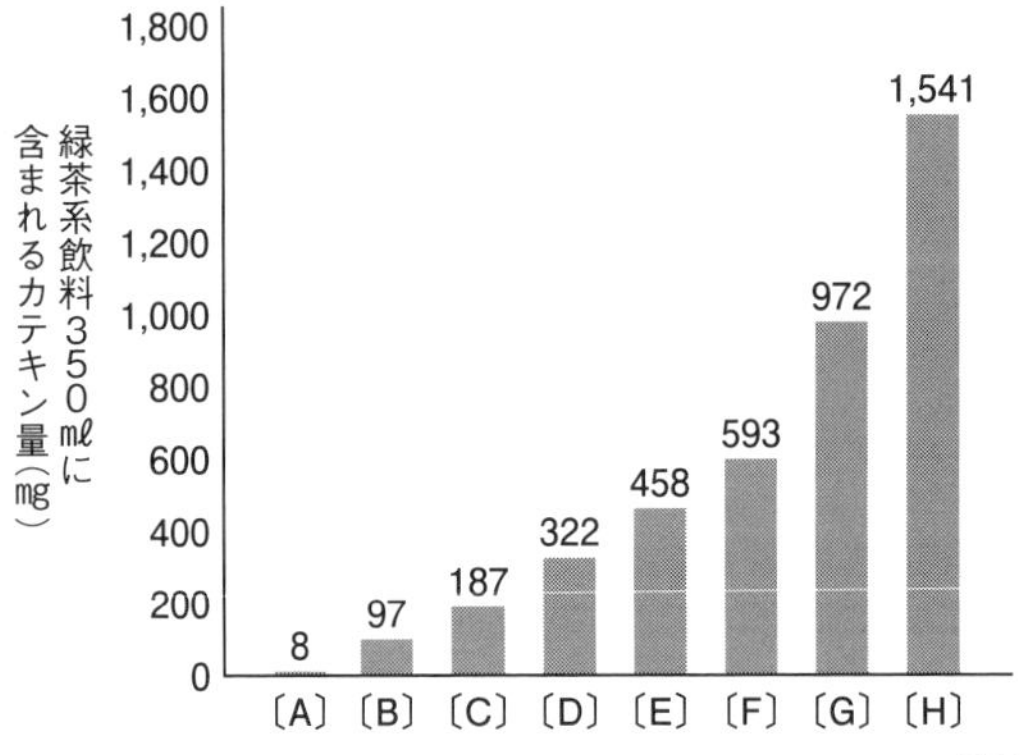

＊答えは本文中にあります。

仕事の合間に緑茶をいただくとほっとします。

緑茶に含まれるカテキンという物質に脂肪燃焼作用などがあるかもしれないことがわかり、ほっとするだけでなくダイエットにもなりそうだと期待が集まるようになりました出典❶。では、どれくらい効果があるかご存じですか。つまり、何キロやせるかです。

エビデンスを見る前に緑茶に含まれているカテキンの量を確認しておきます。冒頭の問いの答え、ペットボトル350㎖の緑茶系飲料はCでおよそ200㎎、トクホの緑茶系飲料はFでおよそ600㎎です出典❷❸。以下、この数字を頭に置いてお読みください。

無作為割付比較試験

「緑茶カテキンで何キロやせるか」を知るためには人による実験が必要です。簡単です。だれかがしばらくの間カテキンを飲んで、その前後で体重を計ればよいのです。疫学では介入研究とか介入試験と呼びます。ところがじつはそんなに単純ではなく、最低限守らなければならない規則がいくつかあります。まず、

①緑茶カテキンを飲む以外に体重が変わりそうなことはなにもしない。

……ウォーキングもやってごはんも減らしたら、それはやせるでしょう。でもこれではやせた理由を緑茶カテキンの効果だとはいえません。次に、

②緑茶カテキンを飲まない人たち（群）も作って、緑茶カテキンを飲む人たち（群）の体重の変化

と比べる。

……比較試験です。緑茶カテキンを飲む以外にはなにもさせなくても、予期しないことが起こってしまうかもしれません。よくあるのは、研究に参加した人たちが自主的になにかを始めてしまうことです。せっかく研究に参加したのだからと運動を始めたり、食事を制限したりする場合がこれにあたります。そこで、研究参加者を2つの群に分けて、片方を緑茶カテキンあり、もう一方をなしにして、体重の変化を比べます。ちなみに、緑茶カテキンを飲む群を介入群、飲まない群を対照群※1と呼びます。まだあります。

③群分けは無作為に行なう。

……無作為化または無作為割付です。そうしないと、せっかく参加したのだから、の気持ちの度合いが2つの群で異なり、予期しないなにかの起こり方にもっと差が出てしまいます。さらに、

④どちらの群に入っているか参加者に（できれば測定者にも）わからないようにする。

……盲検化または遮蔽《しゃへい》化（マスキング）です。自分は緑茶カテキン群だとわかったら、効果倍増をねらってジョギングを始めるかもしれません。逆に、安心してお酒が増えるかもしれません。どちらも困ります。以上を**図1**にまとめました。

緑茶カテキンの介入試験

この基本的な構造をできるだけ守って緑茶カテキンの減量効果を調べた研究を**図2**にまとめました※2 出典❹。メタ・アナリシスです。アナリシスは「分析」、メタは「高次の～」とか「超～」と

※1 「対象群」ではない（漢字にご注意）。対象群は、介入群と対照群を合わせた全体を指す。
※2 緑茶カテキン以外にカフェインも含んだ緑茶抽出物を飲ませた研究が含まれていた。カフェインにも減量効果が期待されている。そのため、このメタ・アナリシスは厳密にいえば、純粋に緑茶カテキンだけの減量効果を検証したとはいいきれない側面がある。

効果の有無や程度はどのように調べるのでしょうか。

図1　介入試験の基本的な構造

(A) を介入して、結果因子 (X) の変化を測る。介入群、対照群の両方に (B) を行なうことがある。

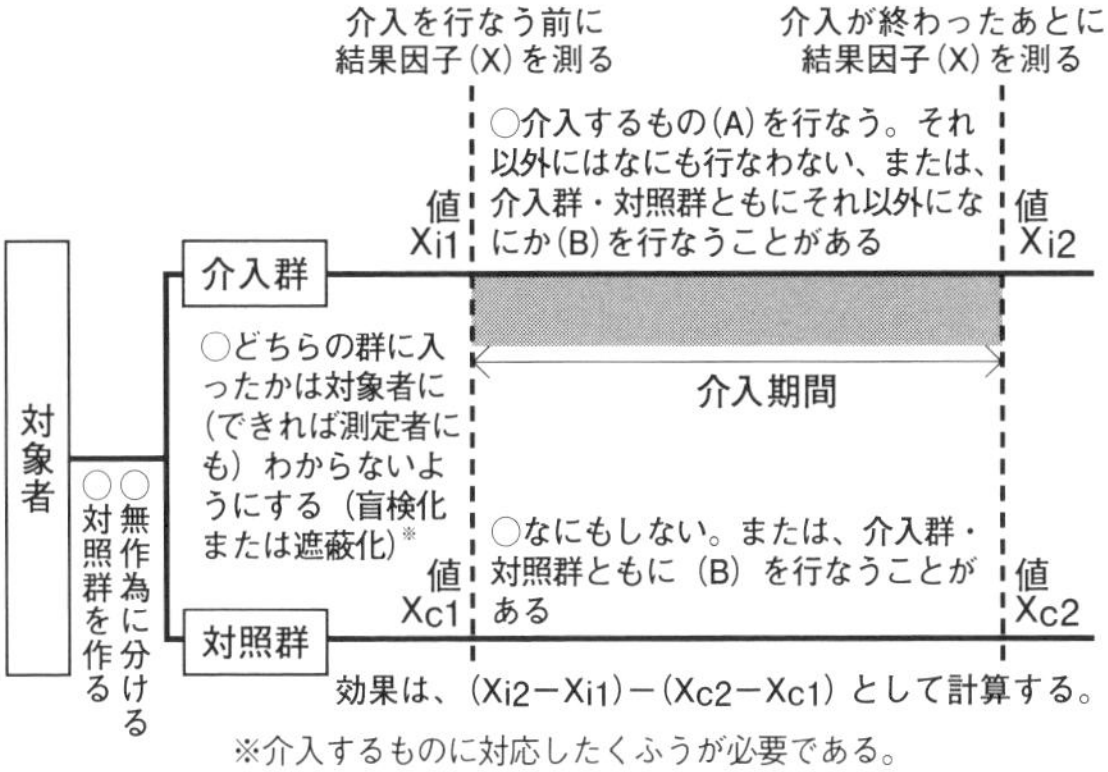

※介入するものに対応したくふうが必要である。

介入するものや内容によって細かいところは異なります。ここに示したのは基本的な規則です。介入するものや内容によっては、この図で示した規則も変えたり、省略したりすることもあります。

それでは、これまでの研究を見てみましょう。

図2　緑茶カテキンの減量効果を調べた研究のまとめ (その1)　出典④

図１の基本的な構造をほぼ守って緑茶カテキンの減量効果を調べた研究をまとめたメタ・アナリシス。研究の前後における体重の変化 (kg)。
正確には、介入群の体重の変化から対照群の体重の変化を引いた値。

研究	カテキン摂取量 (mg／日)	体重の変化 (kg)
研究A	1,207	-0.02
研究B	625	-1.20
研究C	491	-0.12
研究D	593	-0.09
研究E	487	-1.50
研究F	570	-0.20
研究G	570	-0.50
研究H	548	-0.80
研究 I	514	-1.15
研究J	540	-3.54
研究K	540	-3.00
研究L	327	-0.30
研究M	282	0.53
研究N	141	-0.70
まとめ	531※	-0.95

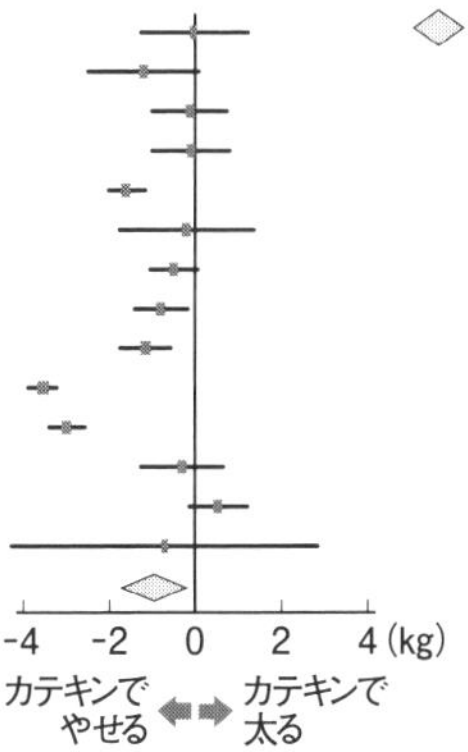

■ の中央は研究ごとの結果。
左右に伸びる直線はその95%信頼区間。
◇ の中央は14の研究をまとめた結果。
横幅はその95%信頼区間。

すべての研究をまとめると、「950g体重が減った」という結果でした。95%信頼区間の上限 (ひし形の右端) が負の値 (マイナス) ですから、絶対とはいいきれないものの「緑茶カテキンでやせる」確率はかなり高いといえます。

※それぞれの研究の対象者数を考慮しない単純な平均値。

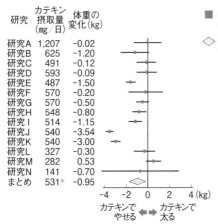

いった意味です。ここでは、複数の研究の結果を数量的にまとめて1つの結果を引き出す作業を指していいます。緑茶カテキンの効果が体重の変化に表われるまでの期間を考えて、3か月以上緑茶カテキンを摂取した研究に限ったところ、14の研究が見つかりました。

それぞれの研究に引かれた横線の中央にある■が、観察された体重の変化です。正確には、介入群の体重の変化から対照群の体重の変化を引いた値です。すべての研究をまとめた結果が図の下のほうにある横長のひし形です。ひし形の中央が体重の変化で、「950g体重が減った」でした。そして、ひし形の横幅が95%信頼区間です。ここではその右端が負の値（マイナス）ですから、「体重が減る」といったときにそれが的中する確率は95%以上、はずれる確率は5%未満であると読めます。的中する確率が95%以上のとき、統計学では「有意」と呼ぶことが多く、偶然ではなくてなにか意味のある結果であると考えます。言葉を変えれば、絶対とはいいきれないものの「緑茶カテキンでやせるといえる」確率はかなり高いというわけです。ところで、緑茶カテキンの平均摂取量は1日あたり531㎎で、トクホの緑茶1本弱くらい、または大きめのお湯飲み（およそ120㎖とすると）で普通の緑茶4杯半相当でした。

コクラン共同計画

1992年、病気の治療方法や予防方法の効果を調べるために行なわれた無作為割付比較試験を集めてメタ・アナリシスを行ない、その結果を医療に活かそうという計画がイギリスで始まりました 出典5。コクラン共同計画です。※3 コクラン・ライブラリーとかコクラン・レビューとも呼ばれま

※3 コクラン共同計画という名前になったのは1993年でした。

す。レビューとは研究論文をまとめたもののことで、メタ・アナリシスはレビューの一種です。

コクランというのは、メタ・アナリシスのたいせつさにいち早く気づき、その積極的な活用を主張した研究者の名前です。現在では日本を含む130か国以上の科学者が参加する大プロジェクトに成長し、これまでに6000以上のメタ・アナリシスが行なわれ、発表されています。**図2**もその一つです。

日本の研究への評価は？

合計14の研究のうち、8つが日本で行なわれたものでした。緑茶好きの国民の面目躍如といったところでしょうか。

ところが驚いたことに、日本の研究をすべて除いたうえで（ほかの国で行なわれた6つの研究だけで）、もう一度集計が行なわれたのです（**図3** 出典④）。結果はごらんのとおりで、「減量効果は有意ではない」、つまり、結論は「やせるとはいえない」でした。

疫学研究のそれぞれの結果はかならずしもぴったりとは一致しません。だからといって、ばらばらでもありません。研究をていねいに行なえば、理論的には、結果のばらつきは小さくなります。この考え方に基づく判断だったと推測されます。「日本の研究はほかの国で行なわれた研究に比べて結果のばらつきが大きく、そのため、全体の集計に含めるのは適切でないと判断した」と説明されているからです。

メタ・アナリシスにおける研究の除外は、普通、**図1**で示した4つの規則に加え、必要に応じて

日本の研究を除いて集計すると…。

図3 緑茶カテキンの減量効果を調べた研究のまとめ（その2） 出典❹

図２と同じ研究を、日本で行なわれた８つの研究と
日本以外で行なわれた６つの研究に分けて再び集計した結果。
図の読み方は図２と同じ。
減量効果が大きかった研究から小さかった研究の順に上から下に並べてある。

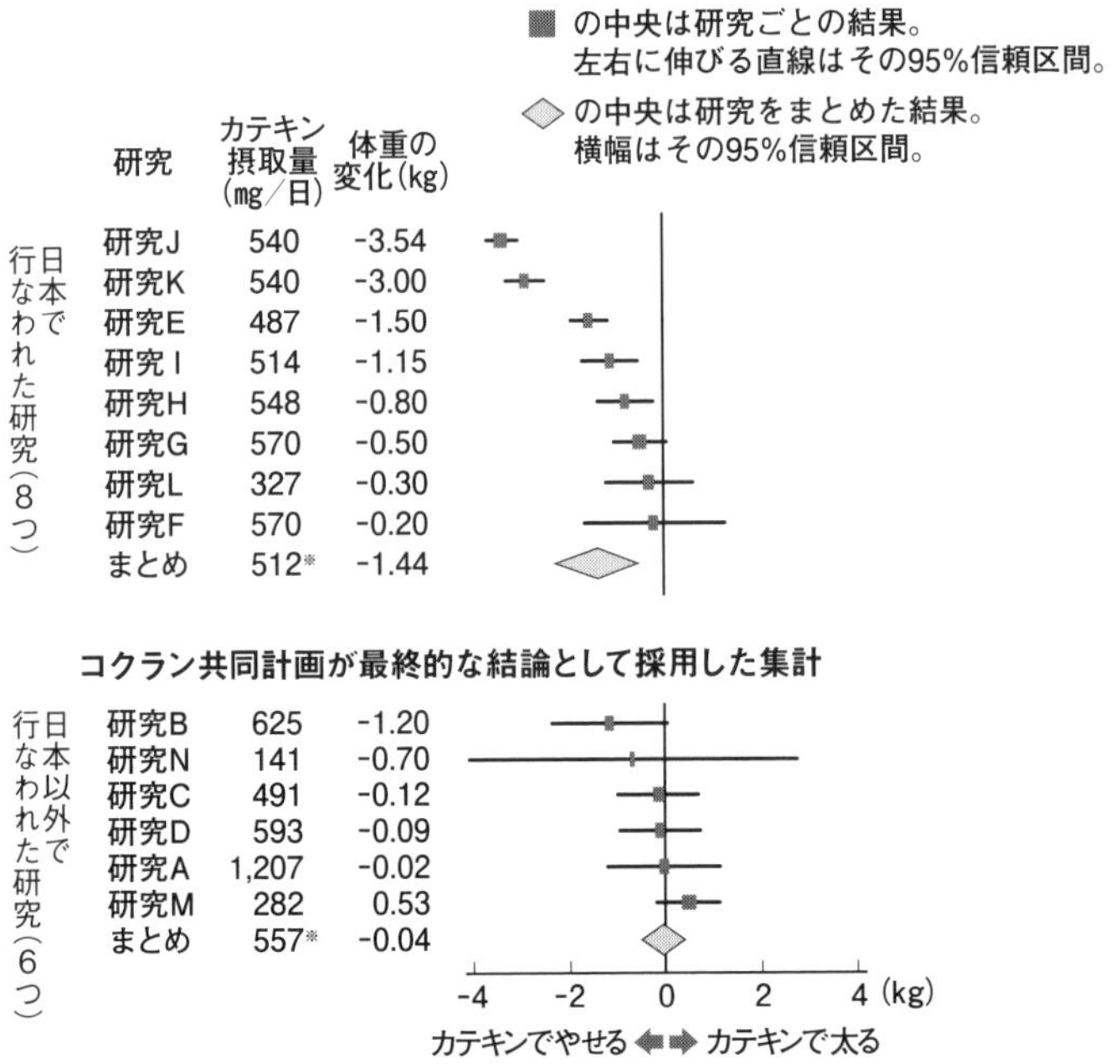

※それぞれの研究の対象者数を考慮しない単純な平均値。

日本以外で行なわれた研究に比べて、日本で行なわれた研究の結果（減量効果）はばらつきが大きい様子がわかります。そして、日本以外で行なわれた研究だけをまとめると、「やせるとはいえない」という結果でした。

その他の規則も考慮して研究ごとに行ないます。１つの国で行なわれた研究をまとめて除外することはあまりありません。世界が信頼するコクラン共同計画が「日本で行なわれた研究をすべて」集計から除いてしまったことにぼくは少しショックを受けました。

ここからわかるのは、メタ・アナリシスとは単にたくさんの研究をまとめるものではなく、研究の質を一つずつ吟味し、信頼できる研究だけを慎重に選び出し、まとめる作業だということ、そして、メタ・アナリシスによって得られる結論はその慎重さに左右されるということです。

「効く」というには勇気がいる

「効いたという報告（研究論文）がある」と「効く」は違います。効かなかったという報告（研究論文）をどう扱うかの問題が残っているからです。１つの研究だけでは結論はくだせないという問題、ではいくつあれば充分かという疑問。そのうえに、メタ・アナリシスを行なって研究結果をまとめれば結論は出るという考え方も充分ではないのです。「それって効くの？」という素朴な疑問の舞台裏は、じつはこんなにむずかしい科学なのです。

最初の質問に戻りましょう。何キロやせるか、です。エビデンスが示すところは、多めに見積もって「３か月で１kgくらい」、きびしくいえば「ゼロkg（やせるとはいえない）」でした。これをやせると見るか見ないかはあなたの自由ですが、これだけはいえます。ガッツリ食べてもこれで帳消しにできると考えたらとんでもない目に遭うということです。

そして、緑茶カテキンで何キロやせるかよりも、この分野における日本の研究全体に疑惑の目が向けられてしまったことのほうこそ、私たちが重く受け止めるべき問題であり、その原因を明らかにし、急いで解決すべきだと、ぼくは考えます。なぜなら、私たちの健康と日本の科学への信頼の両方がかかっているからです。

結論

もっと気にすべき根本的な問題がある。

緑茶カテキンで何キロやせるか？　コクラン共同計画のメタ・アナリシスによれば、多めに見積もって「3か月で1kgくらいやせる」、きびしくいえば「ゼロkg（やせるとはいえない）」です。悩ましいことに、日本の研究を含めると前者、除くと後者で、コクラン共同計画は後者を結論として採用しました。緑茶カテキンで何キロやせるかよりも、日本の研究が集計から除かれてしまったことのほうが気にすべきたいせつなことだったのかもしれません。

出典
① Rains TM, et al. Antiobesity effects of green tea catechins: a mechanistic review. J Nutr Biochem 2011; 22: 1-7.
② 萩原拓幸、他。健康食品等における関与成分（機能性成分）の表示値と実際の含有量に関する実態調査。大阪市立環境科学研究所報告 2011; 73: 45-9.
③ 町田大輔、他。酒石酸鉄法による市販ペットボトル緑茶中のカテキン含量の分析。明和学園短期大学紀要 2013; 23: 117-22.
④ Jurgens TM, et al. Green tea for weight loss and weight maintenance in overweight or obese adults. Cochrane Database Syst Rev 2012; 12: CD008650.
⑤ Cochrane. http://www.cochrane.org/（２０１６年４月23日アクセス）

4

栄養価計算
食べ物と栄養素の複雑な関係

問い

この図を見て、よりよい食習慣のために、「ごはん派」の人（朝食におもにごはんを食べている人）が特に心がけたいことはなにか、最もたいせつなことを一つあげてください。「パン派」の人（朝食におもにパンを食べている人）に比べて考えてください。

図　朝食の主食（ごはんーパン）頻度（回／週）で分けた群ごとに見た食品群摂取量の違い
パン摂取頻度が最も多い群における食品群摂取量に比べた相対的な摂取量。　出典❶

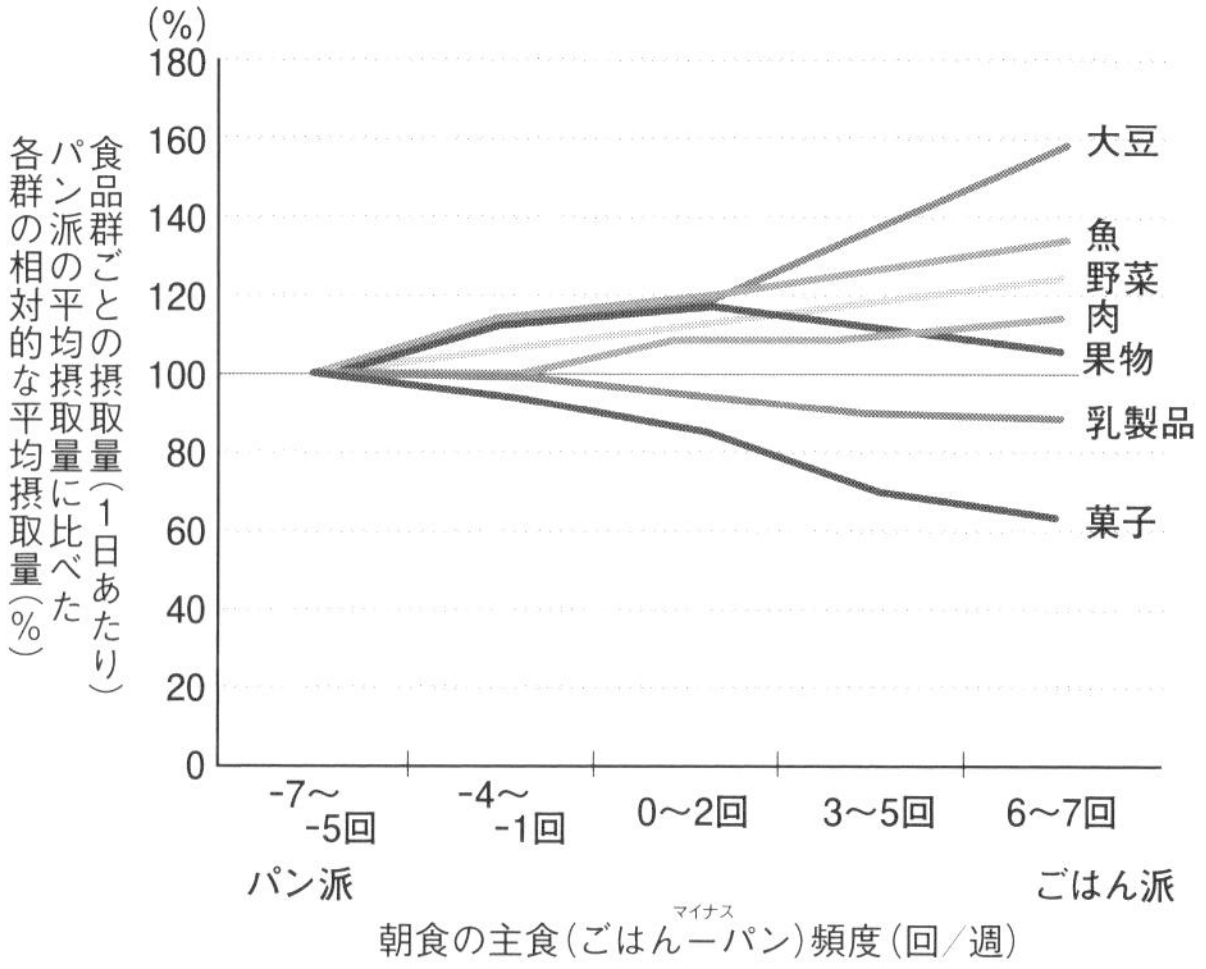

＊答えは本文中にあります。

最近はバイキング形式、食べほうだいの朝食を売りにするホテルも増えているようです。でも、「洋食ですか。和食ですか」と尋ねてくれる所もあります。そして、和食にはかならずごはんが、洋食にはかならずパンがつきます。

朝食でわかる食習慣

食事の欧米化がいわれて久しいですが、主食の好みがこれほど明確に分かれるのは朝食だけではないでしょうか。そのために、朝食にごはんを選ぶかパンを選ぶかは、朝食にとどまらず、その人の食習慣全体の特徴をかなり的確に示しているように思えます。

2000人近い女子大学生を対象として、朝食に食べるごはんとパンの頻度を尋ね、ごはんとパンのどちらが多いかで5つの群に分けました。朝食にほかの主食を食べたり、主食を食べなかったり、そもそも朝食を食べなかったりした場合はゼロ回としました。ほぼ毎日パンを食べていた人を「パン派」、ほぼ毎日ごはんを食べていた人を「ごはん派」と呼ぶことにします。あなたは何派か数えてみてください。

そして、一日全体で食べていた食品群（重量）の平均値を群ごとに比べたのが**図1**です出典①。ところが、食品群の間で、たとえば野菜と大豆類では、摂取量にかなり違いがあるので、「パン派」と「ごはん派」の違いやそれぞれの特徴がよくわかりません。そこで、パンを最も頻繁に食べていた群における摂取量の平均値に比べた比率（パーセント）として、それぞれの群の平均摂取量を示

問いの図と見比べて、「パン派」の人に比べて「ごはん派」の人がよりよい食習慣のために心がけたいことをもう一度考えてみましょう。

図1　朝食の主食（ごはんーパン）頻度（回／週）で分けた群ごとに見た食品群の平均摂取量の違い　出典❶

過去1か月間における朝食の主食（ごはんーパン）［回／週］別に見た、平均食品群摂取量（g／日）。

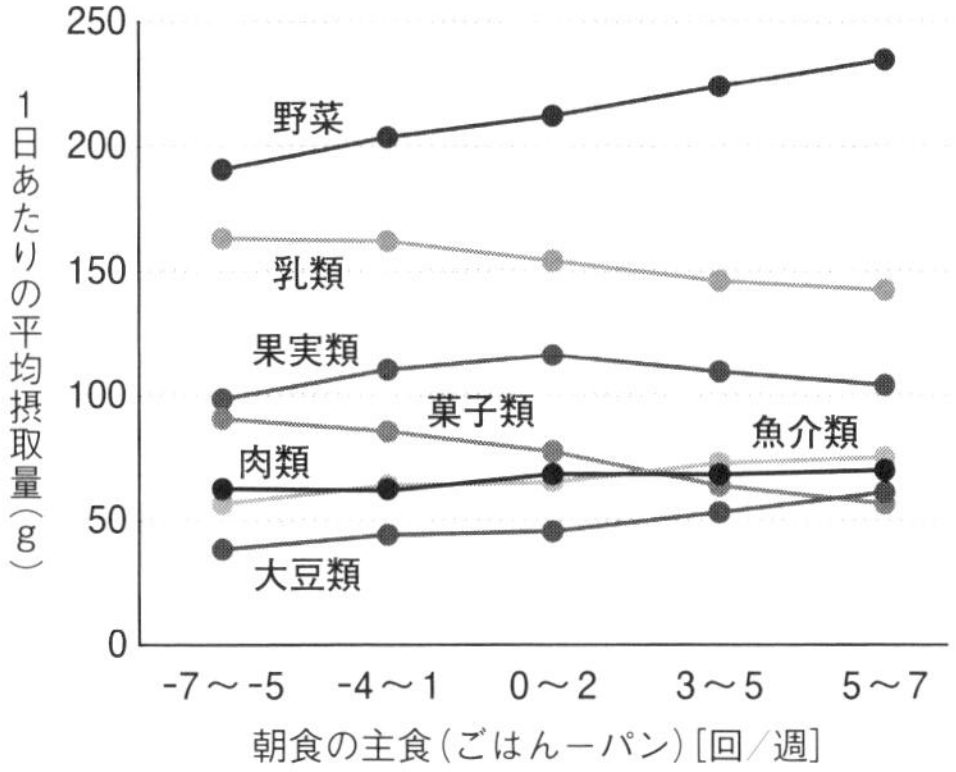

健康のためにどのような食習慣がよいかという視点で、パン派の人に比べたごはん派の人の食べ方を見てみてください。

図2　朝食の主食（ごはんーパン）頻度（回／週）で分けた群ごとに見た栄養素摂取量の違い　出典❶

パン摂取頻度が最も多かった群における栄養素摂取量に比べた相対的な摂取量。

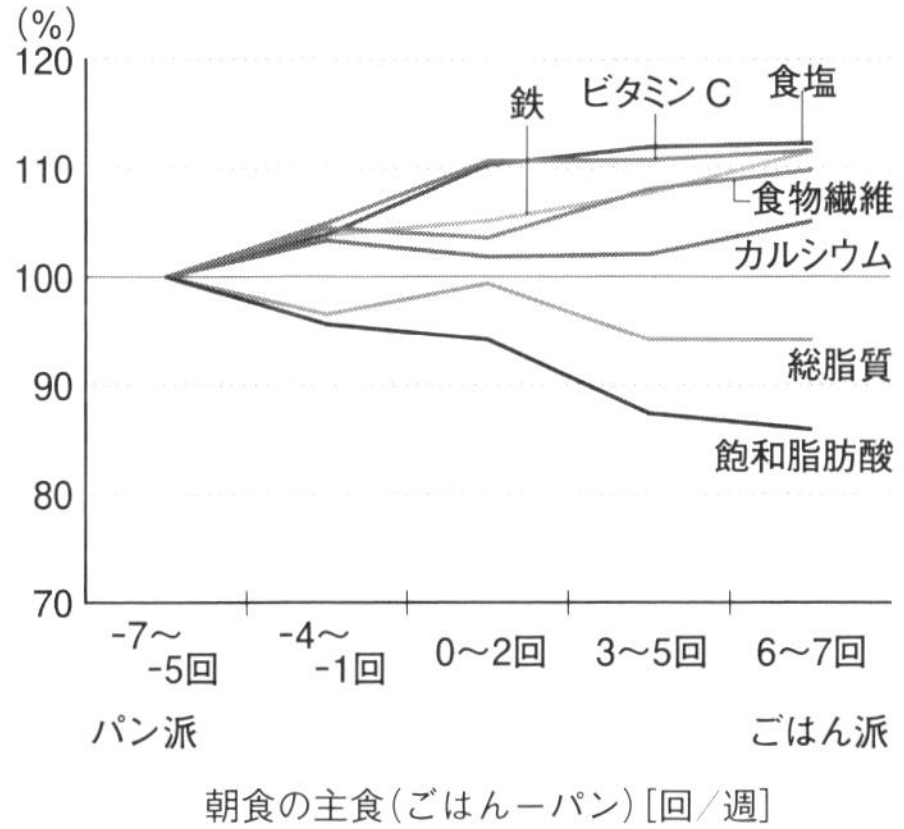

どの栄養素を充分にとってどの栄養素を控えるのが健康のためによいかを考えながら、パン派の人に比べたごはん派の人の食べ方を見てみてください。

しました。これが冒頭の**問いの図**でした。

ここで問題です。

もっとよい食習慣にするために、「パン派」の人たちに比べて「ごはん派」の人たちに特に気をつけてもらいたいことはなんだと思いますか？　「パン派」の人たちにも「ごはん派」の人たちにもそれぞれよいところよくないところがあるでしょうし、両方に共通したよいところやよくないところもあると思いますが、ここでは、「パン派の人たちに比べてごはん派の人たちに特に」というように考えてください。

実際に何人かに尋ねてみました。すると、ほとんどの人が「牛乳や乳製品をもっととるようにしてほしい」と答えました。そこで、それはなぜですかと尋ねました。すると、「カルシウムの摂取量が少ないだろうから」という答えが返ってきました。

食べ物と栄養素の関係

私たちは食べ物を食べて生きています。しかし、食べたパンやごはんや牛乳がそのまま体にくっついて体がじょうぶになったり、太ったりするのではありません。かならず、栄養素に分解されて吸収され、体は栄養素を使って体のさまざまな部分を作っているわけです。ですから、食べ物や食べ方のよしあしを考えるときには、食品ではなく、栄養素で考えなくてはなりません。これはとてもたいせつなことです。

では、パン派に比べてごはん派の人たちのほうがカルシウムの摂取量は少ないのでしょうか？

図2を見てください。同じ人たちで見た栄養素摂取量の結果です出典❶。冒頭の**問いの図**と同じように、パンを最も頻繁に食べていた群における摂取量の平均値に比べた比率（パーセント）として、それぞれの群の平均摂取量を示しました。

この図からわかるように、パン派とごはん派の間でカルシウムの摂取量に目立った違いはありません。ごくわずかですが、むしろ、ごはん派のほうが多いくらいです。では、このような思い違いはなぜ起こるのでしょうか。

ここで別の調査結果も見ておきましょう。**図3**は２０１６年の国民健康・栄養調査の結果です。カルシウム摂取源の第１位は確かに牛乳・乳製品ですが、野菜類や豆類（おもに大豆製品）からの寄与もかなりあることがわかります。そして、**図4**で代表的な食品のカルシウム含有量を見てみると、「小松菜」「わかめ」など、牛乳に負けない量のカルシウムを含む食品が私たちのまわりにかなりあることがわかります。

カルシウムといえば「小魚」がしばしば登場します。確かに「しらす干し（半乾燥品）」のカルシウム量は牛乳の5倍近くもあります。でも、魚介類のカルシウム摂取への寄与は大きくありません。それは、一度に食べる「小魚」の量がほかの食品に比べて少ないこと、そして、通常の食習慣の範囲では「小魚」を牛乳や野菜ほどには頻繁に食べていないからです。これが栄養価計算の意義です。

「食品◯◯＝栄養素××」でも「栄養素◯◯＝食品××」でもありません。完全にまちがいというわけではないのですが、食品と栄養素を安易に結びつけると、たいせつな食べ方を見落としてし

私たちはカルシウムを
どんな食品からとっているか見てみましょう。

図3 平成28年国民健康・栄養調査における おもな食品群のカルシウム摂取への寄与率（%）

全対象者における結果。

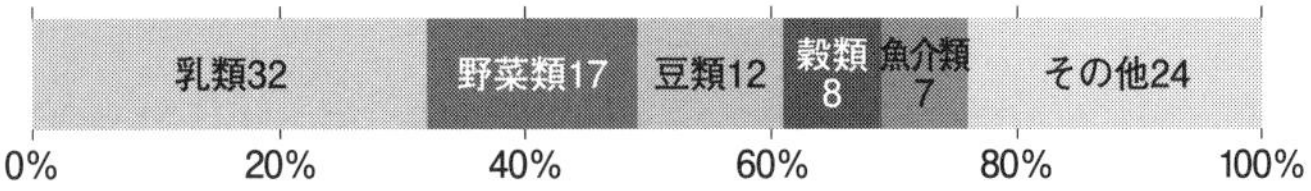

人によって異なりますが、日本人はおよそ上の５つの食品群からカルシウムをとっているようです。ポイントはある１つの食品からではないということです。では、なぜこの５つの食品群なのかを考えてみてください。私たちはカルシウムをどんな食品からとっているか見てみましょう。

カルシウムの多い食品（100gあたり）をおさらいして
図3と考えあわせてみましょう。

図4 代表的な食品（100gあたり）のカルシウム含有量（mg）

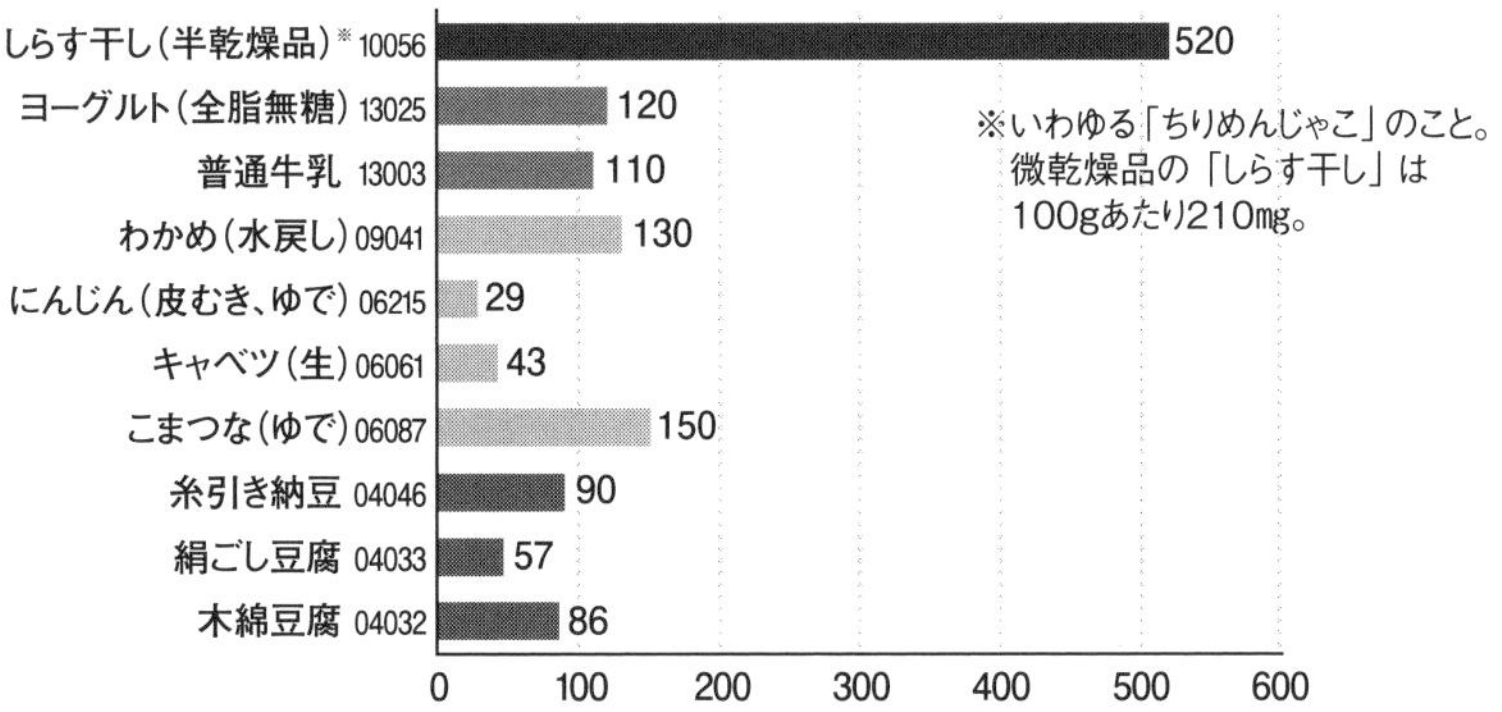

「日本食品標準成分表2015年版（七訂）」による。
食品名の右側の数字は、これにおける食品番号。

この図を見て、あなたはなにからカルシウムをとるのがよいと思いますか。「100gあたりの量」というのが考えるためのヒントです。そして、隠れたヒントは「１回に食べる量」と「食べる頻度」です。

まう危険を招きます。自分の食べ方と食べたもの、食べた量をていねいに調べ、そのデータを使って栄養価計算を行ない、栄養素の摂取量を知って、それを食品に戻して、どの食品やどんな料理をどのくらい食べたらよいかを考える姿勢がたいせつです。

栄養価計算を活かそう

もう一度伺います。ごはん派の人たちに特に気をつけてもらいたいことはなんだとあなたは思いますか？

パン派にではなくてごはん派に特に、といわれたら、**図2**から明らかに、食塩のとりすぎです。したがって、お願いしたいのは「減塩」です。しかし、ごはん派だけでなく、パン派も食塩は過剰ですから、それぞれのおもな食塩摂取源をくわしく調べて、それぞれに適した食べ方を考えてもらいたいと思います。

ところで、ごはん派のカルシウムは充分なのでしょうか。

日本人の食事摂取量の基準を示した「日本人の食事摂取基準（2015年版）」によると、この年齢のカルシウムの推奨量（これくらい摂取していれば不足は起こらないだろうという値）は一日あたりの摂取量として650㎎です。この女子大学生のカルシウム摂取量の平均値を、パン派に比べた比率ではなく摂取量そのもので表わすと、**表**のようになります出典❶。パン派だけではなく、ごはん派でも平均値が推奨量に達していませんから、半数以上の人で推奨量に達していないでしょう。つまり、何派であってもカルシウム摂取量を増やしてもらいたいところです。とはいえ、今回の問いは、「パン派の人たちに比べてごはん派の人たちに特に」でしたから、これは問いとしては、考える必要はありません。

では、パン派の人たち、ごはん派の人たちそれぞれのカルシウム摂取量を増やすとすれば、あなたなら、それぞれの人たちにどの食品をすすめますか？

ぼくなら、ごはん派の人たちには「牛乳をもう少し飲んでみたら」とすすめてみるかもしれません。パン派の人たちには、「野菜をしっかり食べて」とお願いしたいところです。できれば、大豆製品も食べてもらいたいところですが、「パンに豆腐や納豆は合わない」と嫌われるかもしれません。その場合には牛乳・乳製品をすすめたいと思います。

心配があります。パン派はごはん派に比べて飽和脂肪酸の摂取量が多いことです。**表**でわかるように、「日本人の食事摂取基準（２０１５年版）」で示された目標量（生活習慣病の一次予防のために守りたい摂取量の範囲）の上限（総エネルギーに占める割合として７・０％）をかなり上まわっているからです。日本人では牛乳・乳製品は肉類と並んで飽和脂肪酸のおもな摂取源です。「この点に注意したいですね」と伝えたいところです。

データ科学としての栄養学

食べ物の過不足は、このように、「◯◯が少ない→◯◯を食べよう」といった単純なものではありません。栄養価計算という技術を用いて、データをていねいに読み解き、食生活の改善に活かしたいものです。

ここで「パン派」と「ごはん派」の実際のカルシウム摂取量を見てみましょう。

表　朝食の主食（ごはんーパン）頻度（回／週）で分けた群ごとに見たカルシウム・飽和脂肪酸・食塩の１日あたり摂取量の違い

出典❶

	パン派 ← -7〜-5回	-4〜-1回	0〜2回	3〜5回	→ ごはん派 6〜7回	日本人の食事摂取基準（2015年版）※
カルシウム（mg）	539	557	549	550	566	650
飽和脂肪酸（%エネルギー）	10.1	9.9	10.1	9.3	9.0	7.0
食　塩（g）	8.3	8.6	9.2	9.3	9.3	7.5

※（参考値）18～29歳女性：カルシウムは推奨量、飽和脂肪酸と食塩は目標量の上限。

不足が気になるカルシウムだけでなく、とりすぎが気になる飽和脂肪酸と食塩も見てみましょう。日本人の食事摂取基準で決められている「これくらい食べてほしい量、これ以上は食べないでほしい量」と比べる力をつけましょう。

さて、あなたはカルシウムを一日平均にして何ミリグラムくらいとっていますか？　そして、それはおもにどの食品からとっていますか？　食塩は過剰になっていませんか？　飽和脂肪酸はだいじょうぶですか？　素人判断は控え、栄養価計算ができる管理栄養士にぜひご相談ください。

結論

栄養価計算は私たちの食事を判断するうえでとてもたいせつです。

「○○が足りないらしいからもっと食べなきゃ」とか、「○○が多いみたい、控えなくちゃ」と単純に考えていませんでしたか。私たちの体は食べ物を消化・吸収し、栄養素として利用しています。ですから、どのくらいの量の栄養素がとれるのか、とったのかを知るための計算（栄養価計算）は食事を判断するうえでとてもたいせつです。

出典
① Sasaki S, et al. Eating frequency of rice vs. bread at breakfast and nutrient and food-group intake among Japanese female college students. J Community Nutr 2002; 4: 83-9.

5

平均への回帰
再検査で異常なしと出るのはなぜか？

問い

①次のカッコの中に2文字の漢字を入れてください。
両方とも「けんしん」と読みます。

A 定期〔　　　　　　〕

B がん〔　　　　　　〕

②たとえ正しく利用しても、
いずれか一方は病気の発症を
減らすことはできません。
それは、A、Bのどちらでしょうか？

＊答えは本文中にあります。

「けんしん」でひっかかった経験はありますか？　ぼくは完全右脚ブロックという心電図の異常でよくひっかかります。

それにしても、「ひっかかる」とはうまくいったものだと思います。検査値が基準ぎりぎりのところをさまよっていて、たまたま異常のほうにちょっと振れてしまった、といった感じがうまく表現されていると感じるからです。

ひっかかると再検査や精密検査をすすめられます。精密検査はもっと細かいことを調べますから、「大事には至っていません」といわれてほっとすることが多いのも理解できます。しかし、再検査が不思議です。同じ検査をもう一度受けたのに今度は正常だったという経験をお持ちのかたも多いのではないでしょうか？　この経験を表現するのに「ひっかかった」といういい方はじつにぴったりだと思います。でも、このようなことはなぜ起こるのでしょうか？

検査値は揺れている

「けんしん」で測る項目の値はある程度「揺れ」ています。検査機器の精度や測定条件も影響しますが、実際にはそれよりも、本当にかなり揺れているようです。**図1**は、30人の患者さんを対象として、7日間にわたって自動血圧計を使って連続的に血圧を測り続け、1日ごとの平均値と7日間全部の平均値とのずれを示したものです出典❶。1日分の値だけでは、血圧が高いとか低いとか決めにくいことがわかります。まして、「けんしん」で測った1回だけの値では……、と思いませ

検査値が日々「揺れ」ている様子を見てみましょう。

図１　血圧に見る検査値の揺れ

出典❶

30人の患者を対象として、自動血圧計を使って
７日間にわたって連続的に血圧を測り続け、
それぞれの人の１日ごとの平均値と
７日間全部の平均値とのずれを観察した結果。

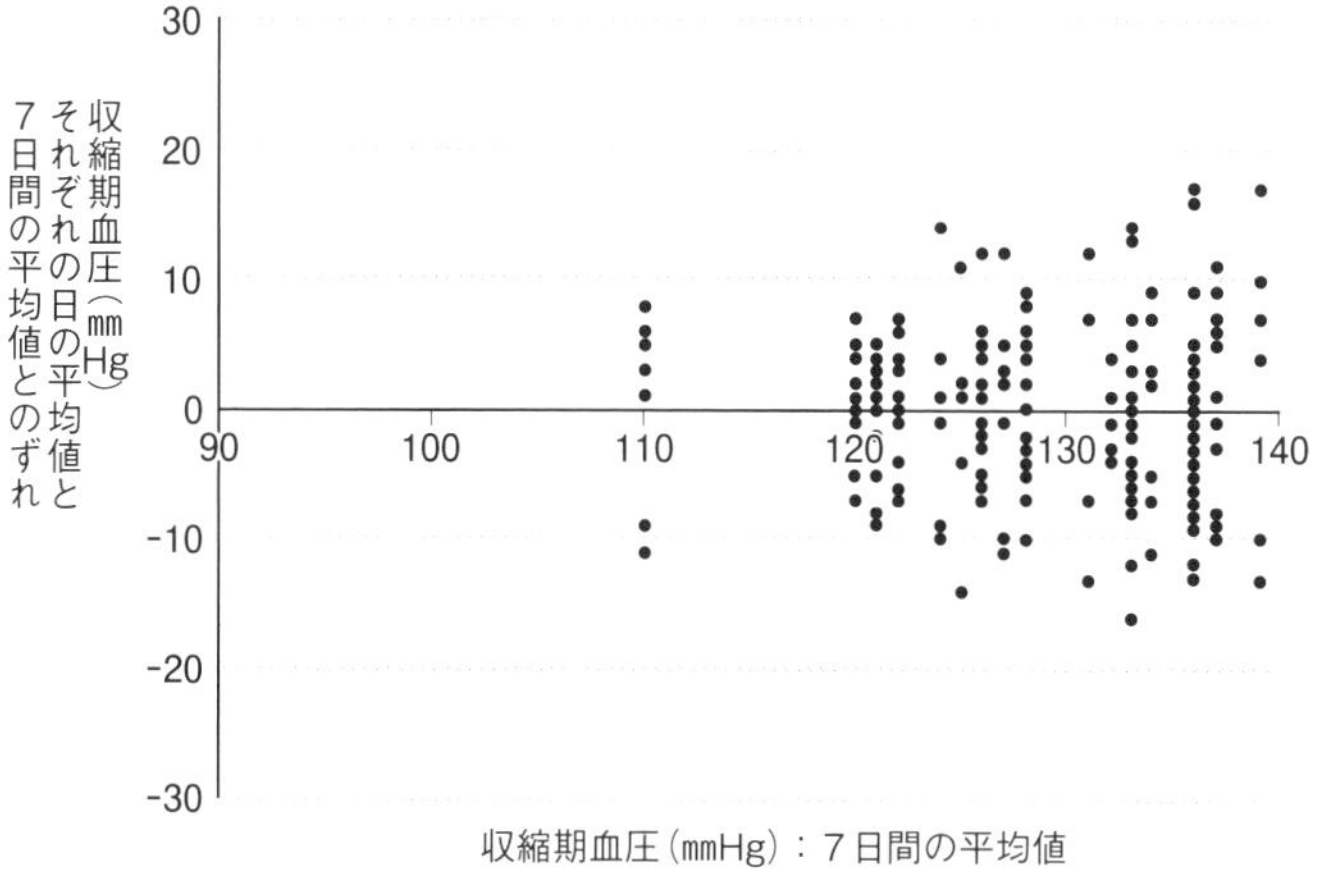

「揺れ幅」は人によって異なりますが、おおむね15から20㎜Hgくらいの範囲内にあります。これは１日ごとの平均の揺れですから、測定ごとの「揺れ」はこれよりもかなり大きいものと思われます。１回測っただけでは、血圧が高いとか低いとか決めにくいことがわかります。

んか?

再検査では理論的には下がる

「けんしん」では異常値が出たら再検査をすすめられます。一方、異常値が出なかったら再検査にはなりません。その年はそれで終わりです。でも、異常値が出た人も正常だった人も、もう一度測れば、つまり再検査を受ければ、1回目の値より高くなるかもしれないし、ほぼ同じかもしれないし、もう少し低くなるかもしれません。

ここで仮に値が高いほうがよくない(異常)とすると、1回目の検査で異常値が出た人の2回目の結果は、さらに高い=異常、ほぼ同じ=異常、もう少し低い=正常かもしれない、に分けられます。つまり、再検査の結果には「正常」という場合もありえます。同様に、1回目の検査結果が正常だった人が再検査を受けたら、1回目の値より高い=異常かもしれない、ほぼ同じ=正常、もう少し低い=正常、となって、「異常」の場合がありえます。

ところが(ここがポイントです)、再検査は1回目で異常値が出た(ひっかかった)人しか受けません。1回目が正常だった人でももう一度測れば異常となる可能性もあるのですが、再検査の機会が与えられないわけです。一方、1回目に異常値が出た人の2回目の検査結果が異常となる確率は、100%(かならず異常値が出る)よりかならず低くなります。

このことから、おもしろい事実がわかります。「ひっかかった」人たちが再検査を受けたときの再検査の平均値は、1回目の検査値の平均値よりも低くなると理論的にいえることです。少し不思議なのは、この現象が検査値の揺れだけに由来し、生活習慣の変化などとはまったく関係がない点です。このしくみは、低すぎてひっかかった場合も同じです。

このように検査値が個人の中で揺れているとき、再検査の結果はその人たち、すなわち、異常値が出た人たちの平均値ではなく、1回目の検査を受けた人全員の平均値に近づきます。そこで、この現象を「平均への回帰」と呼んでいます。

実例を**図2**でごらんください（出典②）。1年目の検査で値が高かった群の平均値は翌年の検査では下がり、逆に、1年目の検査で値が低かった群の平均値は翌年の検査で上がった様子がよくわかります。そして、5つの群の検査値の変化を示す5本の直線を伸ばしていくと、1年目の検査における全員の平均値に近づいていく様子もわかります。さらに、この例では、全員の平均値は、1年目が205mg／dℓ、2年目が201mg／dℓでほとんど変わっていません。1年目の検査で値が高かった群だけを見れば16mg／dℓも下がっていますが、全体で見ればほとんど変わっていなかったわけです。

食事指導を受けなくても下がる

図3は、ある企業の「けんしん」結果から血清総コレステロール値が高かった人を選び、食事指導を行なって血清コレステロール値の変化を観察したものです（出典③）。

食事指導は3か月間だけでしたが、翌年の血清コレステロール値は前年度よりも平均で12mg／dℓ下がりました。ところが、この食事指導を受けなかった人たちでも平均7mg／dℓだけ下がっていいま

「平均への回帰」を実例で見ると…？

図2 血清総コレステロール値に見る「平均への回帰」 出典❷

ある企業に勤務していた547人を対象として、１年間の間隔をおいて２回、血清総コレステロール値を測定した結果。１回目の結果を使って人数がほぼ均等になるように５つの群に分けて、それぞれの群の平均値を示した。

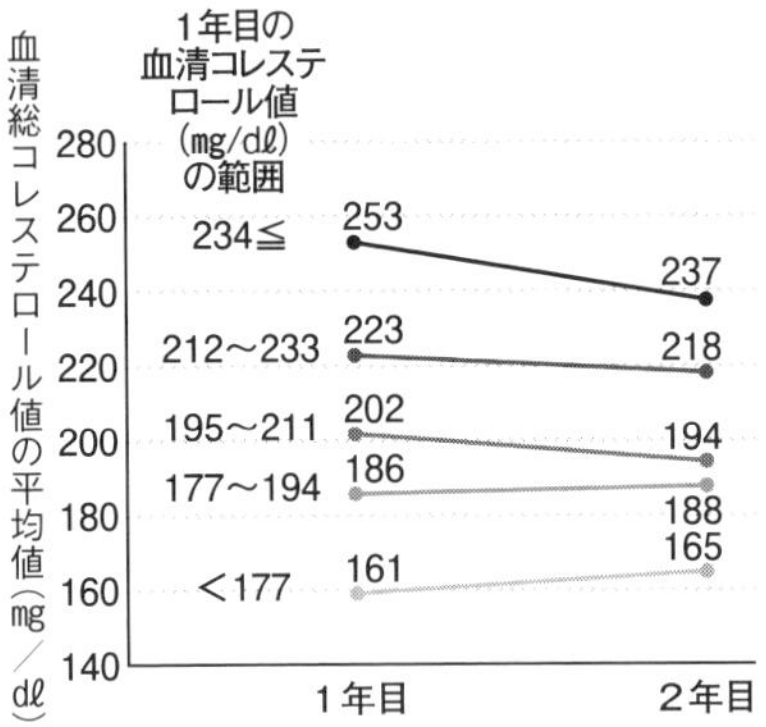

１年目の値が高かった群の平均値は翌年に下がり、１年目の値が低かった群の平均値は翌年に上がっています。高かった人たちがなにか生活改善の努力をし、逆に、低かった人たちの生活習慣が好ましくないほうに変わってしまった可能性も否定できませんが、この変化の原因を細かく分析した結果、その大部分は「平均への回帰」で説明できるようです。

「平均への回帰」の影響を考慮すると食事指導の効果は？

図3 食事指導の効果と「平均への回帰」 出典❸

ある企業の健診結果から血清総コレステロール値が高かった人より291人を選び、その中の83人に食事指導を行なって血清総コレステロール値の変化を観察した結果。

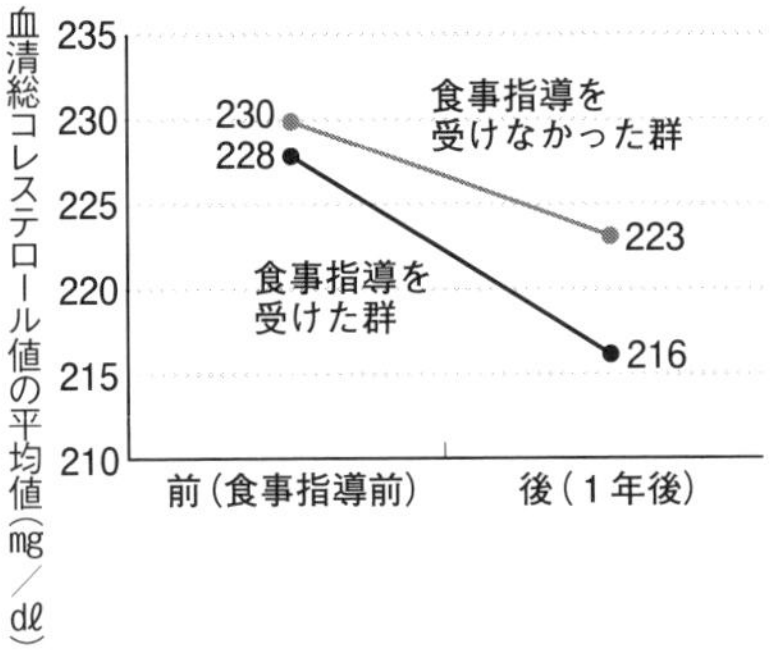

食事指導を受けた群では翌年の血清総コレステロール値は前年度よりも平均で12mg／dℓ下がっていました。ところが、この食事指導に参加しなかった人でも平均７mg／dℓだけ下がっていました。すると、食事指導の効果は５mg／dℓだけになってしまいます。「平均への回帰」による見かけの改善がいかに大きいかがわかります。

した。彼らがひそかに生活改善に励んでいた可能性も否定できませんが、それよりも、この改善の多くは平均への回帰による見かけの変化だと考えるほうが合理的です。

ところで、平均への回帰は食事指導を受けた人たちにも同じように現われるはずです。すると、本当の食事指導の効果は、食事指導を受けた群で観察された変化から食事指導を受けなかった群で観察された変化を差し引いた分となります。つまり、5㎎／dℓだけです。平均への回帰による見かけの改善がいかに大きいかがわかるでしょう。まじめな医師や栄養士は平均への回帰のことをよく知っていて、治療や生活改善の効果を控えめに解釈し、慎重に説明します。

「こんなに効く！」のカラクリ

このような平均への回帰の性質を利用すると、効かない治療法や指導法をあたかもよく効くかのように見せかけたり、効果のない食べ物やサプリメントを健康によいもののように見せたりすることもできてしまいます。たとえば、１００人の中性脂肪を測って高い人10人を選びます。この10人におまじないをかけて2週間後にもう一度中性脂肪を測ります。この10人の中性脂肪の平均値は確実に下がるでしょう。おまじないのおかげ……ではなくて、平均への回帰のためです。一見研究めいた結果を見せて「こんなに効く！」とうたった派手な発表や宣伝文句の裏に「平均への回帰」あり、と心にとめておくとよいかもしれません。

このような「研究もどき」を見破るのは意外にむずかしいのですが、①1回だけの測定値によって対象者を選んだのではないか、②効果を見るために行なわれている治療や食事指導について、これらを行なわない群（対照群またはコントロール群と呼びます）も設けて結果を比較する方法がとられなかったのではないか、という2点を確認するとよいでしょう。

「健診」と「検診」の違い

ところで、「けんしん」の漢字はわかりましたか？

答えはA「定期健診」と、B「がん検診」、そして病気の発症を減らすことができないのはBです。「健診」は健康診査の略で、病気の予防と早期発見のための検査のこと。目的は健康状態を総合的に調べることです。「検診」は検査＋診察の略で、病気を発見するのが目的です。

病気にならないようにする（病気の発症を減らす）ことを1次予防、病気を早期に発見して早期に治療することを2次予防、と分けています。健診はおもに1次予防のため、検診はもっぱら2次予防のためと目的が異なります。

1次予防は、かかりやすいけれどその病気で亡くなる確率は比較的低く、かつ、生活習慣の改善など本人の注意と努力によってその発症をある程度未然に防げたり、悪化を遅らせたりできる病気が対象となります。高血圧や脂質異常症、糖尿病などが代表的です。

一方、発症率は低いけれど、かかっているのを知らずにほうっておくと死に至り、本人の注意や努力ではその発症を防ぐことがむずかしいけれど、早く発見すれば、ほぼ完全に治せる病気が2次予防の対象となります。胃がんや子宮がんに代表されます。したがって、検診は病気の発症そのものを減らすのではなく、早く見つけ、治してしまうのが目的です。

健康を保つためには、この2つの「けんしん」の特長を活かしてうまく使い分けることがたいせつです。健診と検診、今年はもうお受けになりましたか？

結論

「平均への回帰」も考慮してじょうずに健診を利用しましょう。

私たちは、数字を示されるとそれをそのまま信じがちですが、検査値の多くは揺れています。ですから異常を指摘されてもあわてずに、そして、怖がらずに再検査を受けましょう。その一方で、異常がなかったからといって安心してしまうのも考えものです。「正常高値」だったら、「本当は異常値ということもありえる」と考えて、生活習慣を見直したいものです。健診のおもな目的は1次予防、つまり、病気の発見ではなく、病気の予防（病気にならないこと）です。結果に一喜一憂せず、健康的な生活習慣について具体的に考え、実践するためのきっかけにしていただきたいと思います。

出典
① Siegelova J, et al. Day-to-day variability of 24-h mean values of SBP and DBP in patients monitored for 7 consecutive days. J Hypertens 2011; 29: 818-9.
② Takashima Y, et al. Magnitude of the regression to the mean within one-year intra-individual changes in serum lipid levels among Japanese male workers. J Epidemiol 2001; 11: 61-9.
③ Sasaki S, et al. Change and 1-year maintenance of nutrient and food group intakes at a 12-week worksite dietary intervention trial for men at high-risk of coronary heart disease. J Nutr Sci Vitaminol 2000; 46: 15-22.

6

確度と強度
赤身肉に発がん性あり ならば避けるべきか？

問い

世界保健機関（WHO）の外部組織である
国際がん研究機関（IARC）は、
さまざまな物質のヒトへの発がん性について
専門家の意見をまとめて発表しています。
その中で、「発がん性がある」とされているのは
次のうちどれでしょうか？
答えは複数あります。

- □ ヒ素
- □ ダイオキシン
- □ 喫煙
- □ 飲酒

＊答えは本文中にあります。

２０１５年10月、世界保健機関（ＷＨＯ）の外部組織である国際がん研究機関（ＩＡＲＣ、本部はフランスのリヨン）が、赤身肉（red meat）とその加工品には「発がん性がある」との見解を示しました出典❶。赤身肉とは哺乳動物の肉のことで、豚肉、牛肉、羊肉などです。鶏肉は入りません。脂身のない赤身の肉という意味でもありません。その加工品というのは、ハムやソーセージ、ベーコン、コンビーフなどです。赤肉と呼ぶこともありますが、ここでは全部まとめて赤身肉と呼ぶことにします。

国際がん研究機関の発がん性の分類

国際がん研究機関は、化学物質や食品、放射線、ウイルスなど、ヒトが摂取したり曝露したりするものについて、その発がん性の有無を次の5種類に分類しています出典❷。

- グループ１：発がん性がある
- グループ2A：おそらく発がん性がある
- グループ2B：発がん性のおそれがある
- グループ３：発がん性の有無を分類できない
- グループ４：おそらく発がん性はない

グループ１にはヒ素やダイオキシンといった恐ろしい名前の物質が並んでいます。一方で、飲酒や喫煙など生活習慣もこのグループに入っていて、特別な物質ばかりでないことがわかります。というわけで、冒頭の問いはすべて「発がん性がある」です。

発がん性の強さは「強度」ではなく「確度」

「肉は食べない、タコの形のウインナーはもうお弁当には入れない」と決める前に、国際がん研究機関は、なにに着目して発がん性を分類しているのか確認しておきましょう。「発がん性に関する科学的証拠の確からしさを分類したものであり、発がん性の強さを評価したものではない」とあります。つまり、確度（発がん性があるといってよいか否かの確からしさ）での分類であって、強度（どのくらい食べたらどのくらい発がんするかの強さ）の分類ではないことがわかります。

確度と強度は、じつはまったく異なる指標です。仮想データで考えてみます（**図1**）。食品Aと食品Bががんを起こしたり（発がんさせたり）、がんを防いだり（予防したり）する力を調べた研究が10ずつあって、図の●のような結果だったとします。そしてこの結果をまとめて一つの提案をしたいとします。すると平均をとろうと考えるでしょう。食品Aの平均値は０・５５、食品Bの平均値は１・０３で、がんを起こす力は食品Bのほうが食品Aよりも強いことがわかります。これが強度です。

食品Aも食品Bも結果は一つではなく、研究によって少しずつ異なっています。つまり、ばらつきがあります。食品Aに比べて食品Bでその傾向が強いようです。そこで、ばらつきを利用して、平均値が存在すると考えられる範囲を計算してみました。医学では95％信頼区間を用いるのが一般的です。食品Aでは０・３９から０・７１のどこかに平均値があるだろうと推定され、食品Bで

ある食品に「発がん性あり」という情報が流れたとき どんな点に注意して考えるとよいでしょうか。

図1　食品の発がん性に関するデータの見方のポイント

複数の研究の結果をまとめるときに使われる強度と確度の考え方を
理解するための仮想データ。
食品Aと食品Bのがんを起こしたり防いだりする強さを調べた研究報告が
それぞれ10あり、それぞれの結果が●だったとする。
食品ごとの研究結果の平均値は■となる。
そして、それぞれの平均値が95%の確率で存在すると考えられる範囲
(95%信頼区間)を■の上下に伸びる棒（エラー・バー）で示した。

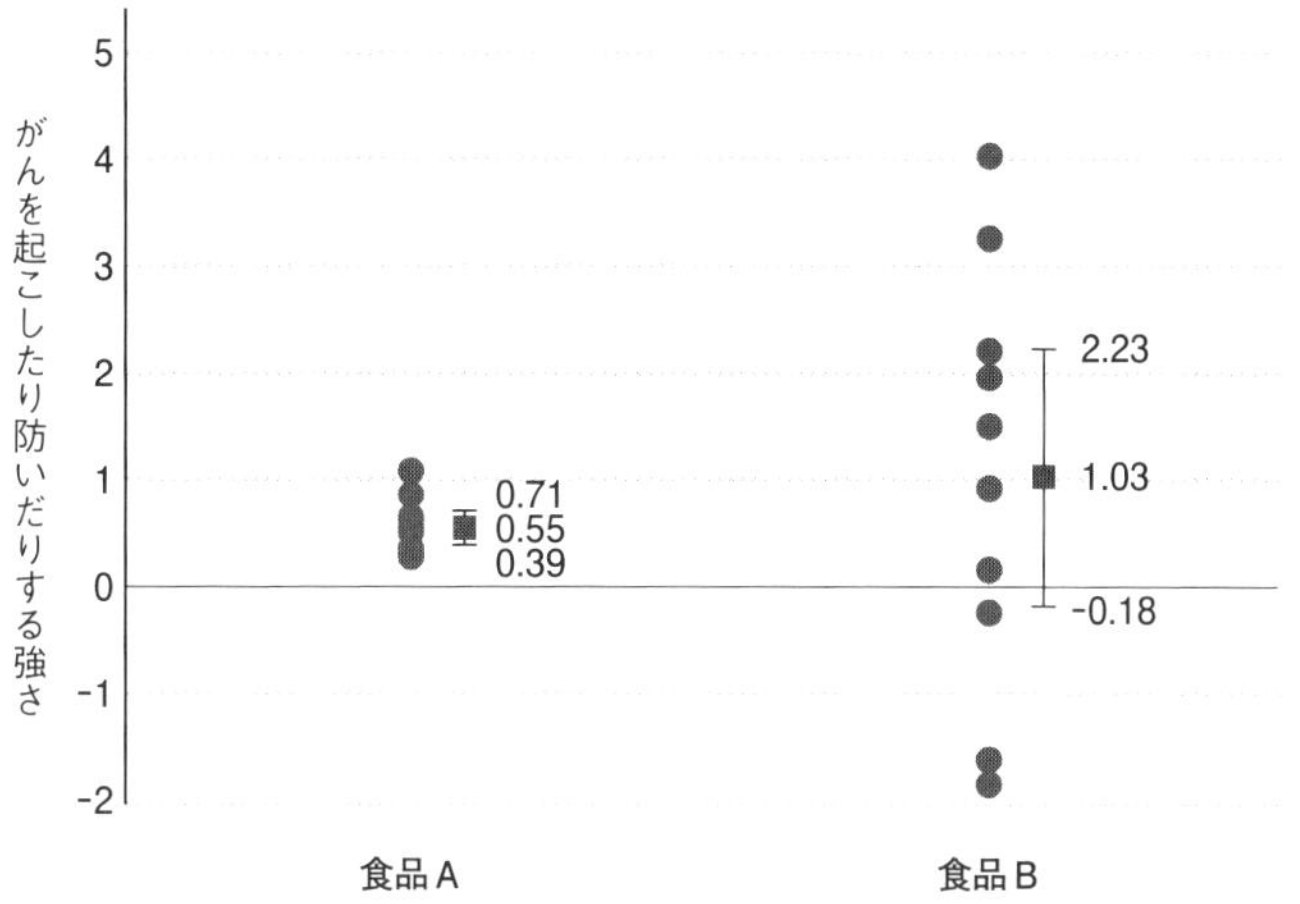

限られた数（有限個）の研究からは本当（真）の平均値は求められず、平均値を推定するにすぎません。そこで、得られたデータ（ここでは10個）から真の平均値が存在する範囲を推定しようとする、というところがミソです。この例では、食品Bのほうががんを起こす力が強そうですが、「がんを起こすか」については食品Aのほうが確からしいとなります。

はマイナス0・18から2・23のどこかに平均値があると計算されました。食品Bの範囲を見ると、がんを防ぐマイナス部分にも範囲が及んでいます。したがって、食品Bでは「がんを防ぐ可能性」も捨てきれません。結局、「発がん性がある」と自信を持っていえるのは食品Aのほうだけです。これが確度です。

私たちが発がん性物質を避けるための根拠にすべき情報は、強度だけでも確度だけでもないことがおわかりでしょう。避けるべきは強度も確度も高い物質です。

増えた大腸がんと食事の欧米化

赤身肉とその加工品によって起こるがんの代表は大腸がんです。大腸がんが欧米諸国で多いことは以前から知られていました。一方、日本では1970年代からのわずか20年でその発症率が倍増しました出典❸。同じ期間に胃がんが減ったのと対照的です。心当たりはやはり食習慣の欧米化です。

欧米の食事で思い浮かぶのは肉の多さ、そして脂(あぶら)、特に飽和脂肪酸の多さです。肉に含まれる脂(あぶら)以外の物質を探った研究も多く、肉を焼くとできる複素環式アミンや多環芳香族炭化水素といった物質も問題視されています。また、ハムやソーセージなどには亜硝酸塩という発色剤が含まれていて、この物質からも複素環式アミンができるそうです。このような推論や基礎的な研究から赤身肉が怪しいと考えられるようになりました。

赤身肉と大腸がんの関連について、世界で今までに行なわれた11のコホート研究の結果をまとめ

赤身肉は大腸がんを引き起こすでしょうか。

図2　赤身肉・鶏肉と大腸がんとの関連　出典④⑥

健康な人を対象として食習慣を調べ、その後の大腸がんの発症を観察したコホート研究のまとめ（メタ・アナリシス）。

赤身肉と鶏肉のそれぞれの摂取が大腸がんの発症に及ぼす影響。

グレーの部分は95%信頼区間。

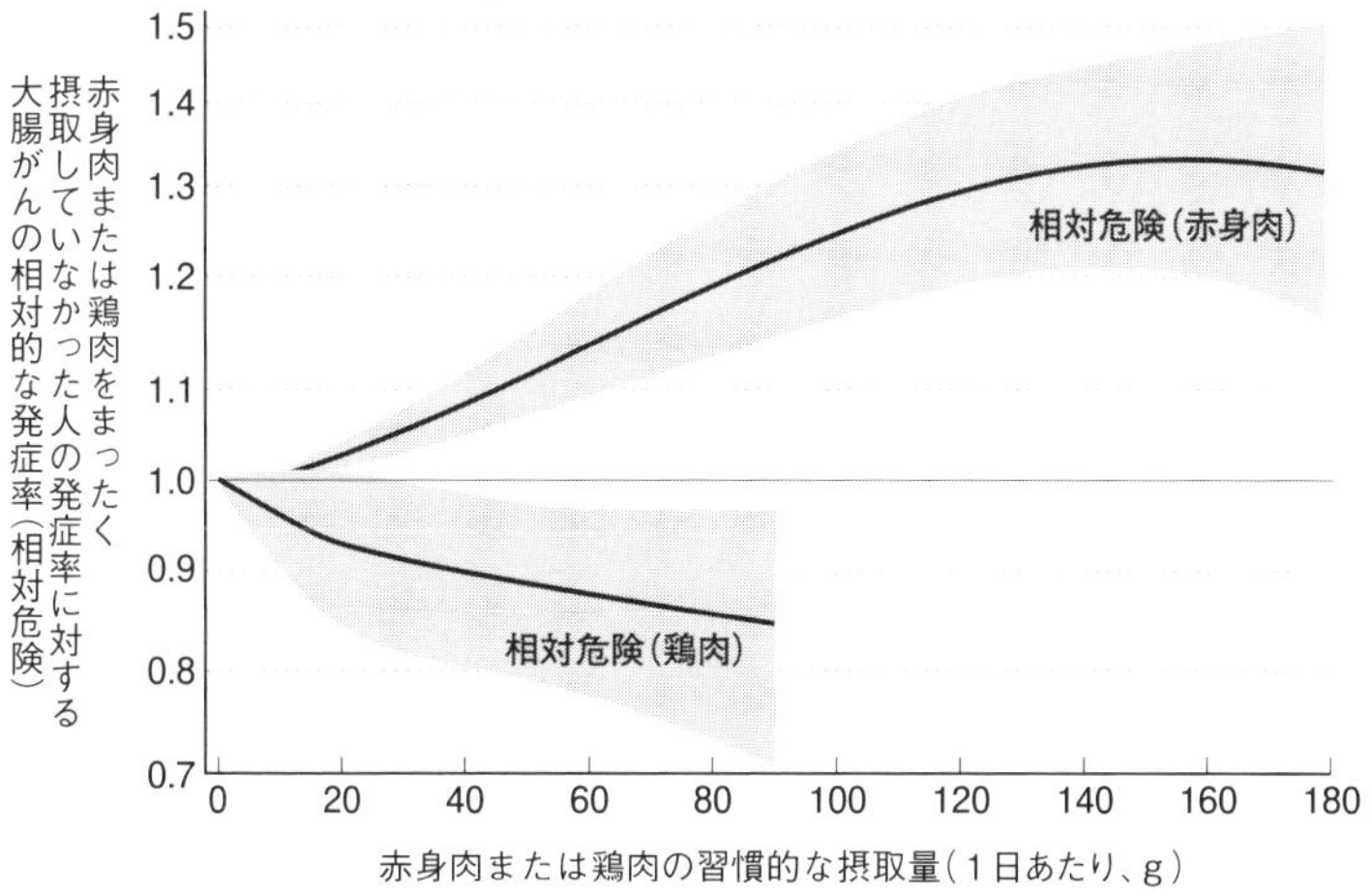

	赤身肉	鶏肉
研究数	11	16
総対象者数	1,327,295	1,475,328
総発症数	11,358	13,949
平均追跡期間（年）	8.4	13.9

赤身肉の摂取で大腸がんのリスクが上がり、鶏肉では逆にリスクが下がる様子がわかります。

たのが図2です出典④。赤身肉をまったく食べない人に比べた結果で、1日あたり140gまではぼ直線的に発症率が増えています。日本人を対象とした疫学研究だけをまとめた結果もほぼ同じでした出典⑤。

日本人成人の赤身肉の平均摂取量※は1日あたりおよそ66gなので、赤身肉によって大腸がんが1割から2割程度増えている計算になります。逆にいえば、赤身肉をほとんど食べなければ大腸がんは1割以上減るだろうと期待できます。

鶏肉についても、世界で行なわれた16のコホート研究をまとめた研究（メタ・アナリシス）がありります出典⑥。この研究では、赤身肉とは逆に、1日あたりおよそ50gで大腸がんが1割強減るという結果でした。でも、赤身肉を食べたら鶏肉も同じだけ食べれば帳消しになると考えてはいけません。肉の種類に関係なく、食べすぎて太ればそれで大腸がんが増えるからです。

大腸がんの危険因子と予防因子

生活習慣病の特徴はその原因が複数あることです。世界で今までに行なわれた103のコホート研究の結果をまとめたのが図3です出典⑦。要因ごとに計算方法が少しずつ異なるために比較はむずかしいのですが、大腸がんで最も注意すべき危険因子は飲酒で、続いて、糖尿病、赤身肉、赤身肉の加工品、肥満、喫煙がほぼ同じ程度の強さで並んでいます。一方、身体活動（運動など）が有効な予防方法だとわかります。また、果物や野菜、魚、鶏肉はどちらともいえないようです。鶏肉は先ほどの研究と異なりますが、少なくとも鶏肉は大腸がんの危険因子ではないと考えてよさそう

※1　平成28年国民健康・栄養調査。20歳以上男女の1日あたり平均摂取量は66g。

ほかの食習慣や生活習慣などはどう影響するでしょうか。

図3 食習慣などと大腸がんとの関連

出典⑦

食習慣やその他の生活習慣、病気の状態などを調べ、その後の大腸がんの発症を観察したコホート研究（合計103研究）のまとめ（メタ・アナリシス）。

大腸がんの相対的な発症率とその95％信頼区間。

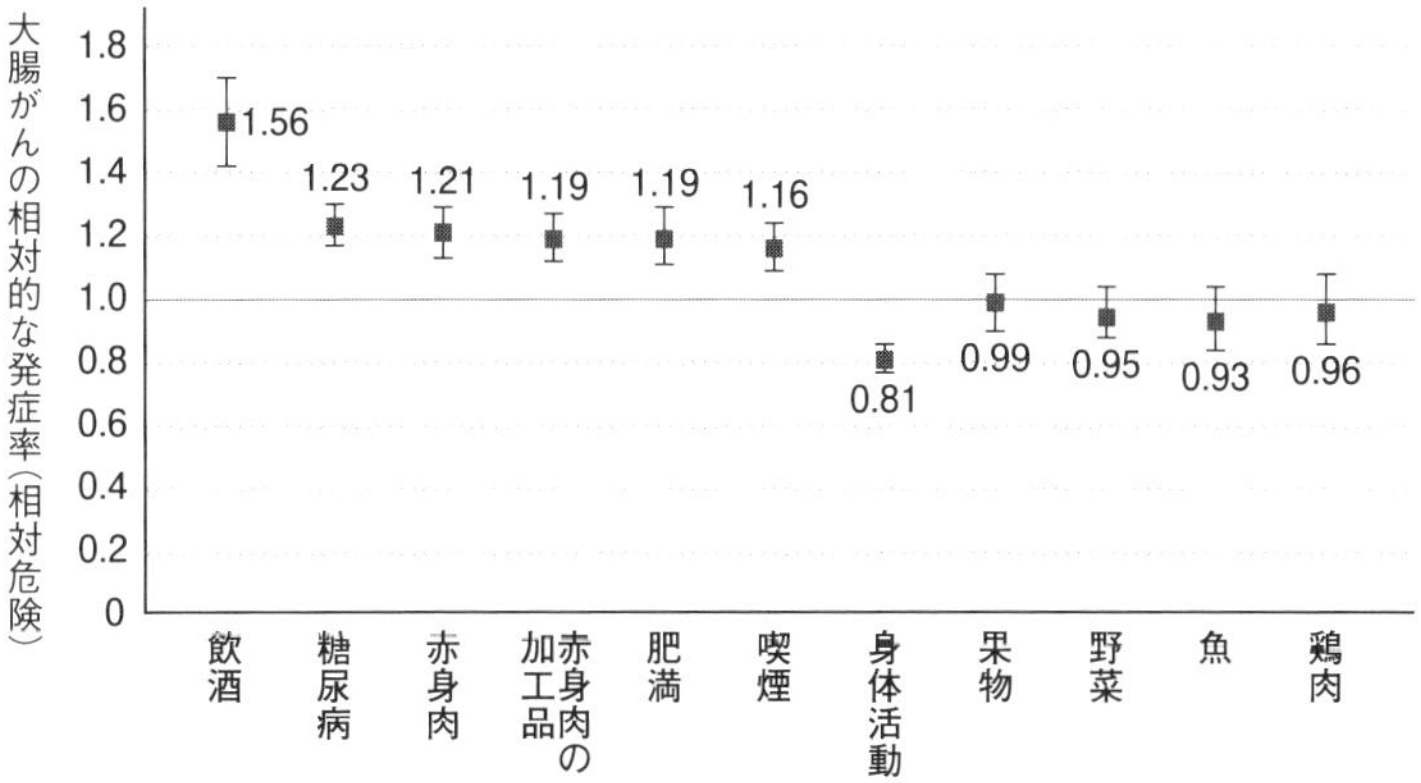

要因	研究数[※1]	発症数	相対危険の計算に用いた群[※2]	
			基準とした群	比較した群
飲酒	21	9,594	重度飲酒	軽度飲酒または飲酒なし
糖尿病	15	13,637	なし	あり
赤身肉	26	13,407	最低摂取量の群	最高摂取量の群
赤身肉の加工品	26	13,471	最低摂取量の群	最高摂取量の群
肥満	18	57,985	BMIが25以下	BMIが30以上
喫煙	22	23,437	喫煙歴なし	現在喫煙習慣あり
身体活動	27	27,482	最低身体活動量の群	最高身体活動量の群
果物	16	7,803	最低摂取量の群	最高摂取量の群
野菜	16	7,916	最低摂取量の群	最高摂取量の群
魚	26	5,317	最低摂取量の群	最高摂取量の群
鶏肉	26	5,461	最低摂取量の群	最高摂取量の群

※１　一部、研究によって複数の要因を検討しているため、合計は103を超える。
※２　研究によって異なるが、摂取量や身体活動量によって３つから５つの群に対象者を分けることが多い。

要因の比較はむずかしいですが、最も注意すべき危険因子は飲酒で、続いて、糖尿病、赤身肉、赤身肉の加工品、肥満、喫煙がほぼ同じ程度の強さで危険を及ぼすことを示しています。一方、身体活動（運動など）が有効な予防方法だとわかります。

です。

赤身肉だけを嫌うのも、「バランスよく食べましょう」でまとめてしまうのもよくありません。大腸がんに関しては具体的な予防方法がすでにかなり明らかにされているからです。

総合的に考えると

赤身肉は大腸がんだけでなく、子宮内膜がんや食道がん、肺がんのリスクにもなり、加工肉は食道がんや胃がんのリスクにもなっているらしいとの研究もあります 出典8。さらに、赤身肉も加工肉も糖尿病のリスクを上げるとも報告されています 出典9。その結果、欧米諸国を中心とした疫学研究によると、赤身肉と加工肉を合わせて1日あたり120g程度食べていた人は、あまり食べていなかった（20g程度だった）人よりも総死亡率が3割近く高かったとした結果もあります 出典10。総合的に考えると、たこの形のウインナーをもう1個はだいじょうぶそうだけれど、好きなだけ食べてもよいというわけではなさそうです。

結論

赤身肉には大腸がんの発がん性があるようですが…

赤身肉に大腸がんの発がん性があるのは事実のようです。しかし、赤身肉だけで大腸がんが起こるわけでも、赤身肉だけ避ければ大腸がんにならないわけでもありません。日本人の赤身肉の摂取量は欧米諸国に比べれば少ないほうです。しかし、日本人のほうが飲酒量も少なく、運動量は多く、喫煙率は低いという報告はありません。むしろ逆です。日本人における大腸がん予防の本質は、赤身肉を怖がることではなく、もう少しだけお酒を控え、糖尿病と肥満に気をつけて、タバコはやめて、できるだけ体を動かすことでしょう。そしておなかがすいたら、タコの形のウインナーをもう１個くらいなら食べてもよいとぼくは思います。

出典

① Bouvard V, et al. Carcinogenicity of consumption of red and processed meat. Lancet Oncol 2015; 16: 1599-600.
② International Agency of Research on Cancer. IARC monographs on the evaluation of carcinogenic risks to humans. http://monographs.iarc.fr/ENG/Classification/index.php（２０１５年１２月１日アクセス）
③ Toyoda Y, et al. Trends in colorectal cancer incidence by subsite in Osaka, Japan. Jpn J Clin Oncol 2009; 39: 189-91.
④ Chan DS, et al. Red and processed meat and colorectal cancer incidence: meta-analysis of prospective studies. PLoS One 2011; 6: e20456.
⑤ Pham NM, et al. Meat consumption and colorectal cancer risk: an evaluation based on a systematic review of epidemiologic evidence among the Japanese population. Jpn J Clin Oncol 2014; 44: 641-50.
⑥ Shi Y, et al. Dose-response meta-analysis of poultry intake and colorectal cancer incidence and mortality. Eur J Nutr 2015; 54: 243-50.
⑦ Huxley RR, et al. The impact of dietary and lifestyle risk factors on risk of colorectal cancer: a quantitative overview of the epidemiological evidence. Int J Cancer 2009; 125: 171-80.
⑧ Yip CSC, et al. A summary of meat intakes and health burdens. Eur J Clin Nutr. 2018; 72: 18-29.
⑨ Pan A, et al. Red meat consumption and risk of type 2 diabetes: 3 cohorts of US adults and an updated meta-analysis. Am J Clin Nutr 2011; 94: 1088-96.
⑩ Larsson SC, et al. Red meat and processed meat consumption and all-cause mortality: a meta-analysis. Am J Epidemiol 2014; 179: 282-9.

第5章 まとめ

データ栄養学の時代――栄養学から栄養疫学へ

ビッグデータという言葉が流行《はや》り、身のまわりのあらゆることがデータ化されつつある時代です。ところが食と健康の情報は、データを確認せずに「思う」ことが発信されるケースがいまだに多いようです。そこで、第1話では減塩を例としてこの問題を考えてみました。

しかし、データはあればそれでよいというものではありません。正しく作られ、正しくまとめられ、正しく解釈されなければいけません。そこには長くて地道な研究の歴史があります。そこで、地中海食が健康食として世界に認められるまでの60年をプロローグで見てみました。

充分なデータがあり、信頼度の高い研究があることは必要条件ですが、それだけではまだ足りません。伝え手にとってつごうのよい情報や伝えたい情報ばかりが社会に向けて発信されてしまう場合があるからです。情報操作です。情報操作を正すのが倫理感です。そこで第2話で、「野菜摂取量は減っているか」を例に、データ活用の倫理について考えてみました。なお、情報操作は意図せずに起こってしまう場合もあります。確証バイアスはこの一例でしょう。

情報操作や確証バイアスを排して、複数の疫学研究の結果をまとめて全体としての結論を得るために行なわれるのがメタ・アナリシスです。メタ・アナリシスでは、まとめの作業のためにどの研究を使い、どの研究を使わないかが結論を左右します。そこで第3話では、緑茶カテキンによる体重減少効果をまとめたメタ・アナリシスで日本から発表された論文がすべて「使われなかった」事例（事件？）をとり上げ、公平な視点で研究を評価し社会で活用するために、世界はどのようなくふうをしているかの一端を紹介しました。

ところで、データという視点で見ると栄養学（特に栄養疫学）は少し不思議な学問です。食品摂取量と栄養素摂取量という2つのデータが併存するからです。理論的には計算（栄養価計算）によって食品摂取量から栄養素摂取量は得られます（逆はできません）。しかし、かなり複雑です。第4話で紹介したように、「牛乳＝カルシウム」でも「カルシウム＝牛乳」でもありません。私たちが食べているのは食品ですが、体が使っているのは栄養素です。栄養価計算は食と健康の情報を活用するうえで欠かすことのできないたいせつなデータ処理技術です。

先ほど情報操作の話をしましたが、情報操作の罠はデータを読む側にもひそんでいます。他人による情報操作を問題視する前に、自分がデータを正しく読む力を養うことです。そこで、正しく理解できていない人が多いと前から感じていた「平均への回帰」と「確度と強度」をそれぞれ第5話と第6話でとり上げてみました。「平均への回帰」は病気の治療効果などが実際よりも強く（効果があるように）見えてしまう原因の一つで、専門家でも（喜んでしまい）見逃しがちです。一瞬きつねにつままれたような気分になりませんでしたか？　「確度と強度」は、データはばらつくという現実を見すえた「区間推定」の考え方で、データの読み方としてはじつは基本的な知識です。

いくら膨大なデータを集めても精度の低いデータでは役に立ちません。それどころかまちがいの原因にすらなります。数が多ければそれだけで信頼しがちだからです。これは粗大ごみです。それ以上に危険なのが、データの読み方がまちがっている人です。ビッグデータ時代に生きる私たちに必要なのは、①データの良否を見分ける力と、②データを正しく読む力です。これは食と健康の情報にもそのまま当てはまります。

本書では、どのデータを使うべきか、そのデータをどのように読むべきかをていねいに吟味し、ていねいに解説してきました。データに基づかない食と健康の話がいかに危ういか、誤ったデータを使っていたりデータの読み方が誤っていたりする話がいかに恐ろしいか、これは本章だけでなく、本書全体を通してお伝えしたいテーマでした。

本書を深く理解するための疫学・統計学用語集

本書では疫学と統計学の用語を使った説明があちこちに出てきます。そこで、最後に、本書の内容をより深く理解していただくために疫学と統計学の用語をまとめておきます。この部分を読まなくても本書は理解できますし充分に楽しめます。しかし、ここにまとめた専門用語の意味をおさえてから読んでいただければ、さらに深く理解でき、楽しさも倍増することを保証します。

疫学

■ 疫学研究（Epidemiologic study）

疫学研究の定義として、「明確に規定された人間集団に出現する健康関連のいろいろな事象の頻度と分布およびそれらに影響を与える要因を明らかにして、健康関連の諸問題に対する有効な対策樹立に役立てるための科学」といったものがあります。もっと簡単にいえば、人間集団を対象とする研究のことです。健康に関連するさまざまなことを調べますが、食事や栄養に関連することを調べた場合は、栄養疫学研究と呼ばれます。

図 疫学研究の基本的な分類と役割

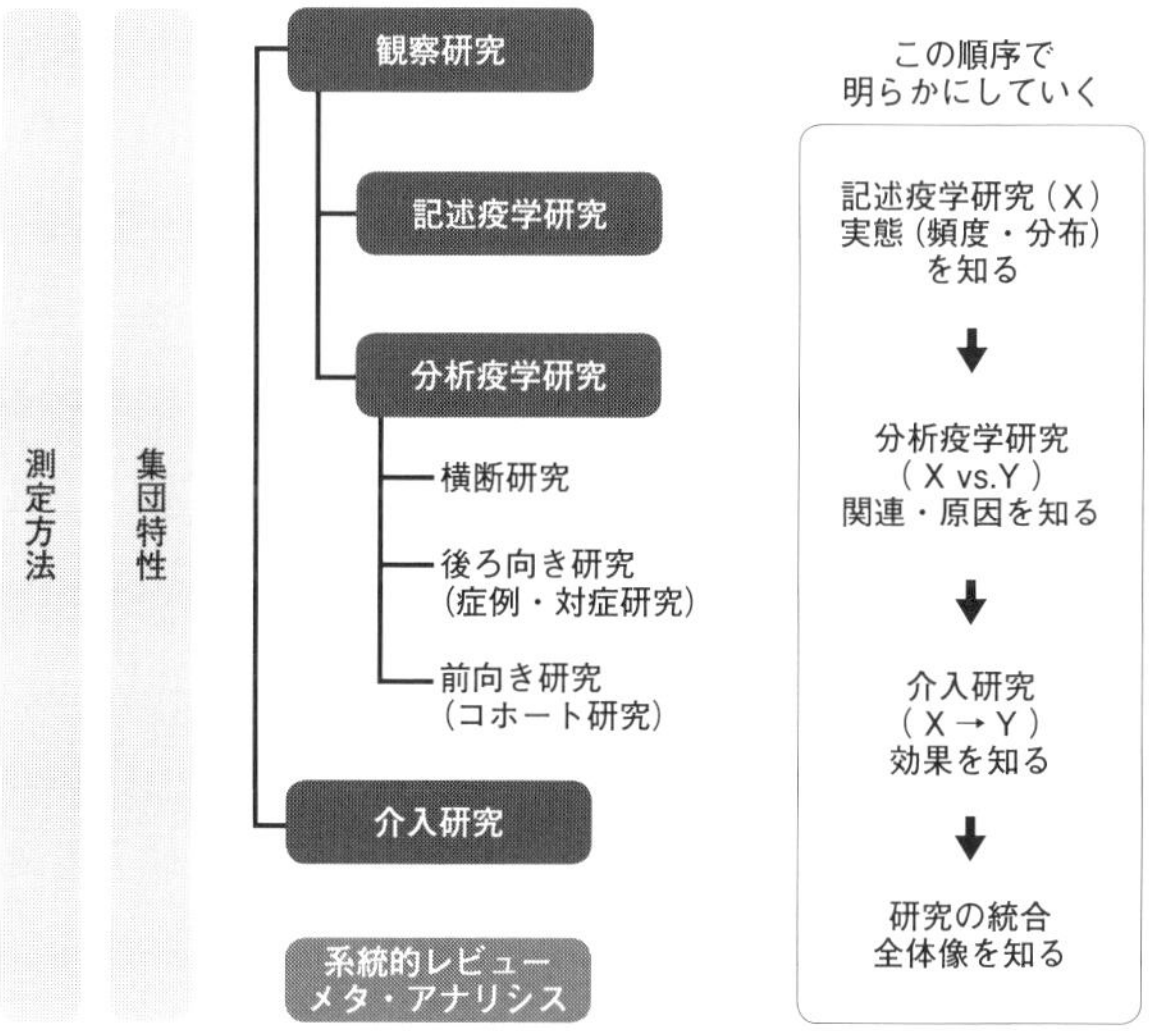

疫学研究は、その方法によって、観察研究と介入研

究の2つに大別されます。観察研究とは調べる側がなにも介入せず、純粋に観察し、測定だけを行なう研究のことです。一方、介入研究は対象とする人間集団に対してなにかをやってみて（介入して）その反応を調べる研究のことです。観察研究は、さらに記述疫学研究と分析疫学研究に分かれます。また、複数の疫学研究をまとめて評価する方法に、系統的レビューまたはメタ・アナリシス（メタ分析）があります。疫学研究の基本分類を図に示しました。

■記述疫学研究 (Descriptive epidemiologic study)

記述疫学研究は、「疫学研究」のところで紹介した定義にしたがえば、頻度と分布を調べる研究に相当します。ある集団におけるたんぱく質の摂取量の平均値や、ある病気の発症率などを調べる研究がこの分類に入ります。

この集団にはどのような病気が多いか、この栄養素は平均として何グラム食べられているかといった現状や実態を明らかにする記述疫学研究は、私たちの健康を守っていくための最も基本的な情報です。ですから、記述疫学研究は疫学研究の中でも根幹に位置づけられます。

■分析疫学研究 (Analytical epidemiologic study)

分析疫学研究は、「疫学研究」のところで紹介した定義にしたがえば、健康関連のいろいろな事象の頻度と分布に影響を与える要因を調べる研究に相当します。簡単にいえば、原因（と考えているもの）と結果（と考えているもの）の関連を明らかにするための疫学研究です。たとえば、食塩摂取量と血圧値との関連を調べる研究は典型的な分析疫学研究です。

分析疫学研究は、原因と結果を調べる時間（時期）の前後関係によって3つに分かれます。

原因と結果を同時に調べるのが横断研究です。断面研究とも呼ばれます。食塩摂取量と血圧を同時に測る場合がこれに相当します。この研究の弱点は、どちらが原因でどちらが結果なのかが判然としない点です。「食塩の過剰摂取→高血圧」かもしれませんが、「高血圧→減塩」かもしれないからです。後者を因果の逆転と呼びます。

結果を調べ、あとから原因を調べるのが後ろ向き研究です。たとえば、高血圧の人たちと正常血圧の人たちを集めます。集めたあとに昔の（高血圧の人たちも血圧が高くなかったくらい昔の）食塩摂取量を調べます。しかし、何年も前の食塩摂取量などはっきりと覚えている人はいません。したがって、この研究方法には少し無理があることがわかります。しかし、記憶に頼るのではなく、昔の記録を調べるといった方法をとれば正確な情報が得られる効率的な研究方法です。後ろ向き研究の代表は症例・対照研究（ケース・コントロール研究）という研究方法です。これは、先ほどのように、症例（高血圧患者）と対照（正常血圧者）で原因を比べる方法です。

原因を調べ、あとから結果を調べるのが前向き研究です。たとえば、正常血圧の人たちを集めて食塩摂取量を調べます。その後、全員の血圧の変化を何か月または何年かにわたって測定します。そうして、初めに測った食塩摂取量とその後の血圧の変化や高血圧の発症率との関連を調べます。先ほど横断研究や後ろ向き研究で指摘した弱点はありませんから、理論的には横断研究や症例・対照研究よりも信頼度の高い情報が得られます。しかし、時間がかかることや、血圧の変化を測定している期間に血圧以外もいろいろ変わってしまう可能性があるなど、さまざまな弱点もあります。前向き研究の代表はコホート研究という研究方法です。先ほど紹介した、食塩摂取量とその後の血圧の変化を観察した研究はこの一例です。

■生態学的研究（Ecological study）

疫学研究では普通は個人（1人）を単位として集計や計算を行ないます。分析疫学研究の中には、個人ではなく集団を単位として集計や計算を行なうものもあり、これを生態学的研究と呼んでいます。生態学的研究は、原因と結果を調べる時間（時期）の前後関係とは無関係に、横断研究にも後ろ向き研究にも前向き研究にも用いられます。

■介入研究（Intervention study）

介入研究は介入試験とも呼ばれます。介入研究では、原因（と考えているもの）を意図的に変えて（介入して）、結果がどう変わるかを観察します。食育や食事指導といった教育も介入に該当します。「意図的」とは、研究者から見て意図的という意味です。対象者自身が意図して行なうか否かは必須条件ではありません。たとえば、体重が重めの人に新しく開発したサプリメントを与えて体重の変化を観察するといった研究です。「知りたいことをやってみてその効果を知る」という研究方法ですから、得られる結果の信頼度はかなり高いと考えられます。しかし、先ほどの例なら、サプリメントをのみながら運動もしてしまわないかとか、

1月に始めて4月に終われば、たとえ体重が減っても、それは単に年末年始の食べすぎの結果が解消しただけではないかといった疑問が生じます。そのために、サプリメントをのまない（なにもしない）群も設けてそちらも体重の変化を調べ、サプリメントをのんだ群（介入群）とサプリメントをのまなかった群（対照群）で体重の変化を比較します。これが比較試験です。さらに、どちらの群に入るかを無作為（ランダム）に決めるのが無作為割付比較試験（ランダム化割付比較試験）です。

■系統的レビュー、メタ・アナリシス
(Systematic review, Meta-analysis)

疫学研究の結果は研究の間で少しずつ異なります。性別や年齢や住んでいる地域や健康状態といった特性が少しだけ異なる集団を対象として、少しだけ異なる測定方法を用いて測ったために、少しだけ結果が異なるといったケースです。さらに偶然の要素も入ってきます。そこで、疫学研究では一つの研究だけで結論をくださず、似通ったいくつかの（複数の）研究を比べたりまとめたりして結論を導くようにしています。似通った研究を選んでその結果をまとめた（つまり、研究を統合した）ものを、系統的レビューと呼びます。研究ごとに結果が数値で示されている場合は研究全体の結果の平均値や代表値が計算できます。このようにして結果を数量的にまとめたものを、メタ・アナリシス（メタ・分析）と呼びます。なお、系統的レビューも含めてメタ・アナリシスと呼ぶ場合もあります。

研究を統合するといっても、やみくもに研究結果を読みあさるのではありません。どのような内容の研究論文を読むべきか、どの情報を読みとるかなど、あらかじめ規則を決めておいて研究論文を集めます。そして、結果ではなく、研究の行なわれ方で研究の信頼度を評価し、信頼できる研究だけを集めてまとめます。観察研究も介入研究も系統的レビューやメタ・アナリシスの対象になります。

なお、研究論文の選び方やまとめ方の恣意性は認めたうえで、より広く研究動向や研究の歴史を紹介する総説もあります。これを叙述的レビューと呼び、系統的レビューと区別することがあります。

疫学研究の統合によって、より普遍的な情報を得ることができます。しかし、集団の特性や測定方法、さらには、結果の表現方法が少しずつ異なる研究を強引に一つにまとめると、それぞれの研究の特徴や注意す

べき情報を失う方向に働いてしまうおそれがあるため、かならずしも信頼度が上がるわけではない点も忘れてはいけません。

統計学

■標準偏差（Standard deviation）

複数の観察値がある場合に、その値のばらつきぐあい（正しくは分布と呼びます）を表現するための統計量の一つです。ばらつき方にはさまざまな形がありますが、最も代表的な形が正規分布です（図）。正規分布をしている場合、理論的には、平均値±標準偏差の間に全体の68・2％の観察値があり、平均値±2×標準偏差の間に全体の95・4％の観察値が入ります。また、

図　正規分布の場合に標準偏差と観察数が含まれる割合との関連

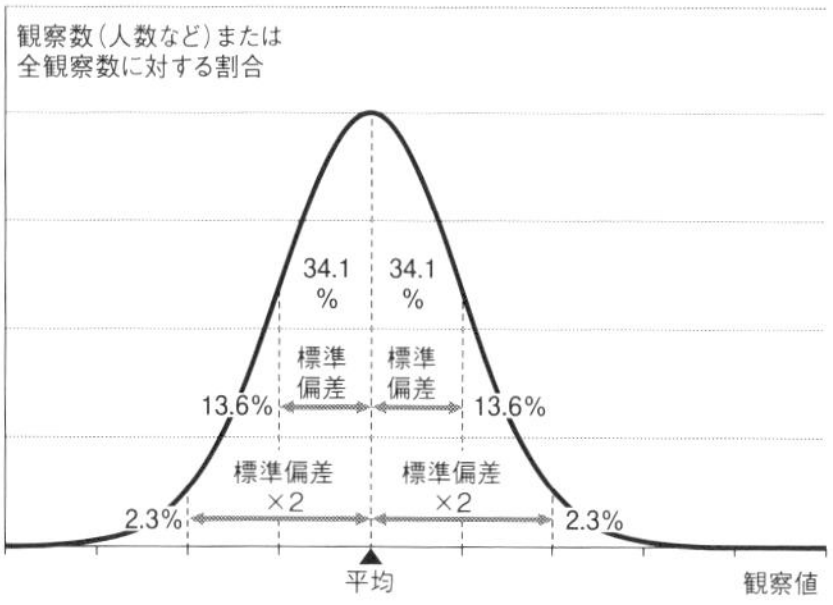

平均値±1・96×標準偏差の間に全体の95％の観察値が入ります。病気や健康を扱う学問では、95％を超えるか否か（逆にいえば、5％未満か否か）を重要視します。95％を超えれば「ほとんどの人（場合）がそうなる」と考え、5％未満であれば「めったに起こらないことであり、偶然ではなくてなにか意味があることだ」と考えます。これを「有意」と呼びます。ただし、95％とか5％というのはあくまでも恣意的に決めた基準にすぎず、絶対的なものではありません。状況や目的によって別の数値を用いることもあります。

■標準誤差（Standard error）

平均値のばらつきぐあいを表現するための統計量です。1万人の住民の中から無作為に100人を選んで野菜摂取量を調べたとします。その平均値が1日あたり340ｇ、標準偏差が80ｇだったとします。

1万人の住民の中から100人を無作為に選んでいますから、野菜摂取量のばらつきぐあいは100人でも1万人（住民全体）でもほぼ同じはずです。一方、平均値はどの100人が選ばれるかによって少しずつ違います。したがって、平均値にもばらつき（分布）があり、標準偏差があります。これを、つまり

平均値の標準偏差のことを標準誤差と呼びます。標準誤差＝観察された標準偏差÷（観察数［この場合は100人］の平方根）、として計算されます。具体的には、80g÷√(100)＝8gです。標準誤差の使い方については「95％信頼区間」の項目をごらんください。

なお、この考え方は、平均値だけでなく、相対危険やオッズ比などにも応用されます。

■割合（率）(Rate)

全体の中で注目していることに当てはまっている人数や観察数の割合のことです。注意したいのは分母が全体の人数や観察数であるという点です。言葉を変えれば、分子は分母に含まれています。これが比（または比率）と違うところです。発症率、死亡率というように使います。

■比 (Ratio)

ある集団Aと別の集団Bの人数（または観察数）の比のことです。一方を分母、他方を分子として分数で表わすこともあります。注意したいのは分子と分母は互いに異なる集団である点です。ここが割合と違うところです。オッズ比などで使います。

■相対危険 (Relative risk)

相対危険は原因と結果の関連の強さを示す方法の一つです。おもにコホート研究の結果を示すために使われます。

表（仮想データ）を見てください。健康な人2万5000人を対象として食塩摂取量を調べたとします。そして、その後一定期間にわたってある病気の

表（仮想データ）**食塩摂取量とある病気の発症数、発症率、相対危険**

	食塩摂取量（g/日）	対象者（人）	発症者（人）	発症率（1万人あたり）	相対危険		
					Ⅰ	Ⅱ	Ⅲ
最低	3.8	5,000	50	100	1.00	0.50	0.25
低	8.9	5,000	75	150	1.50	0.75	0.38
中	12.7	5,000	100	200	2.00	1.00	0.50
高	16.5	5,000	150	300	3.00	1.50	0.75
最高	20.3	5,000	200	400	4.00	2.00	1.00
合計		25,000	575				

図1 表で示した相対危険をそのまま示した場合

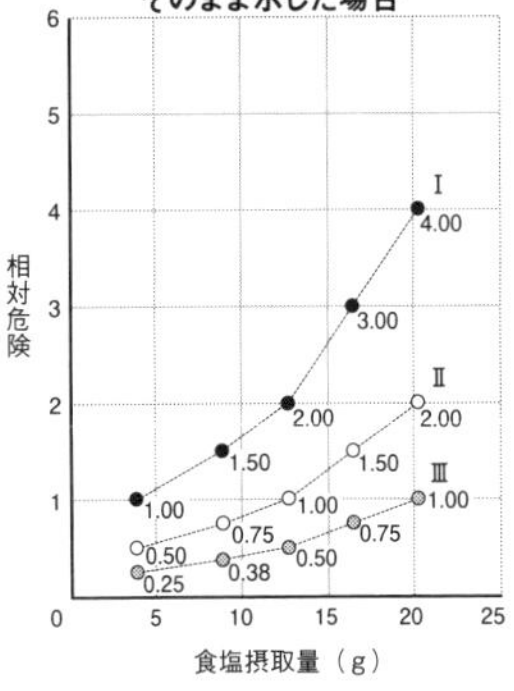

図2 表で示した相対危険を対数化して示した場合

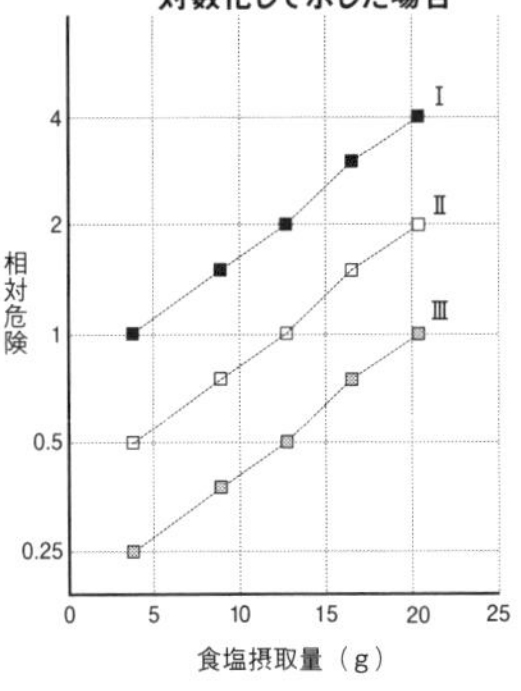

発症の有無を調べたとします。ここから発症率が計算できます。これがリスクです。そして、発症率（またはリスク）の比が相対危険です。相対危険によって、たとえば、食塩摂取量が最低の群に対して最高の群ではその病気が何倍発症したかがわかります。この場合は4倍です。このように原因の程度の違いによって病気が何倍に増えるか、または、何分の1に減るかがわかる、便利な数字です。

ところで、相対危険は「相対」なので、どの群を基準にするかによって数値が違います。**表**では3つの方法で計算してみました。基準とした群は、それぞれⅠは食塩摂取量が最低の群、Ⅱは食塩摂取量が中間の群、Ⅲは食塩摂取量が最高の群です。これを図示したのが**図1**です。すると不思議なことに気づきます。まったく同じデータから作ったのに、ⅠとⅢでは印象が違います。ⅢよりもⅠのほうが、食塩摂取量の多少がこの病気の発症率に大きく影響している印象を与えます。これは正しい解釈ではありません。

図2は相対危険の対数を計算して縦軸にしたものです。ⅠとⅡとⅢはすべて平行になっていて、このほうが真実を正しく表現（図示）していることがわかります。このような理由から、相対危険を図示する場合は対数を使うのが正しい方法です。しかし、数学は苦手という人もいるでしょう。対数を習っていない（忘れた、または、思い出したくない）人もいるはずです。そこで、対数化しないでそのまま**図1**のように示す場合もあります。本書でも混在しています。できるだけ対数を使いましたが、参考にした論文が対数化していない図を使っていたのでそのまま借用した場合もあります。対数でなくてはいけないというほど厳密には考えず、相対危険の意味と図示の方法についてなんとなくわかっていれば充分だと思います。

■オッズ比（Odds ratio）

オッズ比は原因と結果の関連の強さを示す方法の一つです。おもに症例・対照研究（ケース・コントロール研究）の結果を示すために使われます。

オッズ比とはオッズ（odds）の比という意味で、オッズは確率を表わす数値の一つです。たとえば、100人の中である病気にかかってしまった人が20人いたとします。発症率（普通の確率）は20÷100＝0.2です。これに対して、オッズは20÷（100－20）＝20÷80＝0.25です。オッズでは分母に病気にかからなかった人を使うところが普通の確率と違うところです。

オッズ比を理解するための**表**（仮想データ）を見てください。原因があった人たちの中で病気にかかっている人のオッズはa÷bで、原因がなかった人たちの中で病気にかかっている人のオッズはc÷dです。この2つのオッズの比がオッズ比）です。これは原因がない人に比べて原因がある人がどのくらい（何倍くらい）この病気にかかりやすいかを近似的に示しています。この計算式は、（a÷b）÷（c÷d）です。（a×d）÷（b×c）とも表わせます。**表**の例（下の表）では、朝食なしの群に対する朝食ありの群が病気にかかったオッズ比は0・75となります。これは、近似的に、朝食ありの人がこの病気にかかる確率は朝食なしの人を1とすると0・75（つまり25%だけ低い）だと読めます。

表 オッズ比を理解するための仮想データ

原因の有無	結果（病気）の有無	
	あり	なし
あり	a	b
なし	c	d

オッズ比＝（a×d）/（b×c）

朝食の有無	病気の有無	
	あり	なし
あり	24	80
なし	40	100

オッズ比＝(24×100)/(80×40)＝0.75

　症例・対照研究では、症例群（病気にかかっている人）にお願いして原因の有無（aとc）を調べます。そして、対照群（病気にかかっていない人）にも同じくお願いしてbとdを調べます。ここからオッズ比が計算されます。そして、オッズ比は相対危険とほぼ同じものとして利用しています。

　ところで、先ほど「近似的」と書きました。これは、オッズが発症率（普通の確率）とは微妙に異なり、その結果として、オッズ比も相対危険とは少し異なるからです。しかし、オッズと普通の確率の計算方法を比べればわかるように、全体の人数に比べて病気にかかる人がとても少なければ（発症率がとても低ければ）、オッズは普通の確率に近づき、その結果、オッズ比は相対危険に近づきます。この性質を利用して、症例・対照研究はできるだけ発症率の低い病気の原因を調べるために用います。

■95%信頼区間（95% confidence interval）

統計学の言葉を使えば、95%信頼区間とは、「母平均が95%の確率でその範囲にあることを表わしている」となります。これは次のように説明されます。ある調査を行ない、平均値や相対危険などを調べたとします。まったく同じ条件でこれとまったく同じ方法で調査を100回くり返したとすると、わずかずつ値が異なる100個の平均値や相対危険が得られます。95%信頼区間とは、このうち95個の平均値や相対危険が存在した範囲（区間）のことをいいます。

しかし、実際には調査は1回しか行なっていません。それなのになぜ100個の平均値や相対危険が得られるのでしょうか？　集められたデータは複数個（たくさん）あり、これらは同じ値ではなくてばらついています。そして、これらからデータのばらつき度を計算できます。これが標準偏差です。ばらつき度である標準偏差を参考にすれば、このばらつき度を持っているデータの集まりから得られる平均値のばらつきを計算できます。これが標準誤差です。そして、平均値が100個観察されたときにそのうちの95個が収まる範囲が95％信頼区間です。これは標準誤差から計算でき、その計算式は、平均値±1.96×標準誤差です。

たとえば、ある自治体（人口1万人）の中から100人を選んで野菜摂取量を調べたら、その平均値が1日あたり340g、その95％信頼区間が324gから356gまでだったとします。1万人全員の平均摂取量はわかりませんが、これが知りたい値です。この値をXとします。Xがいくつかはわかりませんが、324gから356gの間に95％の確率でXがあると読みます。

ところで、先ほどの例の340gを点推定と呼びます。点推定はすっきりしていて一見わかりやすいですが、じつは危ない推定方法です。なぜなら、本当の値は340gではないのに、ぴったり340gだと思い込みやすいからです。これに対して、324gから356gまでの範囲に本当の平均値が存在するはずだと考える推定方法を区間推定と呼びます。わかりにくいのですが、現実に基づいた推定方法だといえます。

「野菜を350g以上食べたい」という基準があったとします。この集団（1万人）の食べ方は、足りているでしょうか、足りていないでしょうか、それともどちらともいえないでしょうか？　点推定だと「足りていない」ですが、区間推定では、95％信頼区間の上限（この場合は356g）が350gを超えているので「どちらともいえない」となり、結論が異なります。正しい結論は「どちらともいえない」です。

相対危険では次のように考えます。相対危険が0.90だったとします。これは基準とした群よりもこの群のほうが1割だけ病気にかかりにくいことを示しています。ですから、「かかりにくい」と考えがちです。ところが、相対危険の95％信頼区間が0.70から1.10までだったとします。この場合の結論は、「かかりにくいか、かかりやすいかは、わからない」

です。一方、相対危険の95%信頼区間が0・85から0・95までだったら、この場合の結論は「かかりにくい」です。オッズ比でも同じように考えます。

■有意(Significance)

「偶然ではなく、必然的に差が生じていること」をいいます。しかし、あくまでも確率的な話で、絶対にそうであるわけではありません。

95%信頼区間の解説のところでお話しした「野菜摂取量の平均値340g」を使って、「全体(1万人)の野菜摂取量は350gより少ない(つまり、偶然に350gより少なくなったのではなく、事実少ないのだ)といってよいか否か」を例にして考えます。有意水準(有意か否かを判断したときに誤りを導いてしまっても許してもらう限界の確率の上限)を5%とします。逆にいえば、95%の確率で「差がある」といえればよいわけです。そこで、95%の確率で1万人の平均値が入りそうな範囲(これが95%信頼区間です)を見て、その上限が350gを超えていなければよいことになります。先ほどの例では324gから356gでした。350gを超えているので、「有意ではない」、つまり、「350gより少ないとはいえない」という結論になります。

また、「A群の平均値aとB群の平均値bは有意に異なる」とか「A群の平均値aとB群の平均値bの間には有意差がある」という表現を見かけます。先ほどは、固定された値(350g)とある範囲内に存在する値を比べました。今度は、ある範囲内に存在する値同士を比べているわけです。計算方法や理屈は省略しますが、考え方は先ほどと基本的には同じです。また、相対危険やオッズ比のときは、95%信頼区間が1・0をまたいでいるか否かで有意か否かを判断します。

このように、有意というのは区間推定を土台とした考え方です。有意水準を何%にするかは恣意的なもので目的によりますが、医学や栄養学の世界では特別の理由や目的がない限り5%が最もよく使われます。95%の信頼区間が使われる理由はここにあります。

おわりに

「食と健康の科学」の未来を考える

テレビでも書店でもインターネットでも食と健康の話題はますます人気です。ところが、本書で見てきた内容と世の中に流れている情報との間にはかなりの、または、本質的かつ決定的な違いがあることに気づいていただけたでしょう。「食と健康の科学」は、本来、高度でむずかしい学問です。私たちの命にかかわる科学ですからあたりまえといえばあたりまえです。

それにもかかわらず、この分野を科学として研究し、それを社会に活かそうとする動きは低調です。日本では、いわゆるリーディングスクールと呼ばれ、国の中枢に位置する大学・大学院には今もって栄養学を研究し教育する学部や学科、専攻はほとんどありません。これは、この分野の知識を持った人が社会に輩出されないことを意味します。そして、私たちが信頼でき私たちが頼れる「食と健康の科学情報」の作り手や伝え手がきわめて乏しいという状況がこれからもこのままずっと続いていくことを意味しています。これでよいのでしょうか？

なぜなのか？　本書を準備している間、この疑問がずっと頭にひっかかっていました。

栄養学はおもにアルプス以北のヨーロッパで発展してきました。申し訳ないですが、どこも食べ物があまりおいしそうな土地ではありません。けれども、味の問題というよりも食材の豊富さや幅の問題でしょう。そこで、「必要は発明の母」ということわざを思い出しました。

日本は食べ物に恵まれた国です。逆説的ですが、だから日本の「食」は文化や芸術として花開き、栄養学へは向かわなかったのだと考えました。

それでは、栄養学を牽引してきた国では、栄養学はその創生期から順調に発展し現在に至るのかといえばかならずしもそうではなかったようです出典❶。これらの国でも、初期は基礎栄養学や実験栄養学が中心でした。これはたいせつなことで正しい流れだったと思います。問題はそのあとです。応用科学である栄養学は人間（集団）の健康に寄与しなければなりません。そのためには栄養疫学が（ほかの栄養学と同等に）必要です。このための転換が半世紀ほど前に複数の国で始まりました。第５章のプロローグで見たとおりです。

ではなぜ、栄養疫学（いわゆる日常の食の科学）の台頭には時間がかかったのでしょうか？　これには行動経済学による説明が参考になりそうです出典❷。人の脳は、日々経験し、小さいけれども瞬時の対応が求められる問題はシステム１（いわば直感脳）で処理し、即答は求められないが熟考を要する問題はシステム２（いわば論理脳）で処理します。

食事は、日々経験し、小さいけれどもそのつど瞬時の対応が求められる問題の典型です。しかし、その決断を直感脳だけに任せ続ければ、たいへんな過ちの結果が莫大な数の人に待っているのは確かです。

一方、日本の栄養健康研究の動向について文部科学省が数年前にまとめた調査レポートは、動物実験を中心とする基礎的な栄養学や食品開発につながる企業研究では日本は世界で高位置にいるが、疫学研究では他国に大きく水をあけられていると報告し、他国が行なった「基礎から応用へ」と「動物から人間へ」の転換がうまく行なわれていないようだと指摘しています 出典3。

なぜ、日本でこの傾向が特に強いのでしょうか？ リーディングスクールを率いてきた学者たちはシステム2になじむ学問を尊び、システム1が入り込む領域を軽視した、そして、その典型例が「日常の食の科学」だったとぼくは考えました。そもそも行動経済学自体が、システム2ありきの従来の経済学への疑問から生まれています。そこに男子厨房に入らずの風習も加わり、「日常の食の科学」をさらに遠ざけてしまったのかもしれません。しかし、調理加工食品や外食の一般化、女性の社会進出など、20世紀後半の社会の流れを見れば、この種の考察は20世紀末にすべきだったはずです。

どうやら、本書が扱った「食と健康の科学」は、栄養学と医学という既存の枠内で理解できるものではなく、社会全体の歴史としくみの中で考え、構築すべきものだと気づき始めました。機会があれば将来じっくりと扱ってみたいテーマです。

ともあれ、本書は、「食と健康の科学」を栄養疫学の考え方でとらえ直し、「食と健康」をどのように理解し、どのように活用すべきかについて整理したものです。この点において、類書を見ない独自の試みであったと自負しています。目からウロコとまではいかなくても、こんな見方があったのか、といった読後感を持っていただけたら幸いです。そして、お一人お一人にとって、本書がご自分の「食と健康」を見直すきっかけになるとともに、「食と健康の科学」の未来と、そのあるべき姿について少しだけ考えていただく機会になればとてもうれしいです。

謝辞

本書は、女子栄養大学出版部の月刊誌『栄養と料理』に２０１１年４月号から連載中の「一枚の図からはじめるＥＢＮ　佐々木敏がズバリ読む栄養データ」の中から選んで加筆と修正を加えたものです。そして、プロローグは（１つを除いて）、２００７年に同誌に連載した「世界でくてく『食』の解体新書」の中から選びました。それぞれ、編集担当、監物南美さんと加藤千絵さんとの合作です。どの話を読み返してみても、お２人との楽しいやりとりがよみがえってきます。監物南美さんには本書を作るさいにもお世話になりました。お２人なくして本書はありません。深くお礼申し上げます。

日本語はむずかしいです。連載で校正を担当してくださった小野祐子さんのおかげで舌足らずの原稿は人前に出せるものになり、それが本書につながりました。感謝です。本書の編集担当の鈴木充さんとデザイン担当の横田洋子さんには好き勝手なお願いばかりしました。それにもかかわらず、いつも期待を超えるご提案をいただき、ぼくもこうあらねばとプロを意識しました。感謝に堪えません。そして、出版部部長の吹春秀典さんはじめ、とてもたくさんのかたのご支援を受けてこの本は完成しました。ありがとうございました。

研究室のみんなのバックアップも欠かせません。事務担当として研究室を支え続けてくれた嶺佳華さん、助教の村上健太郎先生と児林聡美先生、前助教の朝倉敬子先生をはじめ、たくさんの学生の皆さんの直接的、間接的な支援によって、10年の月日を経て、合計7年間の成果として、ようやく本書は形になりました。みんなのおかげです。ありがとう。

しかしながら、なんといってもこの本の主人公は本書に登場した栄養疫学の研究論文たちです。そして、最大の功労者はそれぞれの研究に参加してくださり、貴重なデータを提供してくださった皆さんです。皆さんお一人お一人に心よりお礼を申し上げます。本当にありがとうございました。

2018年1月14日

三四郎池に臨む研究室にて　佐々木 敏

出典

① 勝野美江、他。日米欧における健康栄養研究の位置付けの歴史的変遷に関する調査研究～大学に着目して：Discussion Paper No.73。2011: 1-99。

② ダニエル・カーネマン。村井章子（訳）。ファスト&スロー（上）あなたの意思はどのように決まるか？ ハヤカワ・ノンフィクション文庫、2014年。

③ 勝野美江、他。世界における我が国の健康栄養関連研究の状況と課題～論文を用いた国別・機関別ランキングによる分析～：Discussion Paper No.72。2010: 1-104。

佐々木 敏　ささき さとし

東京大学名誉教授。女子栄養大学客員教授。京都大学工学部、大阪大学医学部卒業後、大阪大学大学院、ルーベン大学大学院博士課程修了。医師、医学博士。国立がんセンター研究所支所臨床疫学研究部室長、国立健康・栄養研究所栄養疫学プログラムリーダー、東京大学大学院医学系研究科教授等を歴任。「EBN」をいち早く提唱し、簡易型自記式食事歴法質問票など日本人向けの食事アセスメントシステムを開発し普及させる。日本人が健康を維持・増進するために摂取すべき栄養素とその基準量を示した「日本人の食事摂取基準」（厚生労働省）策定において中心的役割を担う。一方で、東京栄養疫学勉強会など、学生・若手研究者への教育に積極的に携わり、日本の栄養学の発展に寄与する。著書に『佐々木敏の栄養データはこう読む！　第2版』『行動栄養学とはなにか？』（女子栄養大学出版部）ほか。

●本書は、月刊『栄養と料理』の連載「世界てくてく『食』の解体新書」（2007年）、「一枚の図からはじめるEBN　佐々木敏がズバリ読む栄養データ」（2011年〜連載中）から抜粋、加筆・再構成したものです。

カバー・本文デザイン　横田 洋子
編集協力・DTP　鈴木 充
校正　小野 祐子

佐々木敏の
データ栄養学のすすめ
氾濫し混乱する「食と健康」の情報を整理する

2018年2月10日　初版第1刷発行
2024年8月30日　初版第6刷発行

著者　佐々木 敏
発行者　香川 明夫
発行所　女子栄養大学出版部
〒170-8481　東京都豊島区駒込3-24-3
電話　03-3918-5411（営業）
03-3918-5301（編集）
振替　00160-3-84647
印刷・製本　TOPPANクロレ株式会社

ISBN978-4-7895-5449-7